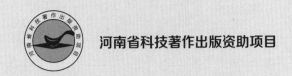
河南省科技著作出版资助项目

肿瘤生物治疗临床应用

Clinical Application of Tumor Biotherapy

主编 张 毅

U0293922

河南科学技术出版社
·郑州·

图书在版编目（CIP）数据

肿瘤生物治疗临床应用 / 张毅主编. —郑州：河南科学技术出版社，2020. 4
ISBN 978-7-5349-9793-8

Ⅰ.①肿… Ⅱ.①张… Ⅲ.①肿瘤-生物疗法 Ⅳ.① R730.54

中国版本图书馆CIP数据核字（2019）第290222号

出版发行：河南科学技术出版社
　　　　　地址：郑州市郑东新区祥盛街27号　　邮编：450016
　　　　　电话：（0371）65737028　　65788625
　　　　　网址：www.hnstp.cn
策划编辑：李喜婷　仝广娜
责任编辑：仝广娜
责任校对：郭小果
封面设计：张　伟
责任印制：朱　飞
印　　刷：河南博雅彩印有限公司
经　　销：全国新华书店
开　　本：889 mm×1 194 mm　1/16　印张：18.5　字数：367千字
版　　次：2020年4月第1版　　2020年4月第1次印刷
定　　价：150.00元

如发现印、装质量问题，影响阅读，请与出版社联系并调换。

  肿瘤是困扰人类健康的重大疾病。由于肿瘤的生物学特征的高度复杂性、多样性和可变性，认识肿瘤的发生发展机制和寻找防治肿瘤的方法成为科学家面临的巨大挑战。近年来，随着人们对肿瘤研究的不断深入，特别是对机体抗肿瘤免疫应答及肿瘤免疫逃逸机制的认识不断加深，将以免疫细胞、分子、基因为基础的手段应用于肿瘤综合治疗成为科学家关注的重大热点，并且取得了难以置信的临床试验结果。作为《科学》杂志评选出的2013年度首要科学突破及2015年度重大突破，肿瘤免疫疗法正在表现出对抗肿瘤的巨大潜力，也成为继外科手术、放疗、化疗之后第四种已被证明具有显著临床治疗效果及优势的抗肿瘤疗法。

  目前，生物免疫疗法虽然起步已有些年头，但国内的临床应用发展仍不平衡，有关技术方法需要进一步规范，知识和观念仍需不断更新。在这样的背景下，多年在国内外从事生物细胞治疗研究，并具有丰富临床经验的张毅教授带领其团队查阅了大量国内外最新文献，并邀请本领域知名专家共同编写了本书。

  本书内容相互贯通、图文并茂、新颖实用，涵盖了肿瘤生物治疗的基础理论、研究进展、技术方法、临床转化、治疗特点、联合应用等方面的最新内容，同时也对生物细胞免疫治疗实验室规范化操作和管理提出了切实可行的建议。本书为临床肿瘤治疗难题提供了新的解决思路，对从事肿瘤防治的临床工作人员、生物免疫治疗相关技术人员有一定的参考价值。我希望这本书的出版不仅能有效地推广生物免疫治疗的相关知识，更能够对我国肿瘤生物免疫规范化治疗起到指导作用，对加快生物免疫治疗的发展转化起到促进作用，对提高肿瘤综合治疗水平起到推动作用。

中国工程院院士

2019.6

近年来，肿瘤已经成为威胁人类生命的主要原因之一。由于自身的异质性，肿瘤容易对传统的放疗、化疗产生耐性，且传统疗法对患者身体造成严重的损害，许多患者不能耐受，因此，肿瘤的治疗成为令全球医疗工作者都感到棘手的问题。但是，生物治疗的出现，有望改变肿瘤治疗的现状。肿瘤生物治疗是一种新兴的、具有显著疗效的肿瘤治疗模式，成为继外科手术、放疗、化疗之后的第四种抗肿瘤治疗方法。

近代肿瘤生物治疗可以追溯到 19 世纪末，美国的科利（Coley）利用已被杀死的化脓性链球菌及灵杆菌滤液来治疗肿瘤患者，对于部分肿瘤患者有着很好的疗效。20 世纪 50 年代，肿瘤特异性抗原的发现建立了现代肿瘤免疫概念，为人类肿瘤免疫治疗奠定了理论基础。进入 21 世纪以来，肿瘤生物治疗取得了飞速的发展，各国研究者推陈出新，使原有的理论与技术不断发展壮大，细胞过继免疫治疗、免疫检查点抑制剂、单克隆抗体等生物治疗方法相继应用在临床肿瘤治疗中，并取得了很好的治疗效果。特别是近年 CAR-T 细胞疗法及靶向新抗原免疫细胞技术的出现，使得肿瘤生物治疗取得了突破性的进展，其在临床治疗中的突出表现，使全球肿瘤研究者为之振奋，也使人类看到了攻克肿瘤的希望。

早在 2000 年，美国肿瘤生物治疗年会上提到，21 世纪将是生物治疗的时代。2013 年度《科学》杂志评选出的十大科学突破中，癌症免疫疗法位居榜首。同时，肿瘤联合免疫疗法入选了《科学》2015 年度六项重大突破。而且，癌症免疫治疗近年一直被列入美国临床肿瘤学会年会临床肿瘤年度进展。现代医学已经开始向精准医学方向过渡，肿瘤的生物细胞治疗是精准医学的典型代表，相信在不久的将来，会成为肿瘤治疗主流方法之一。

肿瘤的生物治疗已经广泛应用在临床治疗中，并取得了很好的疗效，但国内目前关于肿瘤生物治疗临床应用的理论基础、技术进展、操作规范等相关文字介绍仍不够完善，这一方面导致许多临床工作者对肿瘤生物治疗缺乏认识，阻碍肿瘤生物治疗的发展；另一方面也可能造成操作者在治疗中操作不规范，影响疗效并带来安全隐患。郑州大学第一附属医院生物治疗中心自 2010 年建立以来，备受肿瘤患者的关注，积累了丰富的临床治疗经验。为此，在河南省科技厅、河南省医学会和河南科学技术出版社的共同支持下，我们联合相关领域知名专家共同编著了这本关于肿瘤生物治疗临床应用的学术著作，希望能为广大临床工作者、相关领域研究者提供有益的借鉴和帮助。通过与各位专家的密切商议，本书主要对肿瘤生物治疗的研究基础及进展、肿瘤生物治疗的临床应用、肿瘤生物细胞免疫治疗实验室规范化操作和管理进行描述。

感谢秦志海教授、黄波教授、王尧河教授、崔久嵬教授、苏文教授及他们的团队在百忙之中精心撰稿并提供自己宝贵的意见。感谢杨胜利院士为本书撰写序言及对我们工作的肯定。感谢团队成员为本书的编撰付出的辛勤工作。

由于编写时间较仓促，书稿中可能尚存不足之处，恳请各位读者在阅读过程中及时向我们反馈宝贵的意见，以利于我们在以后的工作中改进和提高。

张毅

2019 年 6 月

目录

第一章
肿瘤生物治疗的研究基础及进展

第一节　肿瘤生物治疗的发展简史

恶性肿瘤是严重威胁人类健康的一类重大疾病，近年来发病率不断攀升，并且预计将成为全球第一大死亡原因。传统的肿瘤治疗手段包括手术、放疗和化疗。随着肿瘤生物学、免疫学和基因组学研究的快速进展，肿瘤生物治疗（也常被称为肿瘤免疫治疗）在基础研究和临床试验中取得了一系列令人瞩目的突破，已逐渐发展成为第四种抗肿瘤治疗手段。特别值得关注的是，肿瘤生物治疗与细胞毒药物或靶向药物的联合应用，未来可能会使肿瘤患者获得更好的临床疗效。肿瘤生物治疗经过短暂起伏的历史，正迈向光辉灿烂的未来。

一、萌芽期（1890—1978 年）

现代肿瘤生物治疗起始于 19 世纪末，1890 年纽约外科医生科利（Coley）发现细菌毒素（后来也被称为"科利毒素"）可以使无法手术的癌症患者获益。尽管科利毒素在几例癌症患者身上取得了成功，但由于它的用法用量很难掌握，这种治疗方法渐渐淡出人们的视线，此后肿瘤生物治疗一直被忽视。直至 20 世纪 60 年代，卡介苗（Bacillus Calmette-Guérin vaccine，BCG vaccine）和其他具有免疫刺激作用的粗提物在膀胱癌等实体瘤中显示出了一定的疗效。随后人们还观察到化学制剂诱发的肿瘤在同系小鼠中产生移植排斥，并且少数人体实体瘤出现了"自发"消退现象，这些都提示利用新的免疫学方法可能引起肿瘤消退。

二、热情期（1978—1985 年）

20 世纪七八十年代，免疫学家在癌症患者血清中找到了能够结合肿瘤细胞的抗体，并且发现了白介素 –2（interleukin-2，IL-2）活化的淋巴细胞在体外能杀伤肿瘤细胞。随后人们在乳腺癌、肾癌、神经胶质细胞瘤、淋巴瘤和恶性黑色素瘤中进行了大量的细胞因子临床试验。人们首先发现并研究

了干扰素 –α（interferon–α，IFN–α）的临床应用，并证实了其在毛细胞白血病、恶性黑色素瘤、肾癌和其他实体瘤中的抗肿瘤作用，因此 IFN–α 成为第一个被美国食品药品监督管理局（Food and Drug Administration，FDA）批准用于 Ⅱ B/ Ⅲ 期恶性黑色素瘤辅助治疗的细胞因子。IL–2 是第二个被证实有抗实体瘤（包括恶性黑色素瘤和肾癌）作用的外源细胞因子，被美国 FDA 批准用于治疗转移性恶性黑色素瘤。

美国癌症研究所的罗森博格（Rosenberg）博士首先将淋巴因子激活的杀伤细胞（lymphokine–activated killer cell，LAK 细胞）联合大剂量 IL–2 用于治疗恶性黑色素瘤等实体肿瘤，从而开启了细胞过继免疫治疗肿瘤的时代。

三、怀疑期（1985—1997 年）

尽管大剂量细胞因子以及细胞因子联合 LAK 细胞很快被用于多个治疗恶性黑色素瘤的临床试验，但大量回顾性分析的结果显示这种肿瘤生物治疗方法的临床客观有效率仅为 16%，并且常伴有毛细血管渗漏综合征等严重毒副反应。进一步的分析显示，生物治疗诱导的自身免疫可能与较好的预后相关，提示存在靶向肿瘤抗原的有效免疫应答。

肿瘤组织中的肿瘤浸润淋巴细胞（tumor infiltrating lymphocyte，TIL）能更好地识别肿瘤细胞，具有一定的抗原特异性。将 TIL 细胞在体外大量扩增，显示比 LAK 细胞的活性高 100 倍以上。此后，TIL 细胞在肿瘤细胞过继免疫治疗中的作用备受关注。但早期 TIL 细胞治疗恶性肿瘤的临床疗效依旧很有限，这在很大程度上减缓了肿瘤生物治疗的发展进程。

1991 年人们首次证实了 T 细胞识别的肿瘤抗原，随后在一系列实体瘤中发现了多种肿瘤抗原。总体上肿瘤抗原可以分为 5 个类型：分化抗原、癌 – 睾丸抗原、突变抗原、过表达抗原和病毒抗原。肿瘤抗原能够刺激机体的细胞免疫和体液免疫应答。大量来源于肿瘤抗原的肽段（也称"表位"）已被证实，并用于开发针对不同肿瘤的多肽或蛋白疫苗。然而，第一代多肽和蛋白疫苗只在很少部分的肿瘤患者中显示出临床受益。

四、复兴期（1997 年以后）

近年来，随着肿瘤免疫学的快速发展，人们逐渐认识到机体免疫状态，特别是肿瘤微环境是影响肿瘤生物治疗效果的关键因素。2008 年罗森博格团队采用环磷酰胺和氟达拉滨等化疗药物或全身放疗进行非清髓性预处理，清除全身特别是肿瘤微环境中具有抑制功能的免疫调节细胞，能明显增强过继回输 TIL 细胞的治疗效果。在多个单中心的 Ⅱ 期临床试验中，过继回输的 TIL 细胞显示出对转移性恶性黑色素瘤具有 50% 左右的客观有效率。

20 世纪 70 年代开发的杂交瘤技术使得生产针对肿瘤抗原的高度特异性抗体成为可能。单克隆抗体的高度特异性和可制备大量高纯度标准化的单克隆抗体,极大地刺激了单克隆抗体的临床应用,并最终导致了靶向肿瘤抗原或免疫调节分子的肿瘤生物治疗方法的诞生。随着抗体工程技术的进步,抗体治疗的临床疗效也不断提高。靶向 CD20 分子的利妥昔单抗(Rituximab)和靶向 HER-2 的曲妥珠单抗(Trastuzumab)已分别被用于淋巴瘤和乳腺癌的常规治疗;而靶向 EGFR 的西妥昔单抗(Cetuximab)也已被广泛用于治疗头颈部肿瘤和结直肠癌。以单克隆抗体为核心的肿瘤靶向治疗已在多种血液系统肿瘤和实体瘤中显示出明显改善治疗反应、提高无进展生存期和总生存期等客观临床疗效。

树突状细胞(dendritic cell,DC)在机体免疫应答中发挥中心调控作用,通过抗原呈递作用能有效激活 T 细胞应答。开发治疗性 DC 细胞疫苗的目的是有效诱导体内肿瘤免疫。2010 年美国 FDA 批准了第一个以 DC 细胞为基础的免疫细胞治疗药物 Sipuleucel-T,用于治疗晚期前列腺癌。两项独立的Ⅲ期临床试验结果都证实这种第一代 DC 细胞疫苗能明显延长晚期激素抵抗型前列腺癌患者的总生存期。

五、研究展望

(一)免疫检查点抑制剂

尽管许多肿瘤(例如恶性黑色素瘤)能引起强烈的免疫应答并导致肿瘤局部淋巴细胞的浸润,但是肿瘤细胞通常能够通过调控局部微环境来逃脱免疫系统的识别和攻击。近年来,能够阻断免疫调节机制的单克隆抗体在临床上显示出令人瞩目的疗效。细胞毒性 T 淋巴细胞相关抗原 -4(cytotoxic T lymphocyte-associated antigen-4,CTLA-4)是 T 细胞表面的共抑制分子,能够抑制 T 细胞活化。2011 年美国 FDA 批准了阻断 CTLA-4 通路的伊匹木单抗(Ipilimumab)在恶性黑色素瘤中的临床应用。几项阻断 CTLA-4 通路的Ⅲ期临床试验显示伊匹木单抗或曲美利木单抗(Tremelimumab)与 gp100 或达卡巴嗪(Dacarbazine)等联合使用,可明显提高患者的总体反应率、疾病控制率和总生存期等。

程序性细胞死亡蛋白 -1(programmed cell death protein-1,PD-1)也是 CTLA-4 抑制性受体家族中的一员,表达在活化的 T 细胞表面,并在无功能的耗竭性 T 细胞上高表达。PD-1 的配体 PD-L1 和 PD-L2 在肿瘤细胞和抗原呈递细胞上高表达,通过抑制 T 细胞功能参与肿瘤逃逸机体免疫监视。阻断 PD-1 能明显提高肿瘤抗原特异性 T 细胞的扩增和功能。近几年来,PD-1 抑制剂首先在晚期恶性黑色素瘤治疗中显示出明显疗效,2014 年 9 月被美国 FDA 批准用于临床治疗恶性黑色素瘤。随后多项临床试验公布了 PD-1 抑制剂在多种常见恶性肿瘤中的喜人疗效,包括非小细胞肺癌、结直肠癌、进展性肝癌和转移性膀胱癌等。这些初步临床研究显示了免疫检查点单抗阻断有望在更多肿瘤治疗领域展现巨大的潜力。

目前全球范围内已有 5 个 PD-1/PD-L1 单抗药物上市，分别是 2 种以 PD-1 为靶点的单抗药物纳武利尤单抗（Nivolumab，商品名 Opdivo）、帕博利珠单抗（Pembrolizumab，商品名 Keytruda）和 3 种以 PD-L1 为靶点的单抗药物阿特珠单抗（Atezolizumab，商品名 Tecentriq）、阿维鲁单抗（Avelumab，商品名 Bavencio）、德瓦鲁单抗（Durvalumab，商品名 Imfinzi）。PD-1/PD-L1 抑制剂获批的适应证主要包括恶性黑色素瘤、非小细胞肺癌、肾癌、霍奇金淋巴瘤、头颈部癌、膀胱癌、结肠癌、肝癌、胃癌和宫颈癌等。2018 年 6 月我国国家药品监督管理局正式批准了纳武利尤单抗注射液上市，它成为中国大陆第一个免疫检查点治疗药物，用于治疗局部晚期或转移性非小细胞肺癌患者；2018 年 7 月默沙东公司的针对晚期黑色素瘤患者的 PD-1 抑制剂帕博利珠单抗注射液也获得批准，对我国的肿瘤免疫治疗临床应用具有划时代的意义。

（二）基因工程化 T 细胞

目前另一个引人注目的肿瘤生物治疗领域是嵌合抗原受体 T 细胞（chimeric antigen receptor-T cell，CAR-T 细胞）。通过基因工程改造的方法，研究人员在体外将能够识别特异性肿瘤抗原的嵌合抗原受体用于修饰 T 细胞，CAR-T 细胞回输后能在体内有效识别和杀伤肿瘤细胞。2013 年美国宾夕法尼亚大学的朱恩（June）博士报道了靶向 CD19 的 CAR-T 细胞在治疗儿童白血病等血液系统恶性肿瘤中显示出惊人的疗效，并引起轰动。此后，多个类似的临床试验证实了 CAR-T 细胞可以使许多晚期白血病和淋巴瘤患者获得完全缓解。2017 年美国 FDA 先后批准两款 CAR-T 细胞疗法上市，分别是 Tisagenlecleucel（商品名 Kymriah）和 Axicabtagene Ciloleucel（商品名 Yescarta），用于治疗复发或难治性 B 系急性淋巴细胞白血病和弥漫性大 B 细胞淋巴瘤。

天然状态下 T 细胞对肿瘤细胞的识别取决于 T 细胞表面的 T 细胞受体（T cell receptor，TCR），因此利用分子生物学手段克隆出肿瘤特异性 T 细胞的 TCR，通过构建含特定 TCR 基因的病毒载体，将其转入正常 T 细胞，可使这些 T 细胞能够特异性识别并杀伤肿瘤细胞。目前 TCR 基因治疗的临床有效率相对较低，因此寻找更合适的肿瘤抗原、克隆高亲和性的 TCR 以及优化 TCR 基因的转染效率等是未来的研究热点。

（三）靶向新抗原

肿瘤发生过程中，癌细胞基因突变导致许多新的突变蛋白，被称为肿瘤特异性新抗原。这些新抗原是肿瘤细胞特有的，可能成为癌症患者个体化治疗的理想靶标。得益于各种组学技术和生物信息分析技术的快速发展和整合，目前研究人员已经建立了从每个患者的肿瘤组织中筛选和鉴定新抗原的方法。某些新抗原具有免疫优势，将这些新抗原制备成新型的个体化肿瘤疫苗，已被证实能够刺激恶性黑色素瘤患者产生安全和高效的特异性抗肿瘤免疫应答。此外，肿瘤新抗原可以作为 TCR

的靶点，用于开发和设计更为安全、有效和个体化的基因工程化 T 细胞。利用这种方法，研究人员已经在胆管癌、结肠癌、乳腺癌和宫颈癌患者身上成功发现新抗原，将针对新抗原的基因工程化 T 细胞注入患者体内，有效控制了肿瘤生长。基于新抗原的肿瘤免疫治疗技术，目前还需要进一步完善，如何推广应用还需要不断的技术优化和临床研究。

（四）联合治疗

鉴于肿瘤的高度异质性和肿瘤微环境的复杂性，现有的肿瘤免疫治疗方法都有一定的局限性，比如 PD-1/PD-L1 单抗的临床效果与肿瘤组织的 PD-L1 表达水平和肿瘤突变负荷密切相关，而且也依赖于肿瘤浸润淋巴细胞的程度，所以对于"冷肿瘤"的治疗效果不理想；实体瘤的 CAR-T 细胞治疗面临大量免疫细胞如何进入肿瘤微环境以及怎么克服肿瘤微环境的免疫抑制作用等问题。因此，肿瘤免疫治疗方案之间的联合以及与放疗、化疗等手段的联合成为目前的研究热点。已有的临床试验表明，联合治疗可明显提高肿瘤临床治疗效果，随着联合治疗模式逐渐成为肿瘤临床治疗的发展趋势，"免疫治疗 +"的模式也越来越成为未来肿瘤治疗的研究方向（图 1-1）。

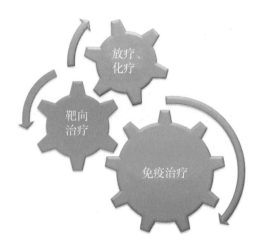

图 1-1　"免疫治疗 +"促进肿瘤联合治疗发展

六、小结

与手术、放疗和化疗等传统治疗模式不同，肿瘤生物治疗靶向免疫系统而非肿瘤细胞，即通过改善人体的免疫力来对抗肿瘤。鉴于抗体阻断免疫检查点和 CAR-T 细胞治疗等取得的巨大进展，《科学》杂志将肿瘤免疫治疗评选为 2013 年度科学突破。目前肿瘤生物治疗正在进入临床肿瘤治疗的主流，并成为标准治疗的手段之一。取得这些非凡成就的基础是人们对 TCR 及共刺激和共抑制分子的探索和认识，这正是基础研究快速转化为临床应用的成功典范。

参考文献

［1］KIRKWOOD J M, BUTTERFIELD L H, TARHINI A A, et al. Immunotherapy of cancer in 2012. CA Cancer J Clin, 2012, 62(5):309-335.

［2］SHARMA P, ALLISON J P. The future of immune checkpoint therapy. Science,2015, 348(6230):56-61.

［3］MORGAN R A, DUDLEY M E, WUNDERLICH J R,et al. Cancer regression in patients after transfer of genetically engineered lymphocytes. Science, 2006, 314(5796):126-129.

［4］ROBERT C, SCHACHTER J, LONG G V, et al. Pembrolizumab versus Ipilimumab in Advanced Melanoma. N Engl J Med, 2015, 372(26):2521-2532.

［5］WOLCHOK J D, KLUGER H, CALLAHAN M K, et al. Nivolumab plus ipilimumab in advanced melanoma. N Engl J Med, 2013, 369(2):122-133.

［6］GRUPP S A, KALOS M, BARRETT D, et al. Chimeric antigen receptor-modified T cells for acute lymphoid leukemia. N Engl J Med, 2013, 368(16):1509-1518.

［7］OTT P A, HU Z, KESKIN D B, et al. An immunogenic personal neoantigen vaccine for patients with melanoma. Nature, 2017, 547(7662):217-221.

（张　毅　黄　岚）

第二节　肿瘤发病的分子机制

恶性肿瘤是机体在受到致癌因子刺激后，细胞内部发生突变进而导致其异常增殖而形成的恶性病变，是全球较大的公共卫生问题之一，也是当今人类死亡的主要病因之一。恶性肿瘤的发病率日趋升高，不仅影响人们的身体健康和生活质量，而且给患者及其家庭带来不可估量的精神损失及经济负担。因此，恶性肿瘤发生和发展的研究也显得尤为重要。恶性肿瘤的发生和发展是一个十分复杂的问题，既有外界致癌因素的影响，也有机体内在因素的影响。然而，机体的内在因素是十分复杂的，许多问题都需要进行深入的研究。本节主要从机体的内在因素方面简述恶性肿瘤发生的分子机制。

一、基因突变

（一）癌基因激活

癌基因是人类固有的一类基因，存在于正常细胞中的癌基因称为原癌基因，当其被激活后称为癌基因。原癌基因是细胞基因组的正常成分，在正常生理状态下，这一类基因是被抑制的；在某些因素作用下，原癌基因的结构发生改变，进而被激活，最后导致细胞自身的增殖、分化等调控发生异常（表1-1）。因此，原癌基因与肿瘤的发生有着密切的关系。

表1-1　癌基因的分类及功能

癌基因	功能	成员
SCR 家族	具有酪氨酸蛋白激酶活性，参与细胞的转化以及细胞内信号传递过程	*SCR*，*YES*，*LYN*，*YRK*，*HCK* 等
RAS 家族	结合 GTP，具有 GTP 酶的活性，参与调节细胞内 cAMP 的水平	*H-RAS*，*N-RAS*，*K-RAS* 等
MYC 家族	DNA 结合蛋白，可调控其他相关基因的转录	*C-MYC*，*N-MYC*，*L-MYC* 等
SIS 家族	与血小板源性生长因子（PDGF）结构相似，促进间叶组织细胞的增殖	*SIS* 等
MYB 家族	能编码核蛋白，结合 DNA	*MYB* 等
ERB 家族	能编码细胞骨架蛋白，与细胞生长、分化及存活有关	*ERB-A*，*ERB-B* 等

原癌基因的激活受多种因素的影响，主要激活方式有点突变、基因重排、基因扩增等类型。

（1）点突变是指编码顺序上某一个核苷酸发生的突变，是原癌基因激活的重要方式。DNA 序列分析实验进一步表明了点突变的发生与肿瘤的关系。如 *RAS* 基因的突变可能参与了癌症的发生发展，结直肠癌细胞与正常结肠细胞相比，*RAS* 基因在碱基上发生了变化，而这种改变发生在蛋白质活性的关键部位，使正常产物变成了致癌产物。

（2）基因重排也是原癌基因激活的主要途径之一，它是指原癌基因中的某一部分从一个位置移到另一个位置。基因重排与肿瘤发生的关系在多种肿瘤中已被证实，如在甲状腺肿瘤中发现 *TRK* 蛋白激酶区的结构虽然没有发生改变，但是 TRK 蛋白的胞外部分可能发生易位改变或替换，这样的基因重排使 *TRK* 原癌基因变成了具有转化活性的癌基因。

（3）基因扩增是指某些原癌基因复制时由一个拷贝转变为多个拷贝，转录形成更多的信使 RNA，从而合成大量的蛋白质。*N-MYC* 是一个非常经典的原癌基因，研究发现，在人神经母细胞瘤的细胞中可见到 *N-MYC* 基因的扩增，造成过量蛋白的合成，使细胞核持续接收生长信号，导致细胞快速增殖。该现象也在其他肿瘤中得以证实，如小细胞肺癌、网织细胞瘤等。

原癌基因除了位于染色体上，同时也存在于染色体外的 DNA 序列中，这种 DNA 序列能够在部分肿瘤细胞中检测到，但是在正常细胞中不存在。科学家们发现，这些染色体外 DNA 的扩增能够引起癌基因拷贝数目增加，从而导致肿瘤的发生，如 *MYC* 基因。

（二）抑癌基因失活

抑癌基因也称为抗癌基因，是一类抑制恶性细胞过度生长、增殖从而遏制恶性肿瘤形成的基因，该基因的丢失或失活与肿瘤的发生密切相关。这些基因如果在体内发生突变将会导致基因失活或其翻译的蛋白失活，从而丧失抑癌功能，导致恶性肿瘤的发生（表 1-2）。1986 年，在儿童视网膜母细胞瘤中发现了 Rb 基因（即视网膜母细胞瘤基因）——该基因成为世界上第一个被克隆和完成全序列测定的抑癌基因。Rb 基因的发现也使肿瘤学进入了以抑癌基因为标志的时代。

表 1-2　主要的抑癌基因及其功能和相关肿瘤

抑癌基因	功能	肿瘤
Rb	细胞周期的重要调节因子	视网膜母细胞瘤、食管癌、胃癌等
P53	核磷酸蛋白，与细胞增殖分化相关	肝癌、乳腺癌、膀胱癌、胃癌等
WT-1	与细胞的增殖、分化、凋亡相关	肾母细胞瘤、肺癌、乳腺癌等
DCC	功能与黏附分子家族类似	结直肠癌、胰腺癌等
MCC	与 G 蛋白的活化有关	结肠癌、肺癌、食管癌等
P21	调控细胞周期的相关基因	肺癌、乳腺癌、子宫内膜癌等
APC	调节细胞的增长和自身稳定	结肠癌、肺癌等
BRCA1	调节人体细胞的复制、遗传物质 DNA 损伤的修复、细胞的正常生长	乳腺癌、卵巢癌、前列腺癌等

随着抑癌基因的发现，关于抑癌基因突变及其产物的功能与肿瘤发生关系的研究也越来越多，并且已经取得了一系列进展。目前发现的比较重要的抑癌基因有 Rb、P53、WT-1、DCC、MCC、ERB-A 等。这些抑癌基因的功能各不相同，如 P53 基因编码的 P53 蛋白是一种核内转录因子蛋白，它能够抑制细胞的增殖和转化，同时也对细胞周期有一定的影响；DCC 基因编码的是一种跨膜磷酸化蛋白，它是细胞中的信号传递受体，该基因的缺失能够使细胞获得生长优势，而且这一现象已经在结肠癌中得以证实。越来越多的研究发现抑癌基因确实调控了肿瘤的发生，发现新的抑癌基因能进一步了解肿瘤的发生发展，为肿瘤的相关研究奠定一定的理论基础。

（三）干细胞突变

肿瘤的发生过程是复杂的，每个肿瘤细胞都能够无限增殖，特别是肿瘤干细胞，不仅具有自我更新的能力，还具有多向分化的能力，但是肿瘤细胞到底起源于什么细胞呢？传统观点认为肿瘤细胞可能来源于体细胞的突变，然而随着人们对肿瘤细胞研究的不断深入，研究者对肿瘤的起源及发生也有了新的认识。越来越多的研究认为肿瘤细胞可能来自体内正常干细胞的突变。因为干细胞具有分裂增殖较快的特性，在分裂的过程中，DNA 的复制可能发生错误，随着分裂次数的增多，DNA 复制出现错误的概率增高，达到一定的程度，少数细胞可能由于突变而转入恶性增殖阶段，造成肿瘤的形成。

肿瘤细胞和干细胞都是分化不成熟的细胞，在生物学特性方面有许多相似之处，如自我更新能力、多向分化潜能及不对称分裂能力等。目前，已有部分研究证明了肿瘤发生的干细胞突变学说，如人类造血干细胞的表型是 $CD34^+CD38^-Thy-1^+$，而在大多数患者中，白血病干细胞表型是 $CD34^+CD38^-Thy-1^-$。人造血干细胞和白血病干细胞两者表型的差异在于 Thy-1 是否有表达，而这样的差异有可能是造血干细胞中 Thy-1 基因突变所致，进而使自身的造血干细胞发生了恶性转化。部分研究也证明了肿瘤容易发生在人体干细胞增殖旺盛的组织中，如上皮组织、骨髓组织等，在神经组织、心肌组织等干细胞少的组织中肿瘤发生的概率相对较低。近十几年来肿瘤发生的干细胞突变学说得到了越来越多的关注，但是也有很多问题待解决，相信随着科技的不断进步以及研究的不断深入，肿瘤发生于干细胞突变这一学说也会越来越完善。

二、表观遗传学机制

表观遗传学调控是指在不改变 DNA 序列的前提下，通过基因的修饰或蛋白质与蛋白质、DNA 和其他分子的相互作用而改变蛋白质的表达和功能，该过程的发生既具有遗传特性，也具有可逆性。表观遗传修饰广泛存在于各类肿瘤中，且与肿瘤的发生发展有着密切的关系。许多研究表明，通过表观遗传学修饰引起原癌基因的活化或抑癌基因的灭活，可使细胞发生恶变，从而导致肿瘤的发生。

肿瘤的发生及形成是一个相当复杂的过程，内部影响因素多种多样，其中表观遗传学是一个新兴的前沿领域，为人们更好地了解肿瘤的发生发展提供了新的思路。表观遗传学的机制多种多样，如 DNA 甲基化、组蛋白修饰、非编码 RNA 等。DNA 甲基化是由 DNA 甲基转移酶催化 S- 腺苷甲硫氨酸作为甲基供体，进而将胞嘧啶转变为 5- 甲基胞嘧啶的一种反应，属于表观遗传学修饰的一种，可分为高甲基化和低甲基化。DNA 甲基化能使基因沉默，失去其生理学功能。一些研究发现，抑癌基因的高甲基化，重复序列 DNA 的低甲基化等与多种肿瘤的发生有关。在乳腺癌中，研究发现有些基因的启动子区域 DNA 是高度甲基化的，从而导致这些基因的沉默，如 $BRCA$1、CDH1、TMS1 等。随着科学研究的深入，近年来人们还发现肿瘤的发生与一些 RNA 的干扰也有着极大的相关性，如非编码 RNA 等。RNA 干扰是指由双链 RNA 诱发的相关基因的沉默，其中微小 RNA（microRNA）是近十几年研究比较多的一类 RNA。随着这些功能各不相同的 RNA 在人类肿瘤中的发现，人们对肿瘤的发生机制也有了更深层次的了解，为以后的肿瘤治疗奠定了基础。

三、慢性炎症反应

早在 19 世纪 60 年代，一些研究者就提出这样一个观点：肿瘤的形成可能来自慢性炎症。此后，大量慢性炎症与肿瘤发生的相关性研究也依次展开。研究表明，持续存在的慢性炎症在启动肿瘤的发生和维持，以及促进肿瘤的生长中发挥着至关重要的作用，大约有 20% 的肿瘤与感染、自身免疫疾病等诱导的炎症具有明显的相关性。慢性炎症发生的原因主要是致炎因子的持续存在，致炎因子的种类大致分为物理性因子、化学性因子和生物因子。慢性炎症的发生除了与致炎因子相关，还与机体自身的免疫状态有一定的关系。慢性炎症发生后，炎症部位就会有大量的免疫细胞聚集，如巨噬细胞、淋巴细胞和浆细胞等，这些细胞的聚集使炎症部位的组织产生一定的损伤进而为肿瘤发生提供基础，进一步了解这些细胞是通过哪些炎症因子来影响肿瘤的发生是很重要的。

在炎症向恶性肿瘤转变的过程中，炎症因子如黏附分子、细胞因子、趋化因子、转录因子等在改变细胞的生存环境和刺激肿瘤发生的过程中起着一定的作用。NF-κB 是一种转录因子，在固有免疫和适应性免疫中发挥着重要的作用。相关研究证明，在慢性炎症的过程中，NF-κB 的磷酸化水平升高，使其下游的相关分子表达相继升高。NF-κB 也可通过激活细胞周期相关基因的表达，促进细胞的增殖，为肿瘤的发生提供有利环境。环氧合酶 -2（COX-2）也是一种炎症因子，在慢性炎症中很容易被激活，该酶的激活可以引起前列腺素 E_2（PGE_2）及血栓素 A_2（TXA_2）的生成，这些因子的产生不仅为肿瘤的生长提供有利环境，还与肿瘤的血管生成有关。COX-2 表达的增多已经在多种肿瘤中被证实，如乳腺癌、膀胱癌、头颈部肿瘤等。炎症因子种类繁多，还有很多相关机制有待研究与探索。充分了解炎症因子与肿瘤之间的关系，不仅能帮助我们清楚了解肿瘤的发生机制，还能为肿瘤的生物治疗提供理论基础。

四、结束语与展望

肿瘤的发生是机体自身细胞长期演变的结果，在致癌因子或慢性炎症等多种因素的刺激下，正常细胞发生基因突变，DNA 损伤，进而导致蛋白功能发生不可逆的改变，使细胞能够无限增殖，发生恶变，因此肿瘤的发生是由多种因素共同作用形成的。恶性肿瘤形成时，机体免疫系统处于免疫失衡的状态，通常伴随有免疫杀伤细胞的功能低下，免疫抑制性细胞的增多以及肿瘤细胞代谢旺盛等现象。在分子生物学飞速发展的时代，人们对肿瘤发生发展的研究也越来越深入，对肿瘤的理解也达到了一个全新的高度。从原癌基因、抑癌基因的突变，到 DNA 甲基化的修饰、基因扩增等，从基因水平到蛋白水平，人们开始用一种全新的视野去了解恶性肿瘤；大部分研究都认为恶性肿瘤是一种分子病，是基因改变的结果。现阶段，随着部分肿瘤发病率及致死率的不断升高，以及恶性肿瘤发病机制研究的不断深入，对肿瘤的治疗除了手术、放疗、化疗等手段，也兴起了一些新的手段，如肿瘤生物治疗等。近几十年来，在肿瘤发病的分子机制的指导下，肿瘤生物治疗的方法也越来越多。在这个科技越来越发达的时代，相信对肿瘤发生分子机制的深层次研究能不断地使人们看到癌症治愈的曙光。

参考文献

[1] RUI Y, WANG C, ZHOU Z, et al. K-Ras mutation and prognosis of colorectal cancer: a meta-analysis. Hepatogastroenterology, 2015, 62(137):19-24.

[2] BELTRAN H. The N-myc Oncogene: Maximizing its Targets, Regulation, and Therapeutic Potential. Mol Cancer Res, 2014, 12(6):815-822.

[3] TURNER K M, DESHPANDE V, BEYTER D, et al. Extrachromosomal oncogene amplification drives tumour evolution and genetic heterogeneity. Nature, 2017, 543(7643):122-125.

[4] GREEN D R, KROEMER G. Cytoplasmic functions of the tumour suppressor p53. Nature,2009,458(7242):1127-1130.

[5] MEHLEN P, GOLDSCHNEIDER D. Dependence receptors DCC and UNC5H: the role of apoptosis in the control of tumorigenesis.J Soc Biol, 2005, 199(3):211-218.

[6] MOAZED D. Small RNAs in transcriptional gene silencing and genome defence. Nature, 2009, 457(7228):413-420.

[7] CRUSZ S M, BALKWILL F R. Inflammation and cancer: advances and new agents. Nat Rev Clin Oncol, 2015, 12(10):584-596.

[8] KARIN M. Nuclear factor-kappaB in cancer development and progression. Nature, 2006, 441(7092):431-436.

（黄　岚　平　玉）

第三节　肿瘤免疫细胞治疗

机体免疫系统的主要生物学功能是保持"自身"的完整性，这有赖于免疫系统有效地清除疾病或感染的细胞，同时确保健康的细胞和组织不受攻击。细胞和可溶性分子间的相互作用形成了非常复杂的调控网络，将固有免疫和适应性免疫整合在一起，共同维持自身的完整性。其中的细胞网络包括 T 细胞、B 细胞、自然杀伤细胞（natural killer cell，NK 细胞）、树突状细胞（DC 细胞）和巨噬细胞等抗原呈递细胞以及基质细胞、内皮细胞和上皮细胞等。可溶性因子可以协助细胞网络感知健康和损伤，并调控免疫系统清除受损细胞从而保护机体免受感染。广义上说，免疫细胞的功能可分为效应性功能或调节性功能。主要的免疫效应细胞是 T 细胞和 NK 细胞，分别介导适应性免疫和固有免疫。

越来越多的证据显示免疫系统在控制肿瘤生长的过程中发挥关键作用。免疫效应细胞靶向并清除肿瘤细胞的直接证据来源于同种异体造血干细胞移植后利用供者淋巴细胞输入（donor lymphocyte infusion，DLI）治疗白血病复发，在相当部分的复发患者中产生了供者 T 细胞导致的强烈抗白血病反应。肿瘤免疫治疗中最初的细胞过继免疫治疗是将大量 T 细胞输入到患者体内，并在随后的临床试验中显示出有希望的结果。最新的研究进展是利用基因工程修饰 T 细胞以进一步提高 T 细胞治疗的潜力，在合成生物学原理的基础上为 T 细胞免疫治疗提供了一个黄金时代。事实上，最近的临床试验结果显示基因工程化的 T 细胞在靶向肿瘤方面具有巨大的潜力。

细胞过继免疫治疗最早可以追溯到 50 年前在啮齿类动物模型中的应用。在人类中首次应用细胞过继免疫治疗的临床实践是 1991 年西雅图小组将巨细胞病毒（cytomegalovirus，CMV）特异性 T 细胞克隆在体外扩增后回输给移植后免疫重建的患者，用于预防高危的 CMV 感染。美国癌症研究所的罗森博格小组在利用 TIL 细胞治疗恶性肿瘤的领域进行了开拓性的工作。已有的研究显示 T 细胞免疫治疗方法具有明显的抗肿瘤作用，靶向肿瘤的策略需要同时考虑 T 细胞和肿瘤细胞的生物学特性，并且需要迅速产生大量肿瘤特异性淋巴细胞。因此，细胞过继免疫治疗的研究重点转向了更好地了解免疫效应细胞的特点，从而介导和驱动抗肿瘤活性，并开发更好的分离扩增免疫效应细胞的方法。

细胞过继免疫治疗中最常用的两种免疫效应细胞是 T 细胞和 NK 细胞（图 1-2）。支持研究这两种细胞的重要特性是它们都能够识别和杀伤肿瘤细胞，并可在离体条件下进行分离和培养。

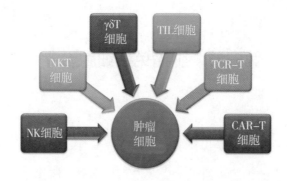

图 1-2　细胞过继免疫治疗的主要免疫细胞类型

一、NK 细胞

NK 细胞被认为是发挥固有免疫功能的一类细胞毒性淋巴细胞，能够直接裂解肿瘤细胞而不需要预先致敏或 MHC 限制性。NK 细胞对肿瘤细胞的杀伤作用依赖于 NK 细胞表面表达的抑制性受体和活化性受体之间的平衡及其胞内信号传导。NK细胞的抑制性受体通过结合正常细胞表面表达的MHC-Ⅰ类分子，能够抑制NK细胞对自身正常细胞的攻击。肿瘤细胞常下调MHC分子以逃避T细胞介导的杀伤，但这却可以使这些肿瘤细胞成为NK细胞的潜在靶点。另一方面，表达MHC-Ⅰ类分子的肿瘤细胞则能够抑制NK细胞介导的杀伤作用。因此，半相合的同种异体NK细胞已被成功用于癌症免疫治疗，并且未引起明显的移植物抗宿主病。尽管同种异体NK细胞最终导致免疫介导的排斥反应，但NK细胞为基础的细胞治疗已在血液肿瘤患者中显示出有希望的结果。在恶性黑色素瘤等实体瘤的临床试验中，NK细胞治疗尚未能有效导致肿瘤消退。最近，新的利用基因工程的方法使NK细胞表达嵌合抗原受体有望提高NK细胞对肿瘤细胞的识别和杀伤作用，目前正在进行早期的临床试验。

二、NKT细胞

一小群具有经典NK细胞和T细胞之间的中间表型的细胞也被应用于细胞过继免疫治疗。NKT细胞（CD3$^+$CD56$^+$）、iNKT细胞（CD3$^+$CD56$^+$V24-J18）和细胞因子诱导的杀伤细胞（cytokine induced killer cell，CIK细胞，CD3$^+$CD56$^+$）具有相似的表型，是各自微环境中的免疫效应细胞。NKT细胞能够调节抗肿瘤免疫应答，并具有刺激效应细胞的功能。iNKT细胞的一个重要优势是它们识别CD1d分子呈递的α-半乳糖神经酰胺，可刺激这些细胞在体外或体内扩增。CIK细胞是离体激活的淋巴细胞，通过将外周血单个核细胞（peripheral blood mononuclear cell，PBMC）在含有IFN-γ、抗CD3抗体和IL-2的培养基中培养2周以上产生。抗CD3抗体和IL-2对于CIK细胞的扩增和活化至关重要。CIK细胞由一群异质性细胞组成，主要含有CD3$^+$CD56$^-$和CD3$^+$CD56$^+$两个亚群，以及少量CD3$^-$CD56$^+$细胞。CD3$^+$CD56$^+$细胞是CIK细胞中最具细胞毒功能的细胞亚群。CIK细胞的细胞毒作用主要由穿孔素介导，并且依赖于NKG2D、NKp30和DNAM-1等活化性受体。与其他细胞治疗产品相比，CIK细胞的主要优势是易于在体外扩增，具有非MHC限制性的细胞毒性，并能有效清除对多药耐药的肿瘤细胞。

三、γδT细胞

γδT细胞是外周血中一群非常少见的T细胞（占4%~10%），主要存在于肠道等黏膜免疫部位。T细胞受体（TCR）通常由α和β两条链组成，但γδT细胞的TCR由γ和δ两条链组成。γδT细胞能够以非经典MHC依赖方式识别包括应急诱导抗原在内的多种标靶，发挥细胞毒作用并分泌促炎性细胞因子。目前正在测试体外扩增的未修饰的γδT细胞或利用基因工程表达CAR的γδT细胞在细胞过继免疫治疗中的应用前景。

四、TIL 细胞

TIL 细胞曾经被认为是临床上最有效的肿瘤细胞过继免疫治疗手段。由于肿瘤微环境中多种免疫抑制机制的存在，从肿瘤组织中分离的 TIL 细胞通常处于功能失活状态，经过体外短暂扩增后可以重新激活。离体培养并经过抗肿瘤活性筛选的 TIL 细胞能够以 MHC 限制性方式通过 TCR 识别并杀伤肿瘤细胞。早期研究中采用从恶性黑色素瘤组织或引流淋巴结中分离并体外扩增未经筛选的 TIL 细胞，尽管临床有效率可达 30%，但 TIL 细胞在体内存在时间很短。为了延长输注 TIL 细胞在体内的存活时间，随后的临床研究评价了回输 TIL 细胞前给予患者非清髓性化疗（环磷酰胺和氟达拉滨）的预处理。联合清除淋巴细胞的预处理，可以将 TIL 细胞的临床疗效提高到 50%，并伴有更多 TIL 细胞在体内的扩增和存在。为了评价进一步清除淋巴细胞的作用，联合全身放疗预处理的临床试验显示 TIL 细胞过继免疫治疗的临床有效率可达 49%~72%。

五、基因工程化 T 细胞

基因工程化 T 细胞用于癌症治疗的方法目前主要有两种：一是转入亲和性高的肿瘤特异性 TCR，二是转入合成的 CAR。最近的临床研究提示这两种方法都能够介导有效的抗肿瘤作用。

由于分离 TIL 细胞需要新鲜的肿瘤组织，并且一些患者的 TIL 细胞在体外较难培养，因此只有部分肿瘤患者可以获得 TIL 细胞治疗的机会。为了提高 TIL 细胞的临床应用和疗效，随后开发了基因修饰的 T 细胞用于细胞过继免疫治疗。已知表达特定 TCR 的 T 细胞能够识别肿瘤细胞表面 MHC 分子呈递的肿瘤抗原表位。利用病毒或非病毒系统将抗原特异性 TCR 转入外周血 T 细胞，可以使这些 T 细胞表达抗原特异性 TCR。尽管 TCR 基因修饰可能提高 T 细胞治疗的临床应用，但客观有效率总体上仍然偏低。此外，向 T 细胞导入针对自身抗原的高亲和性 TCR 可能会对正常组织产生"脱靶"毒副反应。因此有必要寻找更安全有效的肿瘤抗原，克隆相应 TCR 并转入 T 细胞中用于肿瘤治疗。

肿瘤细胞内存在大量的基因突变，这些突变可能产生具有强烈免疫原性的"新抗原"。通过高通量测序及大数据分析，研究人员已经成功建立了筛选和预测 T 细胞识别的特定突变抗原的方法。识别肿瘤细胞表达的新抗原的 T 细胞可能是肿瘤微环境中发挥抗肿瘤作用的主要群体，也是免疫检查点抑制剂发挥作用的主要效应细胞。利用基因工程的方法，将识别新抗原的 TCR 转入外周血 T 细胞，产生大量新抗原特异性的 T 细胞，已在初步的临床研究中显示出令人振奋的疗效。由于正常细胞不表达肿瘤细胞的突变抗原，因此识别突变抗原的基因工程化 T 细胞理论上具有更好的安全性。

与 TCR 不同，CAR 是人工合成的受体，它主要由三部分组成：位于胞外的抗体单链可变区、跨膜区和位于胞内的信号传递区域。1989 年伊萨哈（Eshhar）最早提出了 CAR 的概念，随后很多研究者开始尝试将抗体识别概念引入到 T 细胞中发挥作用，并通过不断改造和优化 CAR 的结构提高

CAR-T 细胞对肿瘤的识别和杀伤功能。因为抗体的单链可变区能直接结合靶细胞表面的抗原表位，所以基于 CAR 技术的治疗策略可以不需要 MHC 限制性的抗原递呈，这可以避免 MHC 下调和抗原呈递改变相关的肿瘤免疫逃逸。使 CAR 技术取得成功的一个关键因素是寻找肿瘤细胞表面表达而正常细胞不表达的靶抗原。CAR-T 细胞在 B 细胞白血病和淋巴瘤治疗中已取得了非凡的成就，因此 2017 年 8 月美国 FDA 批准了诺华公司的 CAR-T 细胞治疗药物 Kymriah 上市，用于治疗急性淋巴细胞白血病，这是 FDA 批准的首个基因治疗药物。但目前的临床试验证实 CAR-T 细胞在一些常见实体瘤（如神经母细胞瘤、非霍奇金淋巴瘤、肾癌和卵巢癌）中的治疗效果仍很有限。

六、改善肿瘤微环境

肿瘤微环境中存在着复杂的免疫抑制机制，其中包括多种具有抑制作用的细胞，例如：调节性 T 细胞（regulatory T cell，Treg）、髓源抑制细胞（myeloid-derived suppressor cell，MDSC）、肿瘤相关巨噬细胞（tumor-associated macrophage，TAM）、基质中的成纤维细胞和其他尚未确定的具有抑制功能的细胞。这些抑制性细胞能通过分泌多种抑制性细胞因子，或者通过细胞表面表达的抑制性分子，抑制肿瘤微环境中免疫效应细胞清除肿瘤细胞的功能。体内肿瘤微环境中的这些免疫抑制机制，同样不利于回输的免疫效应细胞发挥作用。因此，回输免疫效应细胞前通过化疗药物或全身放疗预处理，清除宿主体内原有的淋巴细胞，可以改善患者体内，特别是肿瘤微环境中的免疫抑制状态，对提高肿瘤免疫细胞治疗的疗效至关重要。此外，最近的临床试验显示，阻断细胞表面抑制性受体，例如免疫检查点 PD-1 和 CTLA-4，能明显改善肿瘤微环境中免疫效应细胞的功能。联合免疫检查点抑制剂，可能促进免疫细胞治疗的临床疗效，这还需要更多的临床前研究和临床试验。

七、小结

距离临床首次证实 T 细胞过继回输的可行性已过去了 20 多年。目前利用基因工程化 T 细胞的细胞过继免疫治疗正在临床试验中显示出激动人心的成果，特别是在晚期和其他治疗无效的肿瘤患者中。预计未来几年中更多细胞工程技术的商品化将成为可能。

参考文献

[1] RUELLA M, KALOS M.Adoptive immunotherapy for cancer. Immunol Rev, 2014, 257(1):14-38.

[2] ROSENBERG S A, RESTIFO N P, YANG J C,et al. Adoptive cell transfer: a clinical path to effective cancer immunotherapy. Nat Rev Cancer, 2008, 8(4):299-308.

[3] PORTER D L, LEVINE B L, KALOS M,et al. Chimeric antigen receptor-modified T cells in chronic lymphoid leukemia. N Engl J Med, 2011, 365(8):725-733.

［4］CHILDS R W, CARLSTEN M. Therapeutic approaches to enhance natural killer cell cytotoxicity against cancer: the force awakens. Nat Rev Drug Discov, 2015, 14(7):487–498.

［5］ROBERT C, SCHACHTER J, LONG G V, et al. Pembrolizumab versus Ipilimumab in Advanced Melanoma. N Engl J Med, 2015, 372(26):2521–2532.

［6］TRAN E, TURCOTTE S, GROS A, et al. Cancer immunotherapy based on mutation-specific CD4[+] T cells in a patient with epithelial cancer. Science, 2014, 344(6184):641–645.

（黄　岚）

第四节　肿瘤基因治疗

基因治疗（gene therapy）是将有治疗作用的一段核苷酸通过一定方式转移到靶细胞中，从而改变靶细胞内基因或基因产物的异常，以达到治疗效应的一种方法。基因治疗最初由美国科学家迈克尔·布莱泽（Michael Blazer）在 20 世纪 60 年代提出。随着恶性肿瘤的发病机制在基因水平的认识和阐释，以及分子生物学技术的完善，基因治疗日益被接受并应用于临床当中，同时进行了大量的临床研究（图 1-3）。

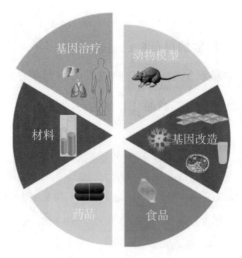

图 1-3　基因工程应用

一、基本概念

基因治疗的两大要素是载体系统和载入目的基因。其中载体系统分为病毒载体和非病毒载体，以下将详细予以介绍。

1. 病毒载体

（1）逆转录病毒载体：逆转录病毒（retrovirus，RV）为RNA病毒。该载体是将部分结构基因去掉并插入外源目的基因，在体外的包装细胞内组装成含有目的基因的重组逆转录病毒。该重组逆转录病毒不具致病性。逆转录病毒感染细胞后，将其整合至细胞染色体，实现其携带外源目的基因的作用。这种载体具有转染效率高、靶向性差、体内病毒滴度较低的特点。但逆转录病毒只能转染处于分裂增殖期的细胞，且与受染细胞的整合具有随机性，故具有潜在的危险性。现阶段国内外学者们仍在寻求开发新的更为高效、安全、稳定的逆转录病毒载体。

（2）腺病毒载体：腺病毒（adenovirus，AdV）为双链DNA病毒，它能感染各时相的细胞，以其高效转染和高效表达而成为应用广泛的病毒载体。但腺病毒作为载体也有自身的局限性：

1）表达时间短，容量小（4.5 kb），免疫原性强。

2）缺乏理想的动物模型来进行临床前毒性研究。

3）对肝细胞的天然嗜性容易造成腺病毒颗粒在肝脏中积累从而诱发肝脏损伤。

这些使得腺病毒作为基因治疗的载体具有一定的危险性，从而限制了其在临床上的应用。

（3）腺相关病毒载体：腺相关病毒（adenovirus-associated virus，AAV）为单链DNA病毒，具有长期稳定整合的特点，且适用于表达生物活性物质的基因，在高滴度情况下也未发现引起炎症反应的副作用，已有逐步取代腺病毒载体之势。目前，该载体的主要局限性是难以大量生产和载体容量有限，但新的复制模型有望解决这些问题。

（4）单纯疱疹病毒载体：单纯疱疹病毒（herpes simplex virus，HSV）为双链DNA病毒，可引起口唇及生殖道黏膜感染，且具有嗜神经性。此类病毒可感染神经末梢并导致潜伏感染，这一特性常被用来进行脑部肿瘤的基因治疗，但它所引起的神经毒性及潜伏性感染也不容忽视。

（5）痘病毒载体：痘病毒（poxvirus，PV）为双链DNA病毒，主要用于制备疫苗。痘病毒载体具有低毒性和高容量的特点，其与单纯疱疹病毒载体是仅有的能够同时携带多个外源基因的转运系统，因而作为体内转基因的载体具有独特优势，但是在应用于人体时，由于免疫原性强，限制了在临床中的应用。

2. 非病毒载体

（1）真核细胞表达质粒载体：真核细胞表达质粒载体主要用于基因治疗的直接体内治疗方案，

该方法是将治疗用的目的基因克隆到构建好的真核细胞表达质粒载体中去，采用肌内注射的方法，直接转移到体内，在肌肉组织中表达目的蛋白质，从而发挥治疗作用。

（2）阳离子多聚物载体：阳离子多聚物（cationic polymer）载体是用带正电荷多聚物静电结合、浓缩 DNA，再通过静电作用结合细胞膜或通过携带的靶向配体与存在于细胞膜上的受体结合，内吞进入细胞内。目前常用的主要有聚赖氨酸、聚乙烯亚胺、树状高分子载体、明胶、壳聚糖及其衍生物等。然而由于存在电荷相关毒性及比病毒载体转染率低等缺点，其临床应用也受到限制。近年来，随着材料及合成技术的飞速发展，人工合成的生物可降解阳离子多聚物主要用于制备纳米级载体。

（3）纳米颗粒：纳米颗粒（nanoparticle）是一类由天然高分子物质或合成高分子材料制成的颗粒直径为纳米级的载体，其表面经过生物修饰或理化修饰后具有靶向作用。有研究显示表面存在乙肝病毒 L 抗原的 L 纳米颗粒具有嗜肝细胞性，其体内试验结果首次证明了纳米颗粒可用于将抗肿瘤的治疗基因导入人类肝脏肿瘤中。但存在体内环境中纳米载体难以检测等问题，尚待深入研究。

（4）阳离子脂质体：脂质体（liposome）载体为脂质双分子层组成的环形封闭囊泡，它可通过被宿主细胞融合、内吞等方式将其所携带的核酸分子送入细胞。

（5）其他载体：包括活菌载体，如双歧杆菌属、沙门菌属、梭状芽孢杆菌属等。

3. 载入目的基因　依据作用机制，目的基因可分为以下几种。

（1）靶向肿瘤细胞的基因：包括具有杀伤和促进凋亡作用的基因以及改变恶性生物学特征的基因。如抑癌基因 *P53*、*P16*、*Rb* 等，细胞杀伤基因 *TK*、*Fas* 等。

（2）靶向免疫系统的基因：如细胞因子 IL-15、IL-24，共刺激分子 B7 基因，以及激发对外源性抗原免疫应答的 MHC-Ⅰ 编码基因。

（3）靶向肿瘤血管的基因：如血管内皮抑素基因，它是抑制肿瘤血管内皮增殖并促进其凋亡的基因，起到抗肿瘤作用。

二、肿瘤基因治疗常用方案

目前常用的治疗方案包括免疫性基因治疗、病因性基因治疗和溶瘤腺病毒基因治疗等。

1. 免疫性基因治疗　免疫性基因治疗是指将某些细胞因子（如 IL-2、TNF-α 等）的基因转染到机体免疫细胞（如 TIL 细胞、LAK 细胞及细胞毒性淋巴细胞）中，大幅度提高机体免疫系统对肿瘤细胞的识别和反应能力。将一些与免疫识别有关的基因（如 *HLA-B7* 等）转染到体外培养的肿瘤细胞，经照射后再植入肿瘤患者体内；或者将表达 *HLA-B7* 的病毒载体或质粒 DNA 与脂质复合物直接注射到瘤体内，以大幅度增强肿瘤细胞对机体免疫系统的免疫原性，诱导宿主的免疫反应而提高宿主的免疫监视功能。

2. 病因性基因治疗　病因性基因治疗是指替代或恢复由于缺失或突变而丢失的抑癌基因。主要针对抑癌基因从而达到治疗肿瘤的目的。

3. 溶瘤腺病毒基因治疗　溶瘤腺病毒基因治疗是指对腺病毒进行改造后，依赖其产生溶瘤和抗肿瘤免疫反应而抗肿瘤。2005 年，我国研发的用于头颈部肿瘤治疗的基因治疗药物 H101 基因工程腺病毒注射液安柯瑞（Oncorine）上市，这也是全球第一个上市的溶瘤病毒基因治疗产品。

三、肿瘤基因治疗新进展

2009 年，研究人员将基因治疗用于 X- 连锁隐性遗传病肾上腺脑白质营养不良（adrenoleukodystrophy，ALD）取得了重大突破，他们给 ALD 患者移植 *ABCD*1 基因修饰后的造血干细胞，治疗 2 年之后的患者体内仍可检测到正常 ALD 蛋白表达，患者的症状也得到了明显改善，该结果发表在《科学》杂志上。

2010 年 7 月，《新英格兰医学杂志》发表了专题文章对基因疗法进行总结，9 名男婴实施了基因治疗 9 年，除 1 名男婴因患白血病死去，其他 8 名男婴的淋巴细胞水平都达到正常值，体重和身高并未停止增长，甚至可以像其他正常的孩子一样去上学。

2014 年，《新英格兰医学杂志》报道了利用安全性更高的 G-retrovirus 病毒载体（SIN-Gc Vector）治疗了 9 位患者，除了 1 位患者死于腺病毒感染外，其他 8 位患者成功地恢复了免疫系统，存活最长的已经超过了 3 年。

T-VEC 是一种能够表达粒细胞 - 巨噬细胞集落刺激因子（GM-CSF）并具有特异性溶瘤作用的疱疹病毒，它能靶向并裂解肿瘤细胞，激活机体的免疫系统，从而杀灭肿瘤细胞。T-VEC 已经完成了恶性黑色素瘤的Ⅲ期临床试验，取得了较好的临床治疗效果。

在所有的基因治疗临床试验方案中，80% 以上是在美洲和欧洲进行的，亚洲、澳洲和非洲等占较小的份额。近年来中国基因治疗临床试验发展迅速，已经有 24 个治疗方案处于临床试验阶段，但仅占全球总数的 1.3%。截至 2016 年底，全球范围内共有 2050 多项临床试验或已完成、或进行中、或获得监管机构批准进入临床应用。2012 年 7 月，欧洲药品管理局（EMA）在欧盟范围内批准由荷兰生物技术公司 UniQure 研发的以重组腺相关病毒为载体的基因治疗药物格利贝拉（Glybera，AAV-LDL）上市，用于经严格限制高脂肪饮食却仍然发生严重或反复发作胰腺炎的脂蛋白酯酶缺乏症（LPLD）患者的治疗。LPLD 是一种罕见的严重遗传性疾病，目前其他方法无法治愈。该产品于 2013 年在欧盟上市，这是西方国家首项获批上市的基因治疗产品，具有重要的象征意义。

2015 年美国 FDA 批准了用改良后的疱疹病毒治疗某些形式的黑色素瘤。在动物实验中，将其与免疫检查点抑制剂的疗法联合给予时，病毒可能更好地发挥作用，可以增强针对肿瘤的免疫应答。

2018 年《自然》发表的研究结果显示，选取 21 名晚期恶性黑色素瘤患者为对象，把溶瘤免疫疗法与 PD-1 的检查点抑制剂帕博利珠单抗一起使用，取得了可喜的结果：62% 的患者肿瘤显著缩小，33% 的患者肿瘤完全消失。

四、肿瘤基因治疗的展望

历经 30 多年的发展，肿瘤基因治疗趋于成熟。但基因治疗应用于恶性肿瘤等重大疾病的治疗还面临如下挑战。

1. 基因的准确导入　如何将基因安全高效地导入到肿瘤治疗部位是基因治疗的重要挑战。大多数的肿瘤基因治疗依赖于病毒载体和非病毒载体系统，缺乏靶向性使得外源基因难以安全高效地靶向导入到肿瘤部位，最终导致疗效不理想，甚至会产生很大的毒性作用。

2. 基因治疗的安全性　相对于逆转录病毒，腺病毒和腺相关病毒安全性更高。为了提高基因治疗的安全性，除了改进技术，2012 年美国颁布了《细胞与基因治疗产品临床前评估指南》，特别强调了基因治疗的安全性，要求在动物实验中评价该项治疗的毒性。这将有助于临床试验。

3. 新技术的运用　最近几年，CRISPR/CAS9 技术在疾病中的应用得到了大量的关注，希望能够早日用于临床，为肿瘤治疗带来革命性的变化。

4. 基因治疗与其他治疗的联合　单一治疗方法往往并不能达到人们的期望，肿瘤的联合治疗成为一种必然的趋势，尤其在基因治疗和免疫治疗联合方面。2015 年安进（Amgen）与默沙东（Merck&Co）达成合作，启动 T-VEC 与 PD-1 抗体（Keytruda）联合治疗转移性恶性黑色素瘤的 I 期临床试验，并于 2016 年公布了该项研究结果，总缓解率得到明显提高。基因治疗联合免疫检查点抑制剂疗法可能是未来肿瘤治疗的重要发展方向。

参考文献

[1] SHAYAKHMETOV D M, L I Z Y, NI S H, et al. Analysis of adenovirus sequestration in the liver, transduction of hepatic cells, and innate toxicity after injection of fiber-modified vectors. J Virol, 2004, 78(10):5368-5381.

[2] IWASAKI Y, UEDA M, YAMADA T, et al. Gene therapy of liver tumors with human liver-specific nanoparticles. Cancer Gene Ther, 2007, 14(1):74-81.

[3] CARTIER N, HACEIN-BEY-ABINA S, BARTHOLOMAE C C, et al. Hemato-poietic stem cell gene therapy with a lentiviral vector in X-linked adrenoleukodystrophy.Science, 2009,326(5954):818-823.

[4] HACEIN-BEY-ABINA S, HAUER J, LIM A, et al. Efficacy of gene therapy for X-linked severe combined immunodeficiency. N Engl J Med, 2010, 363(4): 355-364.

[5] HACEIN-BEY-ABINA S, PAI S Y, GASPAR H B, et al.A modified gammaretrovirus vector for X-linked severe

combined immunodeficiency. N Engl J Med, 2014, 371(15): 1407–1417.

[6] RUSSELL S J, PENG K W, BELL J C. Oncolytic virotherapy. Nat Biotechnol, 2012, 30(7): 658–670.

[7] DOLGIN E. Gene therapies advance, but some see manufacturing challenges. Nat Med, 2012, 18(12):1718–1719.

[8] BURNETT J R, HOOPER A J. Alipogenetiparvovec, an adeno–associated virus encoding the Ser (447) X variant of the human lipoprotein lipase gene for the treatment of patients with lipoprotein lipase deficiency. Curr Opin Mol Ther, 2009, 11(6): 681–691.

[9] FDA. Guidance for industry: Preclinical assessment of investigational cellular and gene therapy products ［S /OL］.U.S. Department of health and human services, food and drug administration genter for biologics evaluation and research, 2013［2014–12–03］.http://www.fda.gov/downloads/Drugs/Guidances.

[10] LEDFORD H. Cancer–killing viruses show promise–and draw billion–dollar investment. Nature, 2018, 557(7704):150–151.

[11] HSU P D, LANDER E S, ZHANG F. Development and applications of CRISPR–Cas9 for genome engineering. Cell, 2014, 157(6):1262–1278.

（黄　岚　　石晓娟）

第五节　肿瘤分子靶向治疗

一、肿瘤分子靶向治疗概述

肿瘤的分子靶向治疗是以可能导致细胞癌变的环节，如细胞信号传导通路、原癌基因和抑癌基因、细胞因子及受体、抗肿瘤血管形成、自杀基因、免疫检查点等为靶点，从分子水平来逆转肿瘤恶性生物学行为，抑制肿瘤细胞生长，甚至使其完全消退的一种全新的生物治疗模式。

肿瘤分子靶向治疗的特点：分子靶向治疗可对肿瘤细胞发挥特异性杀伤作用，对正常组织细胞的毒副作用很小。

肿瘤的分子靶向治疗的作用机制：阻滞信号传导、抑制血管新生、调节细胞周期、基因治疗、阻断免疫检查点等。

二、肿瘤分子靶向治疗的种类和特点

（一）肿瘤分子靶向治疗的分类

根据药物的作用靶点和性质，可将主要的分子靶向治疗分为以下几类（表1-3）。

1. 小分子酪氨酸激酶抑制剂　如吉非替尼（Gefitinib，Iressa，易瑞沙）、伊马替尼（Imatinib，Glivic，格列卫）、达沙替尼（Dasatinib，施达赛）等。

2. mTOR 抑制剂　如依维莫司、坦西莫司。

3. 靶向肿瘤的单克隆抗体药物　如血管内皮生长因子抑制剂贝伐珠单抗、抗CD20的利妥昔单抗等，特异性地拮抗或中和肿瘤生长相关的刺激因子或抗原，达到抑制肿瘤的作用。

4. 免疫检查点抑制剂　如 CTLA-4 单抗、PD-1 单抗、PD-L1 单抗等。

表1-3　美国 FDA 批准上市的靶向治疗药物（1998—2014 年）

通用名	商品名	中文名	上市时间	靶点	适应证
Trastuzumab	Herceptin	曲妥珠单抗	1998	HER-2	乳腺癌（HER-2 阳性）；辅助治疗胃、食管癌（HER-2 阳性）
Bevacizumab	Avastin	贝伐珠单抗	2004	VEGF A	NSCLC；GBM；结肠癌、肾癌和宫颈癌
Cetuximab	Erbitux	西妥昔单抗	2004	EGFR	HNSCC；结肠癌（K-RAS 野生型）
Panitumumab	Vectibix	帕木单抗	2006	EGFR	结肠癌（K-RAS 野生型）
Pertuzumab	Perjeta	珀妥珠单抗	2012	HER-2	乳腺癌（HER-2 阳性）；和曲妥珠单抗用于新辅助化疗
Ziv-aflibercept	Zaltrap	齐夫阿柏西普	2012	VEGF A/B	结肠癌
Trastuzumab emtansine	Kadcyla	恩特曲妥珠单抗	2013	HER-2	乳腺癌（HER-2 阳性）
Ramucirumab	Cyamza	雷莫芦单抗	2014	VEGFR-2	胃癌和食管癌
Imatinib	Gleevec	伊马替尼	2001	KIT, PDGFR α	GIST；2008 年，用于新辅助化疗
Erlotinib	Tarceva	厄洛替尼	2004	EGFR	NSCLC（非选择性；2013 年，EGFR 突变型3）；胰腺癌
Sorafenib	Nexavar	索拉非尼	2005	VEGFR	肾癌、肝癌和甲状腺癌
Sunitinib	Sutent	舒尼替尼	2006	VEGFR, KIT	肾癌、胃肠间质瘤、胰腺神经内分泌癌
Lapatinib	Tykerb	拉帕替尼	2007	HER-2	乳腺癌（HER-2 阳性）
Temsirolimus	Torisel	坦罗莫司	2007	mTOR	肾癌
Pazopanib	Votrient	帕唑帕尼	2009	VEGFR	肾癌、软组织肉瘤
Everolimus	Afinitor	依维莫司	2009	mTOR	肾癌、胰腺神经内分泌癌、乳腺癌（HER-2 阴性）、SEGA 性TSC

续表

通用名	商品名	中文名	上市时间	靶点	适应证
Vandetanib	Caprelsa	凡他尼布	2011	RET	髓性甲状腺癌
Crizotinib	Xalkori	克唑替尼	2011	ALK	NSCLC（ALK 重排阳性）
Vemurafenib	Zelboraf	维莫非尼	2011	BRAF	恶性黑色素瘤（BRAF 突变阳性）
Vismodegib	Erivedge	维莫德吉	2012	SMO	基底细胞癌
Axitinib	Inlyta	阿昔替尼	2012	VEGFR	肾癌
Regorafenib	Stivarga	瑞戈非尼	2012	VEGFR, KIT, RET, FGFR	结肠癌、胃肠间质瘤
Cabozantinib	Cometriq	卡波替尼	2012	RET	髓性甲状腺癌
Dabrafenib	Tafinlar	达拉非尼	2013	BRAF	恶性黑色素瘤（BRAF 突变阳性）；与曲美替尼联用，2014 年
Trametinib	Mekinist	曲莫替尼	2013	MEK	恶性黑色素瘤（BRAF 突变阳性）；与达拉非尼联用，2014 年
Afatinib	Gilotrif	阿法替尼	2013	EGFR	NSCLC（EGFR 突变阳性）
Ceritinib	Zykadia	西立替尼	2014	ALK	NSCLC（ALK 重排阳性）

注：除非特别说明，适应证皆为进展性或转移性疾病

ALK，间变性淋巴瘤激酶；DFSP，隆突性皮肤纤维肉瘤；EGFR，表皮生长因子受体；FGFR，成纤维生长因子受体；GBM，多形胶质瘤；GIST，胃肠间质瘤；MEK，丝裂原激活的细胞外信号调节激酶；HNSCC，头颈部鳞癌；mTOR，哺乳动物雷帕霉素靶蛋白；NSCLC，非小细胞肺癌；PDGFRα，血小板源性生长因子受体α；SEGA，室管膜下巨细胞性星形细胞瘤；SMO，使平滑同系物；TSC，结节性硬化症；VEGF，血管内皮生长因子；VEGFR，血管内皮生长因子受体

肿瘤分子靶向药物的发展异常迅速，自 2015 年至 2018 年 6 月期间，又有约 77 种肿瘤靶向治疗药物经美国 FDA 批准上市；尤其是免疫检查点抑制剂类靶向治疗药物的发展，使得肿瘤治疗领域取得了新的突破。

（二）不同种类分子靶向药物作用特点

1. 小分子酪氨酸激酶抑制剂　分子量小，可口服给药且易于化学合成，生产成本比较低廉，但其半衰期较短，需每天服用。

2. 单克隆抗体药物　大分子靶向治疗药物，特点是靶向性较强，半衰期长，可达数天至数周，一般每 1~4 周给药 1 次。

3. mTOR 抑制剂　与雷帕霉素结构相似的依维莫司、坦西莫司属于分子量较大的药物，依维莫司可口服给药，坦西莫司须静脉给药。

4. 免疫检查点抑制剂　PD-1 等免疫检查点抗体类药物，并不直接针对肿瘤，而是通过阻断肿瘤对人体自身免疫系统的抑制，动员免疫系统参与攻击肿瘤，属于治疗思路上的革命性突破。PD-1

单抗激活免疫系统发挥的抗肿瘤作用，由于免疫系统的记忆性，一旦启动，效应持久。目前上市的免疫检查点抑制剂多为单克隆抗体，必须注射给药。

三、肿瘤分子靶向治疗的疗效预测

（一）维罗非尼和达拉非尼与 BRAF 突变

维罗非尼和达拉非尼是 BRAF 激酶的高特异性抑制剂。维罗非尼于 2011 年被美国 FDA 批准用于治疗晚期手术无法切除的伴随 BRAF 激酶 V600 位点突变恶性黑色素瘤的治疗。而达拉非尼是在 2013 年经美国 FDA 批准可单药用于治疗手术不能切除的或转移性 BRAF 激酶 V600 突变的恶性黑色素瘤。其中 BRAF 激酶 V600E 突变的患者较 BRAF 激酶 V600K 突变的治疗反应率高。

（二）伊马替尼与 C-KIT 突变

胃肠间质瘤是软组织肉瘤的一种病理亚型，其临床病理学有很大异质性。但大部分胃肠间质瘤却有相似的癌基因 PDGFRα 和 C-KIT 的突变。伊马替尼的敏感性与 C-KIT 基因的突变位点的位置相关。有 C-KIT 外显子 11 突变的肿瘤对伊马替尼的敏感性较具有其他外显子突变的肿瘤高出 10 倍以上。针对有 C-KIT 外显子 9 突变的肿瘤可通过将伊马替尼的剂量提高到 800mg/d 来提高药物的疗效。研究表明，应用伊马替尼 3~6 个月即产生快速耐药性最常发生在有 PDGFRα 突变和 C-KIT 外显子 9 突变的肿瘤中。所以应用伊马替尼治疗前进行相关基因检测有助于选择最佳治疗剂量和预测疗效。

（三）吉非替尼与 EGFR 突变

吉非替尼、厄洛替尼和埃克替尼属于第一代小分子酪氨酸激酶抑制剂（TKI），对不同类型的肿瘤均具有抗肿瘤作用，对于非小细胞肺癌（NSCLC）的治疗效果较好。研究发现，在对 TKI 治疗敏感的 NSCLC 患者中，存在的最主要的 EGFR 突变是外显子 19 的缺失突变和外显子 21 的单个氨基酸突变。莱利（Riely）分析了 EGFR 突变类型与生存期的关系，发现存在外显子 19 缺失突变的患者较外显子 21 突变的患者有更长的中位生存期。德本（Tokumo）对术后接受吉非替尼治疗的患者分析发现，外显子 21 L858R 点突变的患者较外显子 19 缺失突变的患者有更长的总生存期。

（四）帕木单抗和西妥昔单抗与 K-RAS 突变

EGFR 是 ERBB 受体酪氨酸激酶家族成员之一，配体通过与 EGFR 胞外结合域结合可启动多条胞内信号转导通路，如 EGFR-RAS-RAF-MAPK、EGFR-PI3K-AKT-mTOR 和 EGFR-JAK-STAT 等，参与细胞增殖、分化、凋亡等过程。EGFR 下游相关的信号通路的异常活化与结直肠癌的发生、发展和分子靶向药物的耐药密切相关。所以，EGFR 依赖的信号通路相关分子的状态对预测 EGFR 靶向治疗疗效起着指导意义。

帕木单抗是全人源化的靶向 EGFR 的单克隆抗体，2006 年经美国 FDA 批准上市用于结直肠癌的治疗。临床试验证实，具有 *K-RAS* 突变的结直肠癌患者是应用 EGFR 单抗治疗预后不良的指标；这类病人不会从帕木单抗中获益，而且会缩短疾病无进展生存期（PFS）和总生存期（OS）。西妥昔单抗是一种抗 EGFR 的人／鼠嵌合型 IgG1 单克隆抗体，是第一个被批准用于结直肠癌治疗的生物靶向药物。多项研究证实，*K-RAS* 基因突变同样是西妥昔单抗疗效不佳的预测因子。虽然 *K-RAS* 野生型转移性结直肠癌对帕木单抗治疗有反应，但仍有一部分病人治疗反应较差。研究发现，MAPK途径中的一个激酶 BRAF 存在突变的结直肠癌患者，对抗 EGFR 治疗反应差，对传统治疗耐药，预后差。

（五）PD-1 单抗的疗效预测

可通过以下几个方面预测 PD-1 单抗的治疗效果。

（1）肿瘤组织中 PD-L1（PD-1 配体）的表达水平。PD-L1 表达越高，有效率越高。PD-L1 表达超过 50% 的晚期 NSCLC，可以单独应用 PD-1 单抗治疗。

（2）MSI 检测：检测组织或外周血 MSI（微卫星不稳定性）。MSI-H 的消化道肿瘤，有效率可以达到 50% 左右。

（3）肿瘤基因突变负荷（TMB）检测：肿瘤基因突变负荷高的患者接受 PD-1 抑制剂治疗的有效率高、生存期长。

（4）肿瘤浸润淋巴细胞检测：肿瘤组织中浸润的淋巴细胞越多，PD-1 抑制剂的有效率越高。

四、分子靶向治疗面临的挑战

（一）分子靶向治疗药物的耐药性

分子靶向治疗药物主要通过抑制肿瘤表面相关生长因子受体或信号传导，调控肿瘤免疫微环境从而使肿瘤细胞生长受到抑制，其耐药机制与传统化疗药物完全不同。信号传导是一个多因素、多环节交叉的网络调控系统，引起分子靶向治疗药物耐药的因素是多方面的。

1. 维罗非尼和达拉非尼的耐药　尽管 BRAF 激酶 V600 突变的晚期不能手术的恶性黑色素瘤患者可从 BRAF 特异性抑制剂维罗非尼和达拉非尼的治疗中获益，但是大多数患者在接受治疗 6~8 个月内会产生耐药。其内在机制可能有 ERK 依赖性或 ERK 非依赖性的天然或获得性耐药。在有 BRAF突变的恶性黑色素瘤患者中有 15%~20% 的患者伴随细胞周期蛋白 D1 的扩增，这与 BRAF 抑制剂的高耐药率相关。另外一个可预测维罗非尼和达拉非尼耐药性的生物标志是抑制基因 *PTEN* 的状态。据报道，*PTEN* 的缺失与 BRAF 抑制剂的耐药性具有相关性。另一方面，组织表达 *PTEN* 又和用达拉非尼治疗患者较短的 PFS 相关。其他的机制还包括肝细胞生长因子（HGF）及其配体 c-MET 之间的相互作用。有临床试验证实，加用 HGF 或 c-MET 抑制剂患者可恢复对 BRAF 抑制剂的敏感性。

2. 吉非替尼和厄洛替尼耐药　尽管存在"敏感"突变位点的 NSCLC 患者治疗早期对第一代 EGFR 抑制剂有很高的治疗反应率并可出现肿瘤缩小甚至完全消退，但几乎所有的患者在长期治疗过程中都会出现耐药和肿瘤进展。进展中位时间往往出现在抗肿瘤治疗的 10~13 个月。有人在基因组范围内系统分析了对第一代 EGFR 抑制剂耐药的 NSCLC 患者的病理标本，发现产生耐药的机制主要有三个方面：

（1）"逃逸"旁路的过度激活，如 MET，HER-2，BRAF，AXL，MAPK1 或 PIK3CA 的上调。

（2）恶性肿瘤组织的转化，如从 NSCLC 转化为 SCLC，或者获得某些干性特征。

（3）EGFR 激酶外显子 20 区域 T790M 的错义突变可能是获得性耐药的主要机制之一。该突变形成的氨基酸侧链会形成空间阻碍，影响吉非替尼或厄洛替尼和靶向位点的结合。最近研究发现，在未经治疗的 NSCLC 患者中，有约 40% 的患者存在低水平的 T790M，这预示 T790M 突变的积累可能是治疗选择的结果而不是获得性耐药的原因。第二代 EGFR 抑制剂，如最近被批准上市的阿法替尼，对存在 T790M 突变的患者有一定的疗效，但因为它对野生型 EGFR 有同样的抑制作用，其剂量依赖性毒性较大，限制了临床应用。旨在开发新型的针对突变 EGFR 有效而对野生型 EGFR 无影响的第三代 EGFR 抑制剂的研究仍在进行中。

3. 曲妥珠单抗的耐药　曲妥珠单抗的耐药相关因素一般分为两类，一类是影响受体结合效率的因素，另一类是下游信号组件相关的因素。抗体结合效率低下直接影响药物作用的发挥，与药物的耐受性相关。如 p95HER-2 是一个缺乏胞内结合区的 HER-2 片段，不能和曲妥珠单抗结合，可以抑制 HER-2 靶向胞内信号通路相关治疗的敏感性。另外，HER-2 的阻断可旁路活化 HER-3，HER-2 及磷酸化的 p95HER-2 都能与 HER-3 形成稳定的异源二聚体并活化下游 PI3K 及 MAPK 信号通路，提示 HER-3 活化可能是曲妥珠单抗耐药机制之一。HER-2 与其他旁路信号途径如 HER-1（EGFR）、胰岛素样生长因子 1 受体（IGF-1R）等之间的交互活化，都可降低对曲妥珠单抗治疗的敏感性。HER-2 与 HER-1（EGFR）双重特异性酪氨酸激酶抑制剂拉帕替尼（Lapatinib）联合卡培他滨，与卡培他滨单药组相比可显著抑制疾病进展时间（8.4 个月 vs 4.4 个月）和延长疾病无进展生存期（8.4 个月 vs 4.1 个月）。拉帕替尼联合卡培他滨，已被美国 FDA 批准用于 HER-2 阳性曲妥珠单抗治疗后疾病进展的转移性乳腺癌的治疗。新一代的重组人源化 HER-2 单抗帕妥珠单抗能通过阻断 EGFR/HER-2 和 HER-2/HER-3 的异源二聚化及其启动的下游信号通路，在逆转曲妥珠单抗耐药方面发挥一定的作用。

4. EGFR 单克隆抗体的耐药　对 EGFR 单克隆抗体类药物耐药机制的研究目前主要集中于信号通路的旁路活化。EGFR 单克隆抗体的耐药机制可能为以下几点：

（1）丰富的 EGFR 旁路，如 IGF-1R、PDGFR 等，其活性超过 EGFR 而直接活化其下游的信号通路。

（2）功能性 *PTEN* 基因的失活引起 AKT 通路的过度活化。

（3）EGFR 下游效应分子的结构性活化，如 RAS 活化引起 Raf-MAPK 的上调，与 EGFR 失去偶联。目前的研究已证实，*K-RAS* 突变会导致结直肠癌患者对帕木单抗和西妥昔单抗原发性耐药，所有考虑给予以上两种单抗进行靶向治疗的患者，必须首先进行 *K-RAS* 基因型的检测，如果是突变型，则预示应用帕木单抗和西妥昔单抗的疗效不佳，预后差。

5. 免疫检查点抑制剂的耐药　对 PD-1 单抗有效的病人，一般疗效持久，但仍有 30% 左右的患者出现了耐药，可能与肿瘤细胞利用了其他免疫检查点来发挥免疫抑制功能相关，如机体代偿性高表达 TIM3，LAG3，CD73 或 IDO 等免疫抑制功能相关蛋白。将 PD-1 单抗与其他免疫检查点抑制剂联合，是克服耐药的关键。对于天然耐药的患者，可以通过 PD-1 单抗疗效预测的方法进行相关检测，根据病情选择合理的联合治疗方案，或者更换为其他治疗手段。

（二）肿瘤分子靶向治疗药物的毒副作用

许多靶向治疗药物与不良反应或事件相关，这些毒副作用与其发挥疗效的机制联系紧密（如 EGFR 抑制剂的皮肤和胃肠道毒性，VEGF 抑制剂引起的高血压，PD-1 单抗和 CTLA-4 单抗引起的免疫相关毒性等）。在已注册的临床试验中，与其对照组相比，靶向治疗引起的严重不良反应事件，如治疗中断、治疗相关的死亡并非罕见。因而，我们不能奢望靶向治疗就一定比先于它出现的非靶向治疗毒性更小。

五、展望

随着医学免疫学、细胞生物学和分子生物学的快速发展和进步，单克隆抗体靶向药物和小分子抑制剂靶向药物在各自的临床应用领域取得了很大进展。对那些已有有效靶向治疗药物的肿瘤类型来说，未来十年的主要挑战在于怎样克服已上市药物的耐药问题和前瞻性地开发新一代对抗耐药的靶向药物。再者，优化现有治疗方案，靶向治疗联合辅助治疗有望延迟或阻止疾病的复发。通过大范围的基因组的分析研究发现，目前的肿瘤还是以无明确靶向和以罕见基因突变为驱动的孤儿疾病为主。另外，还有许多肿瘤受到多种因素的驱动。鉴于目前科研开发手段的局限，靶向治疗可能并不是多数肿瘤患者的灵丹妙药。寄希望于批准和开发更多靶向治疗药物上市，联合免疫治疗与化疗等综合治疗方案，发挥协同抗肿瘤作用，应该是未来抗肿瘤治疗的主要方向。

参考文献

［1］GATZKA M V.Targeted Tumor Therapy Remixed–An Update on the Use of Small–Molecule Drugs in Combination Therapies. Cancers (Basel),2018, 10(6).pii: E155.

［2］GOLAN T, MILELLA M, ACKERSTEIN A, et al.The changing face of clinical trials in the personalized medicine and immuno–oncology era: report from the international congress on clinical trials in Oncology & Hemato–Oncology (ICTO 2017).J Exp Clin Cancer Res, 2017, 36(1):192.

［3］GHAFOOR Q, BAIJAL S, TANIERE P, et al.Epidermal Growth Factor Receptor (EGFR) Kinase Inhibitors and Non–Small Cell Lung Cancer (NSCLC) – Advances in Molecular Diagnostic Techniques to Facilitate Targeted Therapy. Pathol Oncol Res，2018, 24(4):723–731.

［4］YAP T A, POPAT S. Toward precision medicine with next–generation EGFR inhibitors in non–small–cell lung cancer. Pharmacogenomics and personalized medicine, 2014, 7:285–295.

［5］WILKS S T. Potential of overcoming resistance to HER2–targeted therapies through the PI3K/Akt/mTOR pathway. The Breast, 2015, 24(5):548–555.

［6］ROLFO C, PASSIGLIA F, OSTROWSKI M, et al. Improvement in lung cancer outcomes with targeted therapies: an update for family physicians. The Journal of the American Board of Family Medicine, 2015, 28(1): 124–133.

［7］NIEZGODA A, NIEZGODA P, CZAJKOWSKI R. Novel Approaches to Treatment of Advanced Melanoma: A Review on Targeted Therapy and Immunotherapy. BioMed research international，2015, 2015: 851387.

［8］MARQUES A M, TURNER A, DE MELLO R A. Personalizing medicine for metastatic colorectal cancer: current developments. World journal of gastroenterology: WJG, 2014, 20(30):10425.

［9］NEAL J W, SLEDGE G W. Decade in review [mdash] targeted therapy: Successes, toxicities and challenges in solid tumours. Nature Reviews Clinical Oncology, 2014, 11(11): 627–628.

（黄建敏）

第六节　肿瘤微环境和肿瘤免疫治疗

一、肿瘤微环境的概述

免疫疗法在近年的巨大进展为肿瘤病人带来新的希望。不过，免疫疗法目前只对血液系统肿瘤有效，对实体瘤的治疗效果非常有限。与血液系统肿瘤相比，实体瘤除包含肿瘤细胞之外，还包含大量非肿瘤的间质细胞和细胞外基质，两者共同构成支持肿瘤生长的微环境。肿瘤微环境的存在是实体瘤与抗肿瘤免疫相互作用的重要前提，它为肿瘤细胞抑制抗肿瘤免疫反应提供了许多便利条件。

因此,只有深入认识并针对性消除肿瘤微环境的免疫抑制机制,才可能提高免疫疗法对实体瘤的疗效。本节我们将介绍肿瘤微环境的概念、组成,以及肿瘤微环境免疫治疗的最新进展。

肿瘤微环境是一个新名词,不过类似的概念却有较长的历史。最早的说法是19世纪末英国医生詹姆斯(James)提出的"种子和土壤"的概念,他把肿瘤细胞比作种子,把周围的适宜环境比作土壤。种子和土壤的说法可以看作肿瘤微环境概念的雏形。"肿瘤微环境"一词真正出现是在20世纪70年代中期的一些零星文献中,不过随者寥寥。直到21世纪初,人们在寻找到一系列癌基因却依旧无法完全解释肿瘤行为的时候,对肿瘤微环境的报道才出现爆发式增长。目前认为,肿瘤细胞本身的突变并不足以解释肿瘤的行为,影响肿瘤发育及恶变的不仅包括肿瘤细胞的基因表达,也包括肿瘤微环境内间质细胞的基因表达。肿瘤,尤其是实体瘤可以看作是由恶变细胞和间质细胞共同构成的一个复杂的器官样结构。启动肿瘤发生的突变只存在于肿瘤细胞内,但是推动肿瘤生长的事件却与间质细胞息息相关。不仅如此,肿瘤和肿瘤微环境还能够相互影响,或者通过直接作用,或者通过选择压力,使具有某些表型的间质细胞克隆能够获得生存优势。肿瘤细胞具有的这种能够影响、动员甚至改造间质细胞的能力,使得靶向肿瘤微环境的治疗既有可能性,也有必要性。

二、肿瘤微环境的成分

肿瘤微环境的成分包括多种间质细胞和细胞外基质。细胞外基质在肿瘤形成过程中担负脚手架功能,附着于细胞外基质是细胞生存、生长和增殖的前提,否则细胞会发生失巢凋亡。细胞外基质还可以吸附生长因子和细胞因子,并在需要的时候通过酶切释放出来,从而调节细胞的增殖和功能,维持组织稳态。在肿瘤微环境中,细胞外基质可以被肿瘤和间质细胞分泌的蛋白酶所改造,影响细胞与细胞间、细胞与基质间的相互作用,许多生长因子、生长因子受体和细胞因子的生物学活性也因此被改变。

肿瘤微环境中的间质细胞可以分为三大类:先天性免疫细胞、获得性免疫细胞和非免疫细胞。先天性免疫细胞主要是单核巨噬细胞和粒细胞,在免疫反应中担负初始化和调节功能。获得性免疫细胞主要是淋巴细胞,尤其是T淋巴细胞(T细胞),是免疫反应的效应细胞和抗肿瘤的直接执行者。非免疫细胞以成纤维细胞为主,还包括内皮细胞、周细胞、脂肪细胞等,对肿瘤形成起支持作用,对肿瘤和抗肿瘤免疫的相互作用也有一定影响。

(一)肿瘤微环境中的先天性免疫细胞

肿瘤微环境中浸润的巨噬细胞曾被视为抗肿瘤免疫的主要力量,但是更多的研究发现,巨噬细胞浸润密度在多数情况下与预后差有关,只有很少患者的巨噬细胞密度与预后良好有关。根据刺激不同,巨噬细胞可以有不同的活化状态,既可以活化成为具有较强吞噬能力、促炎能力和抗肿瘤活性的经典激活型（M1型），也可活化成为具有较强消炎能力、组织修复能力和促肿瘤生长及转移能力的替代激活型（M2型）。目前认为，肿瘤相关巨噬细胞是由巨噬细胞集落刺激因子（M-CSF）和趋化因子CCL2等细胞因子招募至肿瘤微环境中的，代表着一群独特的M2型巨噬细胞，能够促进血管新生、组织重塑和修复。此外，肿瘤相关巨噬细胞还通过释放抑制性因子如白介素-10（IL-10）、前列腺素、活性氧或者表达共抑制分子B7S1等抑制淋巴细胞的功能。

除了肿瘤相关巨噬细胞以外，在肿瘤血管新生过程中，还有一群独特的表达血管生成素受体（Tie2）的单核细胞参与。Tie2$^+$单核细胞代表以造血和促血管新生为主的单核细胞和间充质来源的周细胞前体。循环中的Tie2$^+$单核细胞已经发生重编程，具有较高的促血管生成能力，表达高水平促血管新生基因，如金属蛋白酶-9（MMP-9）和血管内皮生长因子（VEGF）。在小鼠中消除Tie2$^+$细胞导致血管新生受阻，肿瘤体积减小。血管生成素可以调节Tie2$^+$单核细胞基因表达，增强其促血管新生的功能。

肿瘤微环境中也存在许多中性粒细胞，根据肿瘤微环境的不同，它们可以抗肿瘤或者促肿瘤。最近有人报道了肿瘤相关中性粒细胞的极化。转化生长因子-β（TGF-β）促进2型中性粒细胞（N2）到1型中性粒细胞（N1）的转化，这与M1型巨噬细胞向M2型巨噬细胞的转化类似。N1型肿瘤相关中性粒细胞表达较多的免疫激活因子和趋化因子、较低的精氨酸酶活性，具有较高的杀死肿瘤的能力，而N2型具有促肿瘤性质。TGF-β被阻断会导致N2型肿瘤相关中性粒细胞的聚集。

除了成熟的单核巨噬细胞和粒细胞，肿瘤微环境中还存在大量未成熟的髓源性单核细胞和粒细胞，它们具有抑制T细胞增殖的能力，被称为髓源抑制细胞（MDSC）。髓源抑制细胞在肿瘤分泌的粒细胞-巨噬细胞集落刺激因子（GM-CSF）等的动员下进入外周血，在脾脏和肿瘤部位大量聚集。髓源抑制细胞通过多种机制抑制细胞免疫：分泌TGF-β下调T细胞功能；产生精氨酸酶改变T细胞信号传导、活化和生存；抑制CD8$^+$ T细胞产生IFN-γ；刺激调节性T细胞发育。限制髓源抑制细胞聚集能够增强抗肿瘤免疫。

另外，肿瘤微环境中还存在着一群自然杀伤细胞（NK细胞），在先天性免疫系统中发挥重要的作用。自然杀伤细胞可以通过受体识别靶细胞配体直接接触杀伤靶细胞，或者通过抗体依赖细胞介导的细胞毒作用（antibody dependent cell-mediated cytotoxity，ADCC）杀伤靶细胞。自然杀伤细胞还可以通过分泌细胞因子如IFN-γ、肿瘤坏死因子（TNF-α）、GM-CSF等对T细胞、B细胞、抗原呈递细胞（APC）等具有促进作用，与细胞毒性T细胞（CTL）共同承担机体细胞免疫功能。

（二）肿瘤微环境中的获得性免疫细胞

肿瘤微环境中的获得性免疫细胞既有B细胞，也有T细胞。B细胞对抗肿瘤免疫既具有促进作用，也有抑制能力，其中调节性 B 细胞可以通过分泌 IL-10、IL-35 或者表达 PD-L1 等抑制抗肿瘤免疫。T 细胞是抗肿瘤免疫的主要效应细胞，不过由于肿瘤微环境处于免疫抑制状态，其中的 T 细胞的数量和功能都受到限制。上述具有免疫抑制功能的间质细胞可以抑制 T 细胞的移动、增殖和杀伤肿瘤作用。此外，肿瘤细胞常常获得表达凋亡相关因子配体（FasL）的能力，然后将死亡信号传递给激活的 Fas⁺ T 细胞，诱导 T 细胞凋亡。肿瘤不会被自身武器伤害，是因为它们耐受凋亡，这也使它们不惧怕凋亡介导的 CTL 的杀伤作用。除了 CD8⁺ 和 CD4⁺ T 细胞，肿瘤微环境中还存在调节性 T 细胞（Treg）。Treg 是一群 CD4⁺ T 细胞亚群，具有 CD4⁺ CD25⁺ FoxP3⁺ 的特异性表型，能够抑制其他 T 细胞的增殖。Treg 通过接触机制或者分泌 IL-10 和 TGF-β 发挥功能。FoxP3 是 Treg 最特异的标志。Treg 聚集于肿瘤微环境，防止抗肿瘤免疫。许多种人类肿瘤都伴有 Treg 数量增加，在胰腺癌和乳腺腺瘤患者的肿瘤微环境和外周血中，Treg 数量明显增加。Treg 聚集显著标志患者生存期缩短，消除 Treg 能够加强免疫治疗效果。

（三）肿瘤微环境中的非免疫细胞

肿瘤微环境中的非免疫细胞主要是肿瘤相关成纤维细胞。在实体肿瘤中，肿瘤相关成纤维细胞占据肿瘤体积的相当份额，在胰腺癌、胃癌中甚至占到 50%~70%。成纤维细胞的主要作用是产生细胞外基质中的结缔组织，包括多种化学性质和功能各异的成分，如胶原、蛋白聚糖、蛋白水解酶及其抑制剂，以及一些生长因子等。虽然肿瘤相关成纤维细胞和创伤及溃疡时出现的成纤维细胞有许多相似之处，但是肿瘤相关成纤维细胞实际上是一群独特的细胞，它们有自己独特之处，并能积极促进肿瘤的生长和恶变。肿瘤相关成纤维细胞来自正常的成纤维细胞，它们在肿瘤细胞诱导下表达促炎基因，然后通过免疫细胞招募、血管新生等机制促进肿瘤生长和转移。在肿瘤中注入肿瘤相关成纤维细胞可以导致更多巨噬细胞浸润和更多脉管形成。与正常成纤维细胞相比，肿瘤相关成纤维细胞具有表观遗传学变异，甚至遗传学变异，这些证据使肿瘤相关成纤维细胞成为抗肿瘤治疗的潜在靶点。

除了上述细胞，肿瘤微环境还包括内皮细胞、周细胞、脂肪细胞等多种细胞，它们也从不同方面支持着肿瘤的生长。

三、肿瘤微环境对肿瘤的影响

肿瘤微环境对肿瘤的结构和行为，以及肿瘤对抗肿瘤治疗的反应都很重要，不过对肿瘤微环境作用的认识经历了一个发展的过程。肿瘤微环境内有大量免疫细胞浸润，因此人们最初认为这代表着患者体内抗肿瘤的积极状态。在某些肿瘤中的确如此，比如在快速生长的恶性黑色素瘤中如果密集存在 T 细胞浸润，则肿瘤患者的复发率和死亡率都比较低。不过，在大多数恶性肿瘤中，情况并非如此。越来越多的观察和研究表明，肿瘤微环境在肿瘤进展的不同阶段都可以促进肿瘤侵袭、转移和肿瘤内血管新生，这在肿瘤进展期表现最为明显。

对肿瘤微环境的研究也深化了对肿瘤免疫的认识。1957年，伯内特（Burnet）和托马斯（Thomas）等人提出了"免疫监视"学说。该理论认为，机体的免疫系统在机体内随时执行监视功能，它们通过细胞免疫机制识别并清除癌变的异常细胞。当免疫监视功能由于种种原因被削弱时，肿瘤发病率会大大提高。尽管免疫监视理论有一定的实验基础，但始终有许多无法回答的问题，因而一直存在各种争议，不过"免疫监视"理论的形成为肿瘤免疫学的研究和肿瘤抗原的发现带来了曙光。到了2002年，施赖伯（Schreiber）等人在一系列研究的基础上对"免疫监视"理论基础进行了深入完善，提出"免疫编辑"理论。该理论认为，免疫系统除识别和杀伤肿瘤组织外，也参与肿瘤的耐受和逃逸。肿瘤免疫编辑的发生经历三个过程：肿瘤发生初期免疫系统对肿瘤细胞的清除（elimination），之后肿瘤生长与免疫清除的平衡（equilibrium）和后期肿瘤细胞对免疫监视机制的逃逸（escape），即"3E"学说。该理论认为，当恶变细胞绕过自我生长监控后会遭遇机体免疫系统的监视，后者通过一系列非特异性和特异性杀伤细胞的作用来清除肿瘤细胞；在平衡阶段，清除阶段幸存下来的肿瘤细胞经过了机体免疫系统的"雕塑"后具有相对低的免疫原性，它们可以和机体的免疫系统长期处于势均力敌的平衡状态；接下来是逃逸阶段，在平衡阶段选择下来的肿瘤细胞可以在免疫功能正常或异常的机体中利用一系列逃逸机制冲破阻碍、进行生长，发展成为临床可见的肿瘤病灶。

按照免疫监视理论，肿瘤微环境不是静止不变的，而是处于动态变化之中。实际情况确实如此。间质细胞可以影响肿瘤细胞，肿瘤细胞也可以影响、改造并不断筛选间质细胞，从而持续对肿瘤微环境进行重塑，最终将它们改造成能够促进肿瘤生长、侵袭和扩散的成分。目前认为，肿瘤微环境对肿瘤生长的促进能力，是通过其中的免疫和非免疫细胞以及相关因子的作用来实现的。间质细胞可以提供血管新生因子，促进肿瘤部位形成血管，从而为肿瘤输送营养，促进其扩散。免疫治疗主要应该努力阻止肿瘤微环境的这些"恶"的方面。

四、靶向肿瘤微环境的免疫治疗

单纯靶向肿瘤细胞可能是传统抗肿瘤治疗效果不佳的重要原因。传统的肿瘤治疗包括手术、放疗和化疗，在某些病例中还有激素治疗，都以高度增殖的突变肿瘤细胞为目标。由于促进肿瘤生长的外部因素始终存在，因此只针对肿瘤细胞的治疗效果有限。单纯靶向肿瘤细胞的免疫疗法也存在类似问题，在许多临床靶向肿瘤细胞的免疫治疗研究中，客观缓解率通常都很低。

与靶向肿瘤细胞的传统治疗相比，靶向肿瘤微环境的抗肿瘤疗法并不多，靶向肿瘤微环境的免疫疗法也是刚刚起步。不过，肿瘤微环境内多种多样的成分为靶向治疗提供了丰富的靶点，肿瘤微环境内的非免疫和免疫成分都可以作为靶点，肿瘤环境中多种免疫逃逸元素也可以作为靶点。目前，靶向肿瘤微环境的免疫治疗的探索方向主要有以下几个方面。

1. 靶向肿瘤微环境中的免疫抑制分子　包括靶向血管新生因子及免疫抑制因子，在其他章节会有详述。

2. 靶向天然免疫细胞　比如用 Chodronate liposomes 等材料清除肿瘤相关巨噬细胞；用巨噬细胞清道夫受体 1（macrophage scavenger receptor 1，MSR1）抗体恢复抗原呈递细胞功能；用 C-KIT 抑制剂舒尼替尼等清除髓源抑制细胞；用白喉毒素和 IL-2 的偶联蛋白清除 Treg 细胞；用基因工程手段靶向 NK 细胞等。

3. 靶向获得性免疫细胞　主要是指以 T 细胞为基础的几种免疫治疗方法，在其他章节会有详述。

4. 靶向非免疫细胞　其中最受关注的是肿瘤相关成纤维细胞，常见的靶分子是成纤维细胞活化蛋白（fibroblast activating protein，FAP）。抑制肿瘤相关成纤维细胞招募和扩增或者中和其所分泌的多种促癌信号都可以促进肿瘤消退。

5. 以 DC 细胞为载体的肿瘤疫苗也属于广义上的靶向肿瘤微环境的免疫疗法　DC 细胞是重要的抗原呈递细胞，它携带的抗原可以在体内激活细胞免疫，从而克服过继转移 T 细胞效应时间短的缺点。

参考文献

［1］PAGET S. The distribution of secondary growths in cancer of the breast. 1889. Cancer Metastasis Rev, 1989, 8(2):98-101.

［2］SAGER R. Expression genetics in cancer: shifting the focus from DNA to RNA. Proc Natl Acad Sci U S A, 1997, 94(3):952-955.

［3］WITZ I P. The tumor microenvironment: the making of a paradigm. Cancer Microenviron, 2009, 2 Suppl 1: 9-17.

［4］FIDLER I J, SCHROIT A J. Recognition and destruction of neoplastic cells by activated macrophages: discrimination of altered self. Biochim Biophys Acta, 1988, 948(2):151-173.

［5］BINGLE L, BROWN N J, LEWIS C E. The role of tumour-associated macrophages in tumour progression: implications for new anticancer therapies. J Pathol, 2002, 196(3):254-265.

［6］GORDON S, TAYLOR P R. Monocyte and macrophage heterogeneity. Nat Rev Immunol, 2005, 5(12): 953-964.

［7］MANTOVANI A, SOZZANI S, LOCATI M, et al. Macrophage polarization: tumor-associated macrophages as a paradigm for polarized M2 mononuclear phagocytes. Trends Immunol, 2002, 23(11):549-555.

［8］GORDON S. Alternative activation of macrophages. Nat Rev Immunol, 2003, 3(1):23-35.

[9] LI J, LEE Y, LI Y, et al. Co-inhibitory Molecule B7 Superfamily Member 1 Expressed by Tumor-Infiltrating Myeloid Cells Induces Dysfunction of Anti-tumor CD8+ T Cells. Immunity, 2018, 48(4):773-786.

[10] DE PALMA M, MURDOCH C, VENNERI M A, et al. Tie2-expressing monocytes: regulation of tumor angiogenesis and therapeutic implications. Trends Immunol, 2007, 28(12):519-524.

[11] CHEN L, LI J, WANG F, et al. Tie2 Expression on Macrophages Is Required for Blood Vessel Reconstruction and Tumor Relapse after Chemotherapy. Cancer Res, 2016, 76(23):6828-6838.

[12] FRIDLENDER Z G, SUN J, KIM S, et al. Polarization of tumor-associated neutrophil phenotype by TGF-beta: "N1" versus "N2" TAN. Cancer Cell, 2009, 16(3):183-194.

[13] NAGARAJ S, GABRILOVICH D I. Myeloid-derived suppressor cells. Adv Exp Med Biol, 2007, 601:213-223.

[14] LI L, WANG L, LI J, et al. Metformin-induced reduction of CD39 and CD73 blocks myeloid-derived suppressor cell activity in patients with ovarian cancer. Cancer Res, 2018, 78(7):1779-1791.

[15] LI J, WANG L, CHEN X, et al. CD39/CD73 up-regulation on myeloid-derived suppressor cells via TGF-β-mTOR-HIF-1 signaling in patients with non-small cell lung cancer. Oncoimmunology, 2017, 6(6):e1320011.

[16] PAUL S, LAL G. The Molecular Mechanism of Natural Killer Cells Function and Its Importance in Cancer Immunotherapy. Front Immuno, 2017, 8:1124.

[17] SARVARIA A, MADRIGAL J A, SAUDEMONT A. B cell regulation in cancer and anti-tumor immunity. Cell Mol Immunol, 2017, 14(8):662-674.

[18] ROSSER E C, MAURI C. Regulatory B cells: origin, phenotype, and function. Immunity, 2015, 42(4):607-612.

[19] RIVOLTINI L, CARRABBA M, HUBER V, et al. Immunity to cancer: attack and escape in T lymphocyte-tumor cell interaction. Immunol Rev, 2002, 188:97-113.

[20] ZOU W. Regulatory T cells, tumour immunity and immunotherapy. Nat Rev Immunol, 2006, 6(4): 295-307.

[21] DESMOULIERE A, GUYOT C, GABBIANI G. The stroma reaction myofibroblast: a key player in the control of tumor cell behavior. Int J Dev Biol, 2004, 48(5-6):509-517.

[22] KALLURI R. The biology and function of fibroblasts in cancer. Nat Rev Cancer, 2016, 16(9):582-598.

[23] GALON J, COSTES A, SANCHEZ-CABO F, et al. Type, density, and location of immune cells within human colorectal tumors predict clinical outcome. Science, 2006,313(5795):1960-1964.

[24] CLARK W H Jr, ELDER D E, GUERRY D 4th, et al. Model predicting survival in stage I melanoma based on tumor progression. J Natl Cancer Inst, 1989, 81(24):1893-1904.

[25] CLEMENTE C G, MIHM M C Jr, BUFALINO R, et al. Prognostic value of tumor infiltrating lymphocytes in the vertical growth phase of primary cutaneous melanoma. Cancer, 1996,77(7):1303-1310.

［26］WHITESIDE T L. The tumor microenvironment and its role in promoting tumor growth. Oncogene, 2008, 27(45):5904-5912.

［27］BURNET F M. The concept of immunological surveillance. Prog Exp Tumor Res, 1970,13:1-27.

［28］QIN Z, BLANKENSTEIN T. A cancer immunosurveillance controversy. Nat Immunol, 2004, 5(1):3-4; author reply 4-5.

［29］DUNN G P, BRUCE A T, IKEDA H, et al. Cancer immunoediting: from immunosurveillance to tumor escape. Nat Immunol, 2002, 3(11):991-998.

［30］ZEISBERGER S M, ODERMATT B, MARTY C, et al. Clodronate-liposome-mediated depletion of tumour-associated macrophages: a new and highly effective antiangiogenic therapy approach. Br J Cancer, 2006, 95(3):272-281.

［31］HERBER D L, CAO W, NEFEDOVA Y, et al. Lipid accumulation and dendritic cell dysfunction in cancer. Nat Med, 2010, 16(8):880-886.

［32］KAO J, KO E C, EISENSTEIN S, et al. Targeting immune suppressing myeloid-derived suppressor cells in oncology. Crit Rev Oncol Hematol, 2011, 77(1):12-19.

［33］PHAN G Q, YANG J C, SHERRY R M, et al. Cancer regression and autoimmunity induced by cytotoxic T lymphocyte-associated antigen 4 blockade in patients with metastatic melanoma. Proc Natl Acad Sci U S A, 2003, 100(14):8372-8377.

［34］ALTVATER B, LANDMEIER S, PSCHERER S, et al. 2B4 (CD244) signaling by recombinant antigen-specific chimeric receptors costimulates natural killer cell activation to leukemia and neuroblastoma cells. Clin Cancer Res, 2009, 15(15):4857-4866.

［35］SCANLAN M J, RAJ B K, CALVO B, et al. Molecular cloning of fibroblast activation protein alpha, a member of the serine protease family selectively expressed in stromal fibroblasts of epithelial cancers. Proc Natl Acad Sci U S A, 1994, 91(12):5657-5661.

［36］DOUGAN M, DRANOFF G. Immune therapy for cancer. Annu Rev Immunol, 2009, 27:83-117.

（王培刚　王蕊蕊　秦志海）

第二章 | 肿瘤生物治疗的临床应用项目

第一节 细胞因子治疗恶性肿瘤的临床应用

一、细胞因子概述

细胞因子是一类由免疫细胞和非免疫细胞分泌的小分子可溶性蛋白质的总称，具有调节免疫反应、细胞生长和参与炎症反应等多种生物学活性。

（一）细胞因子分类

1. 根据细胞因子的来源分类

（1）免疫细胞产生的细胞因子：包括主要由淋巴细胞产生的淋巴因子（lymphokine），如 IL-2、IL-4、IL-6、IL-10、IL-12、IFN-γ、TNF-β 等；由单核巨噬细胞产生的单核因子（monokine），如 IL-1、IL-6、IL-8、TNF-α、粒细胞集落刺激因子（granulocyte colony stimulating factor，G-CSF）和巨噬细胞集落刺激因子（macrophage colony stimulating factor, M-CSF）等。

（2）非免疫细胞产生的细胞因子：主要由基质细胞、血管内皮细胞、成纤维细胞和某些肿瘤细胞产生，如红细胞生成素（EPO）、IL-7、IL-11、集落刺激因子、内皮细胞源性 IL-8 和 IFN-γ 等。

2. 根据细胞因子的功能分类

（1）白介素（interleukin，IL）：是一组由淋巴细胞、巨噬细胞或单核细胞产生的低分子量蛋白因子，具有调节细胞间免疫、参与造血及炎症反应等多种生物学功能。

（2）集落刺激因子（colony stimulating factor，CSF）：包括 G-CSF、M-CSF、粒细胞 - 巨噬细胞集落刺激因子（GM-CSF）、EPO 等。

（3）干扰素（interferon，IFN）：最初发现某一种病毒感染的细胞能产生一种物质可干扰另一种病毒的感染和复制，因此而得名。根据来源和结构不同，可分为 IFN-α、IFN-β 和 IFN-γ。

IFN 生物学活性基本相同，具有抗病毒、抗肿瘤和免疫调节等作用。

（4）肿瘤坏死因子（tumor necrosis factor，TNF）：因其能造成肿瘤组织坏死而得名。根据来源和结构不同，可分为 TNF-α 和 TNF-β。两类 TNF 基本的生物学活性相似，具有杀伤肿瘤细胞、调节免疫、参与发热和炎症的发生等功能。

（5）生长因子（growth factor，GF）：是一类调节细胞生长与增殖的多肽类细胞因子。存在于血小板和各种成体与胚胎组织细胞中，对不同种类细胞具有专一性。

（6）趋化因子家族（chemokine family）：是一组对白细胞具有趋化和激活作用的小分子量蛋白质。包括四个亚族：①C-X-C/α 亚族，主要趋化中性粒细胞；②C-C/β 亚族，主要趋化单核细胞；③C 型亚家族，主要趋化淋巴细胞；④C-X-3C 亚家族，对单核巨噬细胞、T 细胞及 NK 细胞有趋化作用。

（二）细胞因子抗肿瘤作用机制

细胞因子主要通过以下几种机制发挥抗肿瘤作用。

（1）诱导免疫效应细胞的激活、增殖与分化，增强免疫效应细胞的功能。

（2）抑制肿瘤细胞的增殖与分裂。

（3）促进肿瘤细胞抗原的呈递和共刺激分子的表达。

（4）直接杀伤肿瘤细胞或诱导肿瘤细胞的凋亡。

（5）抑制肿瘤血管生成，诱导肿瘤细胞分化。

二、细胞因子用于肿瘤治疗的临床应用

利用细胞因子提高宿主免疫能力、破坏肿瘤细胞的免疫逃逸功能是肿瘤生物治疗的重要策略。目前，已有一些细胞因子，如重组人白介素-2、重组人干扰素-α2、重组人肿瘤坏死因子-α 和重组人粒细胞-巨噬细胞集落刺激因子经过临床前试验和临床试验的验证，证实可使某些肿瘤病人在治疗中获益而被批准上市。

（一）重组人白介素-2（IL-2）在抗肿瘤中的临床应用

IL-2 最早作为 T 细胞生长因子而被发现，是一个多效性细胞因子，不仅可促进 T 细胞的增殖，也能使 NK 细胞活化。这一特性使其获得美国 FDA 批准用于肾癌和转移性恶性黑色素瘤的治疗。在美国国家癌症中心外科部最早进行的一项临床试验中，招募患者 25 人，都是既往治疗失败发生转移的晚期肿瘤患者。大部分患者早期接受每 8 h 60 000 IU/kg 的 IL-2 治疗，逐渐增加至每 8 h 180 000 或 600 000 IU/kg。在接受治疗的 25 位患者中，4 例转移性恶性黑色素瘤患者和 3 例转移性肾癌患者出现了转移灶的消退，2 例患者出现完全缓解。然而高剂量的 IL-2 能够诱导包括血管渗漏综合征导致的肺间质性浸润、体重增加、血清肌苷酸和胆红素水平升高在内的不良反应。但这些不良反应为一过性的，随着治疗进行均恢复至基线状态。该试验结果发表于1987年，引发了后续研究者利用高剂量IL-2或持续输注IL-2治疗转移性肿瘤的研究热潮。转移性恶性黑色素瘤和转移性肾癌的患者对高剂量IL-2治疗具有独特的反应：IL-2可使部分患者获得完全缓解。而IL-2治疗方案在其他类型肿瘤的治疗中却罕见有治疗反应。1994年美国国家癌症中心外科部又报道了最初入组283例转移性恶性黑色素瘤和肾癌患者用高剂量IL-2进行持续治疗的临床研究，4年后入组患者增加至409人。这一治疗研究结果显示在182例转移性恶性黑色素瘤患者中15%的患者出现了治疗反应，其中7%完全缓解；227例转移性肾癌中，总体治疗反应率为19%，完全缓解率达到9%。33例完全缓解的患者中27例（82%）获得了疾病的持续缓解，并且在所有的器官转移位点均出现了肿瘤的消退。多中心的研究结论确证了该研究中心这一研究结果。美国国家生物治疗研究中心也在多个临床试验中评估了持续输注高剂量IL-2联合细胞过继免疫治疗或其他细胞因子治疗，得到了与上述研究相似的结论。另一项在美国国家癌症中心进行的新近研究报道显示，1986—2006年期间259例转移性肾癌患者接受高剂量IL-2的治疗，9%的患者获得了完全缓解，完全缓解的23例患者中仅有4例病人出现了疾病复发；11%的患者出现了部分缓解；总体反应率达到了20%。基于以上的临床研究结果，美国FDA于1992年批准了高剂量IL-2用于转移性肾癌的治疗，这也是首个被批准用于治疗肿瘤的细胞因子。美国国家癌症中心外科部最早报道157例参加临床试验的患者中有4例发生了与治疗相关的死亡。IL-2诱导的中性粒细胞趋化缺陷极有可能与应用IL-2并发的中央动脉脓毒症有关。一项前瞻性随机对照研究证实预防性应用苯唑西林可防止此并发症的发生。研究显示，将第一个周期IL-2的剂量降低为起始剂量的一半并不降低治疗反应率和完全缓解率。美国国家癌症中心的一项纳入1241例转移性癌症患者的研究结果证实，梯度提高IL-2给药剂量的方法可使IL-2的剂量相关毒性逐步降低。IL-2治疗相关的死亡率最初徘徊在2%~4%，死亡率呈逐步降低的趋势。美国国家癌症中心在1998年启动的一项纳入809例患者的临床研究，没有死亡病例的发生。所以，通过给药方案的合理调整和管理可以将高剂量IL-2治疗转移性肿瘤患者的死亡率控制在1%左右。

IL-2用于临床治疗恶性黑色素瘤和肾癌已有多年历史，但其临床治疗效果还是相对有限。可能与肿瘤微环境中有调节性T细胞（Treg）和髓源抑制细胞（MDSC）介导的抑制作用有关。初始T细胞和NK细胞表达中等亲和力的IL-2受体，而Treg却表达高亲和力IL-2受体，在低浓度IL-2存在的情况下，IL-2和Treg的亲和力要远远大于对初始T细胞的亲和力；因此低剂量的IL-2会优先扩增Treg细胞以维持自身耐受和机体自我平衡。这也是用低剂量IL-2治疗转移性肿瘤失败的主要原因之一。高剂量的IL-2联合其他可清除MDSC和Treg的治疗方案可进一步提高抗肿瘤临床效果。

研究证实，IL-2 与抗-CD40 抗体联合应用可降低肿瘤组织中 Treg、MDSC 的比例；IL-2 白喉毒素偶合物可以选择性清除 Treg，增强 DC 细胞疫苗的疗效。而且，IL-2 还可以与其他治疗方法如 DC-肿瘤融合细胞疫苗或外含子-肿瘤疫苗联合应用进一步提高其临床疗效。最近一项纳入 185 例进展期恶性黑色素瘤的Ⅲ期临床试验证实 IL-2 联合肿瘤肽疫苗可显著提高临床疗效，延长患者的疾病无进展生存期；而且，IL-2 联合 CAR-T 细胞可显著提高 CAR-T 细胞对转移性恶性黑色素瘤和 B 细胞淋巴瘤的临床反应，使其成为一个快速发展的肿瘤免疫治疗策略。最近有研究报道，将识别肿瘤特异性抗原的抗体与 IL-2 制成抗体-细胞因子融合蛋白，通过抗体的靶向性大大提高肿瘤部位 IL-2 的浓度，可提高抗肿瘤效果。

总之，IL-2 用于治疗转移性肾癌和恶性黑色素瘤，获得了一定的疗效，但进一步提高其临床治疗反应还需要与其他新型治疗手段和治疗策略联合。

（二）重组人干扰素-α2（IFN-α2）在肿瘤治疗中的临床应用

在所有的干扰素中，IFN-α2 得到了最为广泛的临床验证和评估。在分子水平上，IFN-α2 对不同恶性肿瘤具有多种生物学效应，包括抗血管生成，调节免疫，诱导分化，抑制增殖和促进凋亡。

西方肿瘤协作组织一项临床试验评估了以高、中、低剂量 IFN-α2 作为辅助治疗用于高风险的术后恶性黑色素瘤患者，结果显示只有高剂量的 IFN-α2 对无进展生存期和总生存期具有持久的影响（ⅡB 或Ⅲ期）。欧洲肿瘤研究和治疗组织通过临床试验研究了使用最大耐受剂量的聚乙二醇干扰素治疗有微小结节病变的恶性黑色素瘤患者，结果显示可使病人的无进展生存期获益。

IFN-α 的免疫增强作用可被肿瘤的免疫逃逸机制所削弱，这也是单独应用 IFN-α 治疗转移性恶性黑色素瘤效果有限的原因之一。与免疫检查点抑制剂（如靶向 CTLA-4，PD-1）联合应用可以打破这一平衡，而使受抑制的 CD4+ 和 CD8+ 效应细胞功能活化。一个以转移性恶性黑色素瘤患者为研究对象的Ⅱ期临床试验应用高剂量 IFN-α 联合 CTLA-4 单克隆抗体曲美利木单抗进行治疗获得了可喜的结果，这一结果也为西方肿瘤协作组织在同一组患者中应用高剂量 IFN-α 联合伊匹木单抗进行评估的临床试验奠定了基础。高剂量 IFN-α 联合 BRAF 抑制剂治疗恶性黑色素瘤的临床试验也在进行之中。

（三）重组人粒细胞-巨噬细胞集落刺激因子（GM-CSF）在肿瘤治疗中的临床应用

GM-CSF 最早作为粒细胞和单核细胞、巨噬细胞分化的集落刺激因子而被发现。它可以使肿瘤患者外周血中祖细胞的克隆形成数量大量增加，已经被用于治疗肿瘤患者化疗后诱导的中性粒细胞减少症。它还被用于骨髓移植后增强造血功能重建。GM-CSF 在巨噬细胞的分化和功能活性中起关键作用。1992 年有研究者报道了 GM-CSF、IL-4 及 TNF 是体外培养 DC 细胞的关键细胞因子。

鉴于 DC 在激活初始 T 细胞产生后续抗原特异性 T 细胞反应中的重要作用，很多试验对 GM-CSF 用于肿瘤辅助治疗进行了研究。一项 I 期临床试验显示在前列腺癌患者中应用自身 GM-CSF 基因转导的癌症疫苗可诱导 DC 细胞和巨噬细胞在注射部位的浸润。相似的结果还有 GM-CSF 修饰的黑色素瘤细胞疫苗诱导 T 细胞在肿瘤部位的浸润，增强了抗肿瘤免疫反应；GM-CSF 修饰的肿瘤疫苗联合 CTLA-4 单抗治疗转移性恶性黑色素瘤和卵巢癌也有同样的治疗反应。2010 年，一个用于治疗转移性前列腺癌的 DC 疫苗 Sipuleucel-T 获得了美国 FDA 的批准入市。Sipuleucel-T 由自身 DC 细胞和 GM-CSF 与前列腺酸性磷酸酶的融合蛋白组成，可以延长转移性前列腺癌患者的生存期大约 4 个月，证实了 DC 疫苗联合细胞因子可提高治疗效果。然而，这些患者中没有出现临床完全缓解病例。GM-CSF 治疗肿瘤取得了一定进展，还需深入进行研究，进一步提高 GM-CSF 治疗肿瘤的临床疗效。

（四）重组人肿瘤坏死因子–α（TNF–α）在肿瘤治疗中的临床应用

TNF-α 最初被鉴定为一种可引起小鼠体内肿瘤坏死的血清因子。人类肿瘤坏死因子是一个多效性同源三聚体细胞因子，主要通过活化内皮组织对肿瘤新生血管产生破坏来增强抗肿瘤活性。临床上所用的重组人 TNF-α（Beromun）用于术前降低肿瘤负荷或者对不能切除的软组织肉瘤和恶性黑色素瘤进行治疗。但它在治疗中产生的毒性限制了其高于 200 $\mu g/m^2$（4 $\mu g/kg$）剂量的全身应用。因此 TNF-α 仅被批准用于肢体隔离灌注。TNF-α 的这种疗法的完全缓解率可达 29%，部分缓解率达 53%，82% 的保肢手术患者应用 4 mg 剂量进行灌注治疗。最近也有临床试验验证了抗肿瘤特异性抗原抗体和 TNF-α 的融合蛋白在恶性黑色素瘤患者中的全身应用，提高了靶向性，降低了给药剂量，获得了惊人的临床效果。

三、细胞因子治疗存在的问题和展望

虽然细胞因子用于肿瘤治疗已有 20 余年的历史，但目前在临床肿瘤治疗中常用的细胞因子仍限于上述几种。在动物模型中通过瘤内或瘤旁注射细胞因子的方法可使肿瘤清除或消退，但这种给药方法并不适合临床应用。在临床上通过全身给药方式将细胞因子用于肿瘤治疗很少使患者获得完全治愈；剂量相关性毒性限制了具有治愈疗效剂量的细胞因子在临床的应用。一些临床前研究显示细胞因子是免疫系统的强力调节剂，只要肿瘤部位的细胞因子浓度足够，就有可能使肿瘤得到清除和治愈。所以，在不增加全身毒性作用的前提下提高肿瘤局部的浓度无疑是提高细胞因子治疗肿瘤疗效的一个重要策略。目前已有临床 I 至 II 期研究将靶向肿瘤抗原的单克隆抗体与细胞因子做成融合蛋白（即免疫细胞因子）用于肿瘤治疗，大大增加了肿瘤局部细胞因子的浓度，提高了治疗反应率。研究者最近报道，将细胞因子 IL-7 和 CCL19 的基因导入 CAR-T 细胞，使其表达 IL-7 和 CCL19，可使 CAR-T 细胞清除小鼠体内肿瘤的能力大幅增强，这一效应与表达 IL-7 和 CCL19 的 CAR–T 细

胞招募 T 细胞、DC 细胞到达实体瘤部位相关。另一方面，肿瘤是一种异质性很强的疾病，单一治疗往往很难达到理想疗效，细胞因子治疗也不例外。将细胞因子联合其他治疗手段用于肿瘤治疗也是提高肿瘤疗效的一个重要方法。联合治疗方案可为细胞因子联合化疗，细胞因子联合免疫检查点（PD-1、CTLA-4 等）单克隆抗体，细胞因子联合 DC 疫苗等。这些联合治疗方案的疗效还需要临床试验和临床实践的进一步验证，相信随着医学技术的进步和对细胞因子治疗的熟练掌控，细胞因子会在肿瘤治疗中发挥更大的作用。

参考文献

［1］ADACHI K, KANO Y, NAGAI T, et al. IL-7 and CCL19 expression in CAR-T cells improves immune cell infiltration and CAR-T cell survival in the tumor.Nat Biotechnol, 2018, 36(4):346-351.

［2］TARHINI A A, GOGAS H, KIRKWOOD J M.IFN-α in the treatment of melanoma. J Immunol, 2012, 89(8):3789-3793.

［3］LIST T, NERI D. Immunocytokines: a review of molecules in clinical development for cancer therapy. Clin Pharmacol, 2013, 20(5):29-45.

［4］ROSENBERG S A. IL-2: the first effective immunotherapy for human cancer. J Immunol, 2014,192(12):5451-5458.

［5］XU H M. Th1 cytokine-based immunotherapy for cancer. Hepatobiliary Pancreat Dis Int, 2014,13(5):482-494.

（黄建敏）

第二节　肿瘤的主动免疫治疗

一、概述

主动免疫，是指利用肿瘤抗原的免疫原性，采用各种有效的免疫手段使宿主免疫系统产生针对肿瘤抗原的抗肿瘤应答。肿瘤疫苗的研究已经有 100 多年的历史，1891 年科利第一次利用细菌提取物（科利毒素）激发机体免疫来治疗恶性肿瘤。此后，人们认识到肿瘤可以诱发机体的免疫反应，而机体免疫系统对肿瘤也有监视作用。肿瘤疫苗的产生正是基于这种原理，增强肿瘤特异性抗原的免疫原性，通过合适的呈递系统和免疫佐剂，激活机体的特异性抗肿瘤免疫应答。肿瘤疫苗的抗肿瘤免疫活性不仅在动物实验中得到证实，并且已有多种抗肿瘤疫苗进入临床试验。2010 年 4 月，美国 FDA 批准 Sipuleucel-T 用于治疗前列腺癌，使其成为第一个肿瘤治疗性疫苗，开创了癌症免疫治疗的新时代。

二、肿瘤疫苗的机制

肿瘤在机体内能引发体液免疫应答和细胞免疫应答，以后者为主。肿瘤抗原在细胞内加工成肽段后与细胞表面的主要组织相容性复合体（major histocompatibility complex，MHC）Ⅰ类分子结合并呈递给 CD8+ 细胞毒性 T 淋巴细胞（cytotoxic lymphocyte，CTL），CD8+ CTL 细胞在 CD4+ 辅助性 T 淋巴细胞（helper T cell，Th）辅助下活化后除直接杀伤瘤细胞外，还分泌细胞因子如干扰素 - γ、颗粒酶等间接杀伤肿瘤细胞；或肿瘤抗原先从肿瘤细胞上脱落，再由抗原呈递细胞摄取、加工成肽段后与表面 MHC-Ⅱ类分子结合并呈递给 Th 细胞，Th 细胞使 T 细胞激活后可分泌细胞因子，如 IL-2 等，该类因子在 CD8+ CTL 激活过程中起辅助作用，进而诱发机体的抗肿瘤细胞免疫应答。值得注意的是，CD4+ T 细胞和 CD8+ T 细胞的激活都需要 MHC- 抗原肽复合物和免疫共刺激分子的协同刺激作用，而共刺激分子的缺失正是肿瘤引发的机体外周免疫耐受的可能机制之一。肿瘤由于其极大的异质性和遗传不稳定性，在机体环境长时间的免疫选择的压力下，会启动一系列的免疫逃避机制，对抗机体的抗肿瘤免疫反应。这些机制分别针对 T 细胞对肿瘤的识别阶段和效应阶段，包括肿瘤抗原的丢失、MHC-Ⅰ/Ⅱ类分子表达下调、抗原加工缺陷、表达干扰细胞毒作用的蛋白酶及表达 FasL 等。肿瘤疫苗的设计正是针对肿瘤抗原在机体内免疫原性下降，造成特异性抗肿瘤免疫激活不足这一特性，运用各种技术，增强免疫系统对肿瘤抗原的识别能力。比如，在疫苗中加入诱导免疫应答的细胞因子 IL-2、IL-4、GM-CSF 等；或导入细胞因子的编码基因；或导入其共刺激分子的编码基因。其中达娜 - 法伯（Dana-Farber）肿瘤研究所的格伦·德拉诺夫（Glen Dranoff）开发了分泌 GM-CSF 的肿瘤全细胞疫苗，对恶性黑色素瘤疗效显著。

三、肿瘤疫苗的分类

肿瘤疫苗分为两种类型：预防性疫苗和治疗性疫苗。预防性疫苗主要应用于从未感染的健康个体，是针对感染原的免疫反应，主要通过产生体液或细胞免疫来识别、中和或杀灭再次入侵的病原体，从而阻止疾病的发生。预防性疫苗已经被成功应用于预防病毒来源的癌症，比如病因已知为人乳头状瘤病毒的宫颈癌（表2-1）。而治疗性疫苗是一类用于治疗疾病而非预防疾病的新型疫苗，通过打破慢性感染者体内的免疫耐受，重建或增强免疫应答，主要用于病毒感染、肿瘤等慢性疾病的治疗。由于治疗性疫苗能在已患病个体内诱导特异性免疫应答，消除病原体或异常细胞，因此是抗病毒、抗肿瘤的新型治疗手段。其中，肿瘤治疗性疫苗已经在恶性黑色素瘤、结肠癌、淋巴瘤、前列腺癌、乳腺癌、胰腺癌、非小细胞肺癌、宫颈癌中取得较大的进展（表2-2）。

表 2-1　预防性疫苗在宫颈癌中的应用

疫苗名称	研发公司	上市年份	预防疾病类型	不良反应
佳达修（Gardasil）	默沙东公司	2006 年美国上市	用于女性预防病毒引发的宫颈癌、外阴癌、阴道癌及相关癌前病变，9~26 岁人群预防肛门癌和相关癌前病变	注射部位疼痛、肿胀、红肿、发热和瘙痒
卉妍康（Cervarix）	葛兰素史克公司	2009 年美国上市	用于防治 10~45 岁女性 16 型和 18 型 HPV 引起的宫颈癌和癌症前期损伤，是首个适用于 26 岁以上女性的宫颈癌疫苗	注射部位疼痛、红肿等局部反应（发生率＞20%），其他常见不良反应有疲乏、头痛、肌肉疼痛、消化道反应以及关节疼痛等（发生率＜20%）
V503	默沙东公司	2012 年美国上市	用来预防 6、11、16、18、31、33、45、52、58 型 HPV 引起的宫颈癌	注射部位疼痛、红肿

表 2-2　治疗性疫苗在前列腺癌、恶性黑色素瘤及肾癌中的应用

疫苗名称	研发公司	上市年份	治疗疾病类型	不良反应
Provenge（Sipuleucel-T，APC8015）	Dendreon 公司	2010 年美国上市	用于激素治疗无效的无症状或症状轻微的转移性前列腺癌	轻度或中度寒战、疲劳、发热、背痛、恶心、关节痛和头痛，3 级以上的严重不良反应发生率低于 3.5%
DCVax®-Prostate	Northwest Biotherapeutics 公司	Ⅲ期临床观察	用于治疗非激素依赖性前列腺癌	疲劳、发热、恶心
M-Vax（DNP-VACC）	Avax 公司	Ⅲ期临床观察	用于治疗转移性恶性黑色素瘤	不良反应温和，常见注射部位出现丘疹或脓疱
MDX-1379（糖蛋白 100 多肽疫苗）	Medarex 公司	Ⅲ期临床观察	临床研究表明，该药与大剂量 IL-2 合用治疗转移性恶性黑色素瘤，可将有效率提高 1 倍，并使得疾病无进展生存期显著延长	患者对疫苗的耐受性良好，仅在注射部位出现肿胀和发红，目前对该研究人群的随访仍在继续
MDX-010（Ipilimumab）	百时美施贵宝公司	Ⅲ期临床观察	用于治疗危险性极高的Ⅱ、Ⅲ和Ⅳ期恶性黑色素瘤	结肠炎、脑炎、垂体炎等免疫相关疾病
Prophage（Vitespen，HSPPC-96）	Antigenics 公司	2008 年在俄罗斯上市	用于肾癌的辅助治疗	注射部位红斑、硬化

四、肿瘤治疗性疫苗的应用

（一）以肿瘤细胞为基础的疫苗

以肿瘤细胞为基础的疫苗是第一代疫苗，是将完整肿瘤细胞或肿瘤细胞裂解物作为免疫原制备而成。肿瘤细胞的来源可以为自体或同种异体肿瘤细胞。自体肿瘤细胞最早应用于临床，但获取困难，

特别是肿瘤患者一旦失去手术机会，就无法获取自体肿瘤细胞。同种异体肿瘤细胞因具有制备简单并可在体外传代培养等特点，逐渐替代自体肿瘤细胞制备疫苗，目前已有多个肿瘤细胞系应用于临床。瓦伊沙姆帕扬（Vaishampayan）等使用两个同种异体恶性黑色素瘤细胞系，以细胞裂解物为疫苗，辅以免疫佐剂单磷酰脂质 A（MPLA）。试验结果显示，在完成试验的 39 例患者中，总的应答率是 10.2%，64% 的患者病情稳定期在 16 周以上，疾病进展前的中位时间是 8 个月，疾病缓解期明显延长。不良反应轻微，主要有注射部位疼痛、肉芽肿形成（与免疫佐剂有关）及发热等。因肿瘤细胞可通过 MHC 分子、共刺激分子及 TAA（肿瘤相关抗原）的表达下调机制来逃避免疫系统的监视，根据此原理制备了经基因修饰的肿瘤细胞，即将编码相关分子的基因转导入肿瘤细胞，使肿瘤细胞表达相应的分子，以便 T 细胞识别肿瘤细胞，提高疫苗的疗效。另外，也可将某些编码免疫刺激性细胞因子的基因导入肿瘤细胞，使肿瘤局部细胞因子的浓度明显增加，加强 APC 的呈递能力及 T 细胞活性，提高疫苗的疗效。目前常用的细胞因子有 GM-CSF、IL-12 等。其中 GVAX 疫苗正是选用了细胞因子中最能刺激抗肿瘤活性的 GM-CSF 作为治疗的突破点。通过使用腺病毒载体将 GM-CSF 基因导入被治疗肿瘤相对应的肿瘤细胞，再将肿瘤细胞进行射线照射使其丧失分裂能力后，这些肿瘤细胞就成了仅能分泌 GM-CSF 而无法侵袭人体的肿瘤瘤苗，国际上称之为 GVAX 肿瘤疫苗。将瘤苗注射至患者皮下或者淋巴结区后，大量分泌的 GM-CSF 将刺激人体免疫系统对自体肿瘤产生杀伤。近年来 GVAX 肿瘤疫苗的研究已经取得了长足的进步，GVAX 疫苗对于胰腺癌、前列腺癌、早期肺癌等恶性肿瘤确实拥有良好的效果，且副作用相对传统抗癌药物而言可谓轻微。GVAX 肿瘤疫苗不仅可以单独使用，而且可以与其他制剂如伊匹木单抗（通过结合 T 细胞表面的 CTLA-4，拮抗 CTLA-4 与 B7 结合从而松开 CTLA-4 对 T 细胞的刹车作用）或 CRS-207（一种经过基因修饰的减毒李斯特菌）等进行联合治疗。

（二）以肿瘤相关抗原为基础的疫苗

以肿瘤相关抗原为基础的疫苗是利用肿瘤抗原或类抗原决定簇多肽制备而成的，接种后诱导患者免疫应答。与全肿瘤细胞疫苗相比，该类疫苗特异性强，制备成本低，但免疫原性低，往往不能非常有效地激发免疫系统。该类疫苗可分为抗原疫苗、多肽类疫苗、抗独特型抗体疫苗和热休克蛋白（heat shock protein，HSP）肽类复合物疫苗。热休克蛋白主要有两种功能，一是将抗原肽呈递给 MHC-Ⅰ类、MHC-Ⅱ类分子，二是作为免疫活化分子的佐剂，从而激活 CD8$^+$ 杀伤性 T 细胞和 CD4$^+$ 辅助性 T 细胞。Gp96 是第一个用于抗肿瘤免疫治疗的热休克蛋白。Gp96 与抗原呈递细胞（巨噬细胞和树突状细胞等）表面的热休克蛋白受体（TLR2、TLR4、CD91 等）结合，促进抗原呈递细胞的成熟与激活，并且能有效活化肿瘤特异性 CTL 和辅助性 T 淋巴细胞。Gp96 能够与细胞中各种变形蛋白、短肽非特异性结合，形成 Gp96- 肽复合物（heat shock protein 96-peptide complex，HSPPC-96），所以肿瘤组织来源的 HSPPC-96 携带有肿瘤特异性抗原肽，这使 HSPPC-96 成为构建肿瘤疫苗的理想物质，被认为是最有应用前景的个体化肿瘤疫苗之一。自体 Gp96 肿瘤疫苗已经应用于肿瘤的免疫治疗，HSPPC-96 肿瘤疫苗已在全世界范围内开展Ⅰ/Ⅱ/Ⅲ期临床试验，并在胃癌、转移性恶性黑色素瘤、肾癌、胰腺癌等的治疗中取得了积极的效果。美国 Antigenics 公司 HSPPC-96 制品正在恶性黑色素瘤患者中进行临床试验，纪念斯隆－凯特琳（Memorial Sloan- Kettering）癌症中心制备的 HSP-gp96 复合物也在进行临床试验。2008 年 4 月，俄罗斯卫生部批准了商品化的 HSPPC-96（即 Vitespen）用于早期、有复发危险的肾癌患者的辅助治疗，以防止病情恶化。这是世界上第一例获得批准的个体化治疗性肿瘤疫苗。虽然 HSPPC-96 被俄罗斯批准用于肾癌患者，并且在 M1a、M1b 恶性黑色素瘤患者中疗效也非常显著，但 HSPPC-96 仍面临着很多问题。首先，HSPPC-96 仅被批准用于早期、有复发危险的肾癌患者，不包括中晚期的高危患者，而且 HSPPC-96 曾因Ⅲ期临床试验数据"未能证明其效果"而没有通过美国 FDA 批准，主要原因在于 HSPPC-96 对晚期肾癌的疗效与其他治疗手段相比并没有明显的优势。其次，晚期肿瘤患者机体严重的免疫抑制微环境也可能是导致 HSPPC-96 疗效不佳的重要原因之一。因此将 HSPPC-96 肿瘤疫苗与改善机体免疫抑制的治疗手段相结合，比如，清除免疫调节细胞或者阻断、中和免疫抑制分子可能会提高 HSPPC-96 个体化疫苗的疗效。更加重要的问题是 HSPPC-96 来源的限制性。作为个体化的肿瘤疫苗，HSPPC-96 来源于患者自体手术切除的肿瘤组织。在恶性黑色素瘤的临床试验中，有 51% 的患者由于肿瘤组织来源不足等原因无法获得足量的 HSPPC-96 疫苗。即使肿瘤组织足够，也会因为制备过程中各种纯化问题如损失量过大而导致产出率过低或疫苗效率低下，肿瘤患者亦无法进入临床治疗。因此开发新的技术提高 HSPPC-96 产出率及效率将会为 HSPPC-96 进入临床造福更多患者带来希望。

（三）以树突状细胞为基础的疫苗

树突状细胞（DC）作为一种功能最强的抗原呈递细胞（APC），近年来备受免疫学家的关注。DC 能够识别、摄取肿瘤抗原，然后将其加工处理成抗原肽呈递给 CD4$^+$ T 细胞或 CD8$^+$ T 细胞并诱导 CD4$^+$、CD8$^+$ T 细胞活化与增殖，使之发挥抗肿瘤效应；同时 DC 通过表达其表面高水平的 MHC- Ⅰ类、MHC- Ⅱ类分子呈递了肿瘤抗原肽，使之与相应 T 细胞受体（TCR）结合；再者，DC 提供高水平的协同共刺激分子（B7、CD40、CD54、CD58 等），使 T 细胞被完全激活；最后，DC 可通过合成和分泌细胞因子诱导 T 细胞、自然杀伤细胞产生大量的颗粒酶、穿孔素等，从而使肿瘤细胞溶解。DC 肿瘤疫苗有望成为一种很有实用前景的抗肿瘤方法。自从 1996 年美国斯坦福大学医学中心在《自然医学》上报道了全球首项 DC 肿瘤疫苗临床试验以来，基于 DC 的肿瘤免疫治疗方法一直处于研究中，一系列临床试验正在进行中或已经完成。然而，这种治疗方法一直未能成为治疗肿瘤的标准方法。目前，在全球范围内获得批准上市的 DC 肿瘤疫苗有 Hybricell（巴西 Genoa Biotechnologia 公司）、Grea VaxRCC（韩国 GreaGene 公司）和 Sipuleucel-T（美国 Dendreon 公司）。2010 年 4 月美国 FDA 批准的第一个自体细胞免疫治疗药物 Sipuleucel-T 的出现才宣布了 DC 疫苗的合法化，这也是治疗性肿瘤疫苗和前列腺癌治疗方法的里程碑式事件。当然，要使 DC 肿瘤疫苗真正成为临床上能广泛应用的肿瘤疫苗还面临着各种挑战，如制备的最优方法以及接种的最佳程序还不完全清楚，这都将影响 DC 肿瘤疫苗的临床应用。DC 疫苗治疗效果具有较大的个体化差异，可能和患者肿瘤微环境中免疫抑制因素的存在密切相关。如何提高 DC 疫苗的抗原呈递能力和改善肿瘤微环境中的免疫抑制因素是目前的研究热点。另外，一个潜在的危险是其长期作用可能会诱发机体的自身免疫反应。有报道，过量的 DC 回输会导致 T 细胞耗竭而降低免疫功能，或引发自身免疫疾病，这些问题有待于进一步研究解决。

（四）以肿瘤新抗原为基础的疫苗

近年来，随着二代测序技术（next-generation sequencing，NGS）的发展，以个体化治疗为基础的肿瘤新抗原疫苗发展迅速。根据患者肿瘤突变谱设计个体化多靶点肿瘤新抗原疫苗具有非常大的潜力。全外显子测序（whole exome sequencing，WES）通过对比患者肿瘤组织与健康人正常组织或外周血单个核细胞（PBMC）鉴定出突变的新抗原，体外筛选出高特异性和高效应的靶向新抗原的 T 细胞，经过大量扩增后回输患者体内，从而达到特异性杀伤肿瘤细胞的效果（图 2-1）。目前，个体化肿瘤疫苗已经越过临床转化的第一个关键障碍，但在前进的道路上仍面临许多挑战，包括缩短生产周转时间，扩大生产规模等。数字时代的新技术，如大数据、云计算和高性能计算及数字化解决方案会为个体化疫苗的实现提供更多的支持。

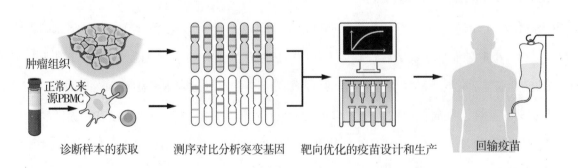

肿瘤组织

正常人来源PBMC

诊断样本的获取　　测序对比分析突变基因　　靶向优化的疫苗设计和生产　　回输疫苗

图 2-1　定制个体化肿瘤患者特异性疫苗

对来自肿瘤病人的肿瘤组织和正常人的外周血进行二代测序分析，通过分析肿瘤组织 DNA 和正常 DNA，肿瘤特异性的非同一寡核苷酸突变被鉴定。计算机检测突变肽区域与患者的 HLA 等位基因的结合（基于预测的亲和力）以及突变蛋白的其他特征，这些特征被认为与潜在疫苗目标的优先级有关。这些数据可以帮助选择多个突变来设计并在 GMP 标准条件下生产特异性新抗原疫苗

五、展望

肿瘤疫苗要作为药物出现在市场上，面临的障碍主要有以下三方面：首先，肿瘤疫苗的开发需要选择合适的特异性抗原，并且能够有效激活 T 细胞免疫应答。尽管现在能够用质谱学技术分析出有潜力的靶向抗原，但这些 MHC- 抗原肽复合物不一定产生强大的免疫原性，从而无法活化 T 细胞免疫应答。其次，选择最佳的安全高效的疫苗佐剂，这些佐剂不仅能够辅助肿瘤疫苗产生抗肿瘤 CD8⁺ T 细胞应答，还需要有能力引起抗原呈递细胞 DC 的成熟以及肿瘤疫苗的免疫原性，从而促进 CD8⁺ 毒性 T 细胞产生抗肿瘤效应。最后，需要寻找新的方法来消除肿瘤免疫耐受机制对 T 细胞活化的抑制，改善免疫微环境，减少肿瘤对机体免疫反应的抑制。联合应用 PD-1/PD-L1、CTLA-4 等免疫检查点抑制剂或其他能改善肿瘤微环境免疫抑制因素的药物可能会极大提高肿瘤疫苗的治疗效果。随着基础研究和临床试验进一步的开展，我们对肿瘤疫苗的认识也将更加深入，有理由相信，新的安全、有效、抗原性更强、适应范围更广的肿瘤疫苗终将为广大肿瘤患者带来福祉。

参考文献

[1] MELLMAN I, COUKOS G, DRANOFF G. Cancer immunotherapy comes of age. Nature, 2014, 480 (7378):480–489.

[2] KISSICK H T, SANDA M G. The role of active vaccination in cancer immunotherapy: lessons from clinical trials. Curr Opin Immunol, 2015, 35:15–22.

[3] IRVINE D J, SWARTZ M A, SZETO G L. Engineering synthetic vaccines using cues from natural immunity. Nat Mater, 2013, 12(11):978–990.

[4] DERMIME S, ARMSTRONG A, HAWKINS R E, et al. Cancer vaccines and immunotherapy. Br Med Bull, 2002, 62:149–162.

[5] SAHIN U, TURECI O. Personalized vaccines for cancer immunotherapy. Science, 2018, 359 (6382):1355–1360.

（杨　黎　　刘莎莎）

第三节　肿瘤免疫细胞治疗的临床研究

一、LAK、CIK、γδT 细胞的临床试验及进展

由于环境污染、基因突变等因素，恶性肿瘤在我国的发生、发展呈逐渐上升趋势并严重威胁着

人类的生命健康。肿瘤的治疗方法主要为手术、放疗、化疗等，但大部分肿瘤患者早期并无明显症状，初诊已为晚期，失去手术机会；放疗、化疗引起的毒副作用较大，且年龄较大或身体虚弱者对放疗、化疗不能耐受，部分癌症患者对化疗药物产生耐药性，故采用新的肿瘤治疗方法是目前研究的热点。细胞过继免疫治疗（ACI）是指体外抽取外周血，分离出外周血单个核细胞（PBMC），经诱导培养、大量扩增后将具有抗肿瘤活性的免疫细胞输注给肿瘤患者，通过直接杀伤肿瘤细胞或增强患者免疫功能达到治疗肿瘤的目的。免疫治疗是目前最具潜力的肿瘤治疗方法之一。临床应用的免疫细胞类型包括淋巴因子激活的杀伤细胞（LAK 细胞）、细胞因子诱导的杀伤细胞（CIK 细胞）及 γδT 细胞等。LAK 细胞是由 IL-2 激活的一群异质性细胞。CIK 细胞可来源于外周血、脐带血、骨髓等。骨髓来源的 CIK 细胞取材困难，体外扩增活性较外周血 CIK 细胞差。与外周血 CIK 细胞及骨髓 CIK 细胞相比，脐血 CIK 细胞来源广泛、较易采集且免疫原性低。γδT 细胞分泌大量 IFN-γ，被募集到肿瘤部位发挥抗肿瘤效应。免疫细胞临床试验开展较为广泛，通过对患者病情的评估采取不同类型的免疫细胞进行回输，能够提高患者生存时间，改善其生活质量。

（一）LAK 细胞在肿瘤免疫治疗临床试验中的进展

1. LAK 细胞的概念　LAK 细胞是在 PBMC 中加入 IL-2 进行诱导培养的一种非特异性杀伤细胞，这种类型的细胞可以杀伤多种对细胞毒性 T 细胞（CTL 细胞）和自然杀伤细胞（NK 细胞）不敏感的肿瘤细胞。LAK 细胞最早应用于临床肿瘤免疫治疗并取得了一定的疗效。采用 IL-2 和 OKT-3 单抗联合刺激 PBMC 诱导的 LAK 细胞扩增能力和杀伤能力较强。LAK 细胞的表型为 $CD3^+CD4^+CD8^+$、$CD3^+CD8^+$、$CD3^-CD56^+$ 及 $CD3^+CD56^+$ 等，故其具有明显的异质性。LAK 细胞具有广泛的杀瘤谱，对自体肿瘤细胞、同种异体或异种的肿瘤细胞均具有杀伤作用。

2. LAK 细胞的杀伤机制　LAK 细胞的杀伤机制主要有以下两个方面：一是通过受体介导的方式识别肿瘤细胞发挥直接杀伤作用；二是 LAK 细胞能够分泌多种细胞因子如 IFN-γ、IL-2 和颗粒酶 -B 等杀伤肿瘤细胞。LAK 细胞表面能够表达多种配体如杀伤样受体 2（natural killer group-2D，NKG2D）和淋巴细胞功能相关分子 -1（lymphocyte function-associated antigen-1，LFA-1）等。在肿瘤细胞表面可以表达相关配体如 MIC 分子和细胞间黏附分子 -1（intercellular cell adhesion molecule-1，ICAM-1）。由于在肿瘤微环境中肿瘤细胞可以通过多种机制如下调 MIC 和 ICAM-1 等配体而发生逃逸，避免淋巴细胞对其进行攻击，故在肿瘤细胞表面上调 ICAM-1 的表达可以提高 LAK 的杀伤能力。采用 ICAM-1 的中和抗体阻断其在肿瘤细胞的表达会降低 LAK 细胞对其识别能力进而降低 LAK 的抗肿瘤效应。

3. LAK 细胞的临床试验进展　1992 年罗森博格报道了 LAK 细胞联合 IL-2 治疗转移性肾细胞癌

患者，治疗后患者的肿瘤转移灶减少，且 20% 的患者出现了缓解。但是由于 IL-2 用量过大，在治疗过程中出现严重的毒副反应。LAK 细胞的单独使用降低了临床疗效，因而 LAK 细胞的临床应用存在一定的局限性。目前，将 LAK 细胞与基因治疗、靶向治疗或其他免疫治疗相结合以增强抗肿瘤效果。收集健康供者外周血 PBMC，加入 IL-2 在 37 ℃ 5% CO_2 条件下培养 24 h，加入抗 CD3 单克隆抗体诱导培养 LAK 细胞，体外经表型检测其亚群包括 27% $CD3^+CD56^+$ 和 2.8% $CD3^-CD56^+$。$CD3^+CD56^+$ 细胞高表达 NKG2D，能够识别肿瘤细胞表面表达的 MIC-A 分子。NKG2D 也可识别 UL16 结合蛋白（ULBP），其表达于肿瘤细胞。$P53$ 能够刺激肿瘤细胞表达 ULBP，故将 LAK 细胞与 $P53$ 基因转染相联合提高了 LAK 细胞的抗肿瘤效果。LAK 细胞联合利妥昔单抗治疗滤泡性淋巴瘤患者的 II 期临床试验结果显示利妥昔单抗能够增强患者体内 LAK 细胞的细胞毒作用，并有效清除表达 CD20 抗原的肿瘤细胞。不同的供者其免疫状态不同，获得的免疫细胞质量也不同。为了提高 LAK 细胞的杀伤能力，对健康供者或肿瘤患者进行筛选，挑出适合扩增 LAK 细胞的 PBMC。由于 IL-2 是活化 LAK 细胞的一个非常重要的细胞因子，故利用单核苷酸多态性（single nucleotide polymorphism，SNP）鉴别 PBMC 中 IL-2 和 IL-2R 基因的表达。高表达 IL-2R 的 PBMC 加入 IL-2 刺激活化后能够诱导出增殖能力强、杀伤效果显著的 LAK 细胞，为临床应用提供了新思路。但目前临床免疫细胞治疗类型主要是 CIK、NK 和 TIL 等，LAK 细胞逐渐被其他的免疫细胞所代替。

（二）CIK 细胞在肿瘤免疫治疗临床试验中的进展

1. CIK 细胞的制备　CIK 细胞是由 PBMC 经体外添加 CD3 单克隆抗体、IFN-γ、IL-2 等刺激物诱导成的一种高效的免疫活性细胞，其主要效应细胞是 $CD3^+CD56^+$ 细胞。$CD3^+CD56^+$ 细胞主要来源于 $CD3^+CD56^-$ 的 T 细胞并获得 $CD56^+$ 的标记。CIK 细胞的制备及回输流程如图 2-2 所示。

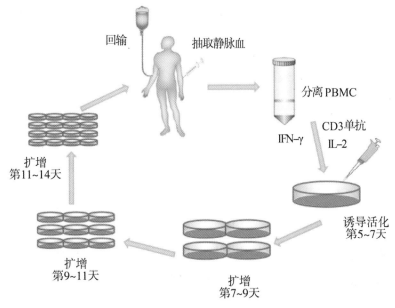

图 2-2　CIK 细胞的制备及回输流程图

2. CIK 细胞的杀伤机制　CIK 细胞对各种实体瘤和血液系统恶性肿瘤均具有较高的杀伤能力，其杀伤机制主要通过以下三种途径。

（1）CIK 细胞对肿瘤细胞的识别是通过 NKT 细胞表面的 NKG2D 受体与乳腺癌、卵巢癌、胃癌等肿瘤细胞表达的配体 MHC-Ⅰ类链相关分子（MHC class Ⅰ chain-related molecules，MIC）相结合，肿瘤细胞的溶解最终是通过颗粒酶和穿孔素实现的；NKG2D 也可作为 T 淋巴细胞的协同刺激分子，增强 CIK 细胞的抗肿瘤活性。通过抗体封闭 NKG2D 的实验能够证明 CIK 细胞主要是通过 MHC 非限制性的细胞毒作用进行肿瘤细胞的杀伤。

（2）CIK细胞中$CD8^+$T细胞及$CD3^+CD56^+$细胞活化后表达可溶性FasL，与靶细胞表面Fas结合，形成Fas三聚体，导致胞内死亡结构域相聚成簇，继而招募胞质内TNF受体相关死亡结构域蛋白，通过激活胞内胱天蛋白酶级联反应而导致肿瘤细胞的凋亡。

（3）CIK 细胞可释放大量细胞因子如 IFN-γ、IL-2 和 TNF-α 等，对肿瘤细胞具有杀伤作用，也可激活机体免疫系统，增强抗肿瘤能力。

3. CIK 细胞的临床试验进展　在临床试验中，CIK 细胞被用于多种肿瘤如肾癌、恶性黑色素瘤、肺癌、乳腺癌、卵巢癌、肝癌等。赵璇等报道了 CIK 细胞联合 DC 对早期和晚期肾癌患者的治疗。CIK 细胞来源于患者自身，体外扩增培养 14 d 后，对 CIK 细胞的细胞表型、分泌细胞因子的水平和杀伤肾癌细胞株的能力进行检测，并经内毒素、真菌和细菌检测合格后回输给患者。与单纯进行常规治疗的肾癌患者相比较，CIK 细胞治疗组 3 年生存期和无病生存期显著提高，且早期患者治疗效果优于晚期患者。在恶性黑色素瘤治疗中，早期患者输注 CIK 细胞后能够显著延长生存时间，提高生活质量，而晚期患者治疗效果欠佳。CIK 细胞联合化疗治疗非小细胞肺癌患者能够延长其生存期且无毒副作用。CIK 细胞不仅能够杀伤肿瘤细胞，同时也能够靶向杀伤肿瘤干细胞。$CD133^+$作为肿瘤细胞的干性标记物在很多文献中已有报道，将 CD133 高表达和低表达的肿瘤细胞分选出来，与 CIK 细胞共孵育后检测其对肿瘤细胞的杀伤能力，结果表明 CIK 细胞对 CD133 高表达的肿瘤细胞即肿瘤干细胞具有显著的杀伤效果。CIK 细胞在体外实验中抗肿瘤效果显著，但在临床试验中肿瘤患者外周血来源的 CIK 细胞由于回输后在患者体内存活时间短、活性低，治疗效果不是十分理想，并且由于肿瘤患者免疫功能低下，不能获得足够数量的免疫细胞，故抽取肿瘤患者自体外周血经体外诱导培养 CIK 细胞时较难获得大量免疫活性高的细胞。晚期肿瘤患者由于体质虚弱，不能耐受反复抽血，而输注异体外周血 CIK 细胞时易引发免疫排斥。脐血单个核细胞（cord blood mononuclear cell，CBMC）中前体细胞含量高，较易扩增大量的 CIK 细胞，其杀瘤活性较强，移植后移植物抗宿主病（graft-versus-host disease，GVHD）发生率低，故脐血 CIK 细胞的临床应用具有一定的优势。

4. CIK 细胞的研究进展　有文献报道，脐血 CIK 细胞与外周血 CIK 细胞相比，体外扩增能力更强，且 CD3$^+$CD56$^+$ 比例更高。脐血 CIK 细胞高表达趋化因子受体 CCR6 和 CCR7，表明了其趋化到肿瘤部位的能力较强。在体外杀伤实验及动物模型中，也证明了脐血 CIK 细胞具有较强的抗肿瘤能力。在临床试验中，脐血 CIK 细胞治疗 15 例不同类型的肿瘤患者，观察到了 66.6% 的疾病稳定（SD）和 13.3% 的部分缓解（PR）。脐血 CIK 细胞免疫原性低，其 MHC-Ⅰ类和 MHC-Ⅱ类分子表达水平较低，输注给肿瘤患者后安全性高，极少数患者出现发热症状，药物处理后该症状消失。用化疗药物处理脐血 CIK 细胞后，其耐药基因表达水平及抗凋亡能力均高于外周血 CIK 细胞，表明了脐血 CIK 细胞联合化疗能够更加有效地治疗肿瘤患者。脐血 CIK 细胞能够更加广泛地应用于临床，提高肿瘤患者的疗效。

在体外培养中如何提高 CIK 细胞的扩增能力及增强其体内抗肿瘤效应是解决 CIK 细胞临床应用受到限制的关键问题之一。铜绿假单胞菌注射液作为免疫佐剂在临床中用于治疗肿瘤患者。将铜绿假单胞菌注射液与 CIK 细胞共培养后，能够通过 Toll 样受体信号通路的激活而显著提高 CIK 细胞体外扩增能力，同时增强其杀伤肿瘤细胞的能力。在临床试验中，不同类型的肿瘤患者接受铜绿假单胞菌注射液处理后的 CIK 细胞获得了完全缓解或稳定状态，为免疫治疗提供了新的策略。

（三）γδT 细胞在肿瘤免疫治疗临床试验中的进展

1. γδT 细胞的概念及杀伤机制　γδT 细胞是机体免疫防御系统的第一道防线，在抗微生物感染中发挥重要作用，近年来研究发现其在抗肿瘤免疫中也发挥重要作用，故 γδT 细胞具有一定的临床应用潜力。γδT 细胞具有细胞毒性和分泌多种细胞因子及趋化因子的能力。γδT 细胞既可直接识别蛋白质或肽类抗原，又能识别 MHC-Ⅰ类相关抗原分子 MIC-A 和 MIC-B。其杀伤机制主要是通过释放大量 IFN-γ，驱动 T 细胞分泌早期细胞因子，诱导 CD4$^+$ T 细胞向 Th1 方向分化；同时与其他免疫细胞如 NK 细胞、DC 细胞和 NKT 细胞发生相互作用，参与抗肿瘤免疫应答。γδT 细胞也可分泌 TNF-α、IL-2、IL-6 等细胞因子发挥免疫调节作用，介导炎症反应等。γδT 细胞通过识别 MIC-A 和 MIC-B 激活 TCR 和 NKG2D，使其产生细胞毒活性和释放细胞因子。此外，γδT 细胞激活后上调 FasL 和肿瘤坏死因子相关凋亡诱导配体（tumor necrosis factor-related apoptosis-inducing ligand，TRAIL），诱导对 Fas 和 TRAIL 敏感的肿瘤细胞发生凋亡。γδT 细胞能与靶细胞表面的单克隆抗体的 Fc 端相连接，两者相互识别后即可通过 γδT 细胞的抗体依赖细胞介导的细胞毒作用杀伤与其结合的肿瘤细胞。

2. γδT 细胞的临床试验进展　γδT 细胞在外周血中的比例只有 5%，而健康人外周血中 γδT 细胞含量明显高于肿瘤患者。因此，γδT 细胞需要在体外活化、扩增后输注给患者才能达到一定的治疗效果。PBMC 只加入 IL-2 和抗 CD3 单抗不能很好地扩增 γδT 细胞，需要加入唑来膦酸等双膦酸盐类药物或者单磷酸磷脂进行 γδT 细胞的扩增，其纯度能达 90% 以上。有报道显示，白介素 -18（IL-18）在 γδT 细胞的扩增中起到关键作用，使用抗体中和培养体系中的 IL-18，γδT 细胞不能正常扩增。在临床试验中，肿瘤患者使用低剂量唑来膦酸和 IL-2 能够体内扩增 γδT 细胞，但连续使用唑来膦酸却可持久抑制体内 γδT 细胞的增殖，使 γδT 细胞在血液中长期处于低水平。故 γδT 细胞的扩增培养是个值得深入探讨的问题。过继回输体外培养的 γδT 细胞用于乳腺癌、恶性黑色素瘤、白血病、肾癌及肺癌等患者，安全性好，客观缓解率可达到 11.3%。本努纳（Bennouna）等报道了肾癌患者应用 γδT 细胞治疗后，与对照组相比肿瘤体积明显缩小、生存期延长且毒副作用小，其治疗效果显著。γδT 细胞用于晚期肾癌患者的治疗，结果表明 γδT 细胞可以有效延长患者的肿瘤倍增时间，肿瘤体积亦明显缩小。患者出现了轻微的不良反应，给予相应的治疗后，症状缓解，故 γδT 细胞在临床的应用具有一定的安全性。最新研究表明，γδT 细胞具有与 DC 细胞相似的特性，能够发挥抗原呈递的作用，其广阔的应用前景需要进一步探究。

3. γδT 细胞的应用前景　　γδT 细胞与其他治疗方法进行联合应用，效果更显著，主要是由于其具有较强的抗肿瘤效果及在体内容易扩增。γδT 细胞尽管应用前景宽广，但仍存在很多问题，需要进一步的探究。

（1）寻找以 γδT 细胞为基础的免疫治疗，与其他治疗方式进行联合，选择最佳的治疗方案，最大程度发挥抗肿瘤效应。

（2）γδT 细胞临床治疗的安全性需要进一步的观察和确认，在增加回输细胞的剂量的同时避免引起相应的副反应。

（3）研究 γδT 细胞表面其他信号通路，并探索其与体外扩增及活性的关系，为进行大规模临床试验提供研究方法和思路，进而推动 γδT 细胞在临床试验中的应用。

（四）展望

免疫治疗是肿瘤治疗最具希望的一种治疗方法。免疫细胞的体外扩增简单有效，能够直接或间接杀伤肿瘤细胞，提高患者的免疫力，达到抑制肿瘤的效果。由于肿瘤细胞的异质性、肿瘤微环境的复杂性和肿瘤细胞的多种免疫逃逸机制，大多数免疫治疗如 LAK 和 CIK 细胞治疗在体外实验中效果显著，但在临床治疗中效果较差。多种免疫治疗手段联合治疗肿瘤是未来发展的趋势，如抗 PD-1 单抗和 CIK 细胞免疫治疗结合有望提高 CIK 细胞的疗效。根据患者的病情回输不同类型的免疫细胞，也能提高免疫治疗的疗效。此外，对免疫细胞培养方法的优化需要进一步研究，培养在体内存活时间长、分化程度低的免疫细胞，回输给患者后能够长时间发挥抗肿瘤作用。记忆细胞在清除病毒或抗原的过程中发挥重要作用，体外多种方法可诱导记忆细胞的形成并促进 T 细胞的功能，如在培养体系中加入细胞因子 IL-7 和 IL-15 可以维持 T 细胞的生存。一些小分子抑制剂如 TWS119 能够促进 Wnt 信号通路下游转录因子 TCF-1 的表达，促进记忆 T 细胞的生成等。不同类型的免疫细胞如 CIK 细胞回输后在体内存活时间较短，在培养过程中可以加入不同的细胞因子诱导低分化状态的细胞，使其输注给患者后能够在体内长期存活。γδT 细胞成为新一代细胞过继免疫治疗的主力军，尽管前景广阔但在某些方面仍存在很多问题，如体外扩增、与其他免疫治疗联合的时间、回输的剂量和次数等。总之，免疫治疗已占据越来越重要的地位，为肿瘤患者带来了新的希望和曙光。

（张　震）

二、自然杀伤 T 细胞的临床试验及进展

自然杀伤 T 细胞（natural killer T cell，NKT 细胞）是一种具有特定标志的 T 细胞亚群，既表达 T 细胞表面标志（如 CD3、TCRαβ），又表达 NK 细胞的表面标志（主要为 NK1.1）。NKT 细胞只能识别由 CD1d 分子呈递的特异性糖脂类分子，如 α-半乳糖神经酰胺（α-galactosylceramide，α-GalCer），不能识别由 MHC 呈递的多肽。NKT 细胞通过 α-GalCer 与 CD1d 分子结合被激活，活化后的 NKT 细胞可迅速分泌一系列的细胞坏死相关因子，如穿孔素和 TNF-α，直接杀伤肿瘤细胞；NKT 细胞也可作为一种重要的"免疫佐剂"，通过激活其他具有杀伤活性的效应细胞，如 NK 细胞和 CD8$^+$ T 细胞，介导固有免疫和获得性免疫反应间接发挥抗肿瘤作用。目前，NKT 细胞已成为一种极具应用前景的抗肿瘤免疫细胞，如何使 NKT 细胞发挥最佳的抗肿瘤效应也成为目前国内外研究的热点。

（一）NKT 细胞的分型及功能

NKT 细胞可分为 Ⅰ、Ⅱ、Ⅲ型，根据 CD1d 限制性与否分为限制性 NKT 细胞（Ⅰ、Ⅱ型）和非限制性 NKT 细胞（Ⅲ型），根据 T 细胞受体（TCR）的恒定性与否分为 Ⅰ型 NKT 细胞和 Ⅱ型 NKT 细胞。

现在最受关注的 Ⅰ型 NKT 细胞，又称为 iNKT（invariant NKT）细胞，可表达半恒定 TCR（semi-invariant TCR），即由一条恒定的 TCRα 链（人类表达 V$_α$ 链为 V$_α$24）和一条限制性 TCRβ 链组成。由于具有相对恒定的 TCR，iNKT 细胞可以识别较为特异的抗原，如由抗原呈递细胞（APC）表面分子 CD1d 呈递的特异性糖脂类分子 α-GalCer。iNKT 细胞根据是否表达 NK1.1（为 NK 细胞 NKR-P1 家族中的一个成员，小鼠表达 NKR-P1C，人类表达 NKR-P1A），分为 NK1.1$^-$ 和 NK1.1$^+$ 的 iNKT 细胞；根据 CD4 表达与否分为 CD4$^+$ 及 CD4$^-$（包括 CD4$^-$CD8$^-$ 双阴性及 CD4$^-$CD8$^+$ 表型）的 iNKT 细胞。CD4$^-$CD8$^-$iNKT 细胞可通过分泌大量 IFN-γ 发挥抗肿瘤作用，其中肝脏组织内的 CD4$^-$CD8$^-$、NK1.1$^+$ iNKT 细胞被认为是抗肿瘤效应最强的 iNKT 细胞。CD4$^+$CD8$^-$ iNKT 细胞可分泌

Th1、Th2 因子，并维持两者的动态平衡。CD4⁻CD8⁺ iNKT 细胞在正常生理状态下数量较少，可在病毒感染和肿瘤发生时显著增加。CD4⁺CD8⁺ iNKT 细胞的存在备受争议，极有可能最早出现，但由于存在的时间很短，不易被检测。

Ⅱ型 NKT 细胞不具有恒定的 TCR，故不能识别由 CD1d 分子呈递的 α-GalCer。但由于 Ⅱ型 NKT 细胞具有多种不同的 TCR，因此可识别更为多样的抗原，包括糖脂、磷脂和疏水性肽等。目前研究认为 Ⅱ型 NKT 细胞的作用与 iNKT 细胞作用恰好相反，主要通过抑制 iNKT 细胞、DC 细胞及 T 细胞发挥抗炎作用。然而，近期也有研究表明 Ⅱ型 NKT 细胞功能的发挥取决于其所处的微环境。在小血管炎等疾病的发病过程中，Ⅱ型 NKT 细胞也可作为一种促炎因子发挥作用。

Ⅲ型 NKT 细胞，又称为 NK 样 T 细胞，是一类 CD1d 非限制性的 NK1.1⁺ 的 T 细胞亚群，大部分为 CD8 表达阳性。主要包括活化后 NK1.1 表达上调的传统 T 淋巴细胞，可与除 CD1d 以外的非经典 MHC-Ⅰ类分子反应的 T 淋巴细胞，以及来源与功能未明的不依赖于胸腺发育的 T 淋巴细胞。该型细胞多在有甲型流感病毒感染的小鼠体内发现，类似细胞在人体内的报道较少，其具体作用机制也不明确。

（二）NKT 细胞的抗肿瘤作用机制

NKT 细胞作为自然杀伤 T 细胞，可直接识别并杀伤肿瘤细胞。例如：iNKT 细胞可直接识别 CD1d 分子表达阳性的肿瘤细胞，如血液系统恶性肿瘤细胞，并通过 Fas/FasL 途径、穿孔素途径以及 TNF-α 途径发挥细胞毒作用，直接杀伤肿瘤。目前，已有研究表明白血病患者体内的 iNKT 细胞经体外扩增后，可直接杀伤 CD1d 阳性的白血病细胞。

目前越来越多的研究表明 iNKT 细胞可作为一种极重要的免疫佐剂，通过介导固有免疫与获得性免疫应答发挥抗肿瘤作用。活化的 iNKT 细胞可通过分泌大量的 IFN-γ 激活固有免疫细胞，如 NK 细胞、DC 细胞及中性粒细胞，后者被激活后可对 MHC 阴性的肿瘤细胞起到杀伤作用。此外，活化的 iNKT 细胞通过交叉激活 DC 细胞产生诱导趋化因子 17（CCL17），从而活化趋化因子受体 4（chemokine receptor 4，CCR4）表达阳性的细胞毒性 T 细胞（CTL），后者可对 MHC 阳性的肿瘤细胞发挥抗肿瘤效应。综上，iNKT 细胞可以通过多种途径对 MHC 阳性和阴性的肿瘤细胞均能发挥抗肿瘤作用，因此，iNKT 细胞有望成为抗肿瘤免疫治疗研究的新方向。

（三）NKT 细胞在抗肿瘤免疫中的两面性

iNKT 细胞具有抗肿瘤作用，并在多种肿瘤模型中（例如乳腺癌、粒-单核细胞白血病等）得以证实，而 Ⅱ型 NKT 细胞可通过分泌 IL-13 激活髓源抑制细胞（MDSC），从而抑制 iNKT 细胞的增殖和细胞因子的分泌，发挥抑制肿瘤免疫的作用，两者存在相互调节，构成免疫调节轴。正如研究者在研究 iNKT 细胞与 Ⅱ型 NKT 细胞及 Treg 细胞的相互关系时发现，在 iNKT 细胞及 Ⅱ型 NKT 细胞均缺失的小鼠体内，Treg 细胞作为肿瘤免疫的主要调控细胞，促进肿瘤的发生。当 iNKT 细胞与 II 型 NKT 细胞同时存在时，由于 II 型 NKT 细胞与 iNKT 细胞的相互制约，阻断 Treg 细胞即可抑制肿瘤的发生。而只缺失 iNKT 细胞时，阻断 Treg 细胞并不能抑制肿瘤的发生，因为不受制约的 II 型 NKT 细胞仍可发挥免疫抑制作用，导致肿瘤的进展。

尽管大量文献证实 iNKT 细胞具有抗肿瘤作用，但现有研究证实 iNKT 细胞亦有抑制抗肿瘤免疫的作用。例如，在 T 细胞淋巴瘤小鼠模型中，缺失 iNKT 细胞后，其 IL-13 的表达水平明显降低，IFN-γ 水平升高，存活时间也较具有 iNKT 细胞的小鼠模型明显延长，说明 iNKT 细胞亦具有抑制抗肿瘤免疫的作用。另有研究证实 iNKT 细胞通过 Th1 型细胞因子（IFN-γ、IL-12）途径起到抗肿瘤作用，通过 Th2 型细胞因子（IL-13、IL-4）途径抑制肿瘤的免疫监视。因此，iNKT 细胞对肿瘤免疫反应的作用是促进还是抑制，取决于分泌的 Th1 和 Th2 型细胞因子哪种处于优势地位。而 iNKT 细胞 Th1/Th2 型细胞因子分泌状态受遗传因素和微环境因素的影响，后者取决于糖类抗原的类型、结构、剂量、作用途径，以及微环境中细胞因子的种类、APC 的来源等。维特（Wiethe）等证实 DC 的分化状态能够决定 iNKT 细胞的 Th1/Th2 分化，他们发现经 TNF-α 诱导生成的不成熟 DC（MHC-II ^{low}/CD80^{low}）能够高度表达，可促使 iNKT 细胞向 Th2 型分化；而经 LPS 联合抗 CD40 抗体诱导生成的完全成熟 DC（MHC-II ^{hi}/CD80^{hi}）的高度表达可促使 iNKT 细胞向 Th1 型分化。

（四）NKT 细胞的抗肿瘤治疗研究

不同类型的 NKT 细胞功能有所不同，其中主要发挥抗肿瘤作用的是 iNKT 细胞，现有研究已证实肿瘤患者体内 iNKT 细胞数目明显减少，通过回输经体外激活的自体 iNKT 细胞可提高体内 iNKT 细胞水平，达到抗肿瘤的目的。目前 iNKT 细胞的过继免疫治疗已进入临床试验阶段，也取得了一定的疗效。例如：一项纳入 17 例进展期非小细胞肺癌患者的临床试验中，有 1/3 患者回输后体内的 iNKT 细胞水平明显增加，也获得了较好的临床疗效，而其他患者回输后的 iNKT 细胞水平及活性仍较低，治疗效果并不理想。因此，如何扩增并激活体内的 iNKT 细胞成为目前研究领域的重点及难点。

1. 应用 α-GalCer 激活 iNKT 细胞　目前 α-GalCer 被认为是一种强效的 iNKT 细胞激活剂，可通过单纯注射 α-GalCer 或回输载有 α-GalCer 的 DC 细胞实现 iNKT 细胞在体内的活化和扩增，从而使其发挥抗肿瘤效应。

（1）游离 α-GalCer 在 iNKT 细胞抗肿瘤免疫治疗中的应用。α-GalCer 是从海绵中提取的一种鞘糖脂，作为 iNKT 细胞的强效激活剂而备受关注。注射游离 α-GalCer 可使 iNKT 细胞在体内活化、扩增，并进一步激活 NK 细胞及 DC 细胞发挥抗肿瘤作用。然而，反复注射 α-GalCer 不仅不能增强 iNKT 细胞的激活效率，反而会降低 iNKT 细胞对 α-GalCer 的反应性，且更易引起相关的过敏反应。

此外，布尔金（Burdin）等发现单纯注射游离 α-GalCer 还易使 iNKT 细胞分泌 Th2 型细胞因子的活性增强，导致免疫抑制的出现。而应用 APC（如 DC 细胞、B 细胞）将 α-GalCer 呈递给 iNKT 细胞，可提高其对 iNKT 细胞激活的特异性，增强激活效率。

（2）载有 α-GalCer 的微小载体在 iNKT 细胞抗肿瘤免疫治疗中的应用。目前一些具有生物降解特性的微小载体（nanovectors）进入了大家的视野，成为研究的热点。微小载体（直径＜ 1 μm）作为微小的运输载体，将 α-GalCer 运输给 DC 细胞，进而激活 iNKT 细胞。由于具备与体内活性分子相似的生物学特性，微小载体在应用中的不良反应发生率很低。与可溶性的游离 α-GalCer 相比，微小载体携带的 α-GalCer 更易被 APC 摄取，且微小载体能持续缓慢地释放 α-GalCer，有助于 iNKT 细胞活化状态的持续。现研究较多的微小载体包括：①包被 α-GalCer 的二氧化硅微粒，可被 DC 细胞和 CD169$^+$ 巨噬细胞摄取，从而激活 iNKT 细胞。该微小载体的生物作用已在小鼠体内模型中得到验证。②聚乳酸-羟基乙酸共聚物（PLGA）是一种可降解的功能高分子有机化合物，具有生物相容性良好、无毒、成囊和成膜性能良好等特点，已被广泛应用于临床。研究者还发现在 PLGA 基础上的微小载体可被 DC 细胞摄取，进而激活 iNKT 细胞。马乔·费尔南德斯（Macho Fernandez）的研究团队发现将 α-GalCer 嵌入具有抗体修饰功能的 PLGA- 微小载体上后，能特异性地被 CD80$^+$ DC 细胞摄取，激活 iNKT 细胞介导的固有免疫反应。此外，麦基（McKee）和他的同事最先提出制备同时结合有 α-GalCer 和肿瘤抗原的微小载体，可通过 DC 的交叉呈递激活肿瘤抗原特异性的 CTL，发挥抗肿瘤效应。

（3）α-GalCer 与 DC 细胞联合在 iNKT 细胞抗肿瘤免疫治疗中的应用。DC 细胞不仅可以被 iNKT 细胞活化，参与固有免疫应答发挥抗肿瘤作用，同时还可作为 APC 参与 iNKT 细胞的活化。目前荷载 α-GalCer 的自体 DC 细胞的过继免疫治疗已处于临床试验阶段，在与其他抗肿瘤药物联合应用后获得了较好的临床疗效。例如：里克特（Richter）等对 6 名有临床症状的多发骨髓瘤患者进行 3 周期载有 α-GalCer 的 DC 及小剂量来那度胺（Lenalidomide）治疗后，发现有 4 名患者外周血中的 iNKT 细胞明显增多，体内的肿瘤相关性单克隆免疫球蛋白明显减少。山崎裕一辉（Yamasaki Kazuki）等对 10 名放化疗后复发的头颈部鳞状细胞癌患者进行 iNKT 细胞体外扩增活化后经肿瘤灌注血管回输，并将载有 α-GalCer 的 APC 经鼻腔黏膜注射，最终 5 名达部分缓解（PR），5 名达到疾病稳定（SD）。

（4）α-GalCer 与肿瘤疫苗联合在 iNKT 细胞抗肿瘤免疫治疗中的应用。iNKT 细胞在获得性免疫应答反应中发挥着重要的抗肿瘤作用。研究发现，向载有 α-GalCer 的 DC 细胞中转入肿瘤相关性抗原后，iNKT 细胞的抗肿瘤效应明显增强，并已在多种血液系统恶性肿瘤及实体肿瘤中得到证实。例如，将载有 α-GalCer 并带有乳腺癌相关抗原 HER-2 的 DC 细胞输入体内，特别是与一些减轻免疫抑制的药物（如吉西他滨等）联合应用时，可获得明显的抗肿瘤治疗效果。尽管如此，由于人体外周血中的 DC 细胞数量较低，体外大量扩增及纯化的技术难度大、费用高，目前应用于临床还有一定的难度。因此，一些研究者提出，外周血中大量存在的活化 B 细胞，尤其是被 iNKT 细胞激活的 B 细胞，可发挥类似 DC 细胞样的抗原呈递作用，进而反向激活 iNKT 细胞，使其发挥抗肿瘤效应。目前研究者已应用小鼠肿瘤模型证实表达有肿瘤相关抗原及 α-GalCer 的活化 B 细胞可取代 DC 细胞发挥 APC 作用。此外，现已出现具有 CD1d 的人工合成抗原呈递细胞（artificial antigen presenting cell，aAPC)，aAPC 是一种非细胞组成的系统，由携带 α-GalCer 的 CD1d-Ig 二聚体及抗 CD28 的单克隆抗体组成，虽目前尚未应用于临床试验，但有望成为一种实现 iNKT 细胞体内扩增、活化的手段。

2. 靶向 iNKT 细胞的临床应用前景　在目前的临床试验中，应用 α-GalCer 激活 iNKT 细胞发挥抗肿瘤作用的疗效，尤其在晚期肿瘤患者中的疗效尚未得到充分的证实。如何充分发挥 iNKT 细胞的抗肿瘤免疫效应一直是肿瘤免疫领域的瓶颈。近年来，应用嵌合抗原受体（CAR）或重组 TCR（recombinant TCR，rTCR）靶向 T 细胞的免疫治疗方式已在 B 系急性淋巴细胞白血病（B-ALL）及骨髓瘤等多种疾病的治疗中获得良好的疗效。其中，CAR-T 在 B-ALL 中的反应率高达 90%。然而，目前临床上制约 CAR-T 及 rTCR-T 细胞应用的瓶颈在于其高发的严重不良反应，比如移植物抗宿主病（GVHD）、细胞因子释放综合征等。有趣的是，在临床前研究中，研究者们发现 iNKT 细胞并不导致或可明显减少 GVHD 的发生，提示 iNKT 细胞可作为一种更为安全的治疗选择。目前，研究者们已成功构建可以稳定表达靶向成神经细胞瘤的 iNKT 细胞及靶向 B-ALL 的 CD19 CAR-iNKT 细胞，并在体外及动物体内实验中证实了 CAR-iNKT 细胞的抗肿瘤效应。为了比较 CAR-T 与 CAR-iNKT 细胞对 GVHD 的影响，研究者们分别将 CAR-T 及 CAR-iNKT 细胞注入人源化小鼠体内，发现 CAR-T 细胞输注后出现小鼠肝及肺的严重 GVHD，而 CAR-iNKT 细胞输注后并未观察到 GVHD。尽管如此，CAR-iNKT 细胞的有效性及安全性仍需要临床试验的进一步证实。

（五）结束语

NKT 细胞的三种亚型具有不同的功能，在抗肿瘤免疫中呈现出两面性。其中，iNKT 细胞作为连接固有免疫和获得性免疫的桥梁，可在体内发挥较为持久的抗肿瘤作用，目前已成为抗肿瘤免疫治疗研究的热点，并开始逐渐应用于临床。无论体外扩增还是体内激活，不同的治疗方式已为 iNKT 细胞的抗肿瘤治疗提供了新的思路，但如何有效地应用于临床仍是目前面临的问题。目前 iNKT 细胞治疗肿瘤的研究仍处于临床试验阶段。但我们相信随着对 iNKT 细胞认识的逐步深入，iNKT 细胞抗肿瘤治疗将不断完善并应用于临床，为肿瘤的治疗开辟新的途径。

（李玲玉　崔久嵬）

三、 NK 细胞的临床试验及进展

21 世纪以来，以药物和细胞为基础的肿瘤治疗发展到繁荣阶段，细胞免疫治疗已逐步成为肿瘤细胞治疗的重要组成部分。NK 细胞的杀伤作用在多种恶性肿瘤中比 T 细胞具有更显著的优势，但 NK 细胞在临床治疗中的应用还有待大力开发。目前，在 NK 细胞的活化和抑制功能方面以及使肿瘤对 NK 细胞敏感从而增强 NK 细胞抗肿瘤效果的科学研究日益增多。对体外扩增 NK 细胞及增强 NK 细胞向肿瘤趋化能力的研究，也为 NK 细胞治疗提供了新的认识。以 NK 细胞为基础的肿瘤免疫治疗已开展多项临床试验并取得一定疗效，为肿瘤患者带来了希望。

NK 细胞是从骨髓中 CD34+ 造血祖细胞分化而来的淋巴细胞，主要分布于外周血、脾脏和肝脏，是抗感染和抗肿瘤免疫的第一道防线。炎症和其他因子可以触发 NK 细胞向几乎所有组织中迁移。NK 细胞最重要的特点是不需要预先致敏即可溶解肿瘤细胞。与 B 细胞和 T 细胞相反，NK 细胞也不需要通过基因重组来获得抗原特异性受体。NK 细胞通过其表面的一系列受体来靶向肿瘤细胞从而发挥杀伤功能。传统观点认为 NK 细胞是固有免疫细胞，但目前的研究已发现，在对特定刺激的反应中，NK 细胞可以长期存活并且呈现出记忆效应，而且这部分 NK 细胞表达了与记忆性 T 细胞类似的表面标志物，这种现象挑战了既往的观点，因为这些特点是获得性免疫的部分特点。

（一）NK 细胞的抗肿瘤免疫效应

NK 细胞的识别和杀伤功能主要通过两大类受体实现：能够激发 NK 细胞杀伤作用的活化型受体和能够抑制 NK 细胞杀伤作用的抑制型受体。正常情况下，NK 细胞的抑制型受体主要识别靶细胞表达的 MHC-Ⅰ类分子，产生抑制信号，从而避免 NK 细胞对"自己"的攻击；肿瘤细胞因为 MHC-Ⅰ类分子表达减弱或丢失，无法传递抑制信号，从而导致 NK 细胞活化并诱发杀伤作用。因此 NK 细胞可杀伤肿瘤细胞，而对机体正常的自身细胞无细胞毒作用。NK 细胞主要通过以下三种方式发挥杀瘤效应：一是直接杀瘤效应，即肿瘤细胞 MHC-Ⅰ类分子表达低下或异常，缺乏抑制信号，导致 NK 细胞激活。NK 细胞活化型受体能直接识别结合分布于某些肿瘤细胞上的配体，通过穿孔素和颗粒酶途径直接诱导肿瘤细胞凋亡和靶细胞的溶解破裂，发挥杀伤效应。二是通过表达膜 TNF 家族分子的杀瘤效应。NK 细胞可表达膜 TNF 家族分子，如 FasL、TRAIL 等，这些膜分子与肿瘤细胞膜上表达的相应配体结合从而杀死肿瘤细胞。三是借助抗体依赖细胞介导的细胞毒（ADCC）作用发挥特异性抗肿瘤作用。NK 细胞表达 Fc 受体，可以通过其 Fab 端特异性识别肿瘤，Fc 端与 NK 细胞 FcγR 结合，产生杀瘤效应。某些细胞因子如 IFN-γ、TNF 和 IL-2 等，可有效地促进 NK 细胞表面 Fc 受体的表达，增强其 ADCC 作用。

（二）NK 细胞的临床应用

自体和异体 NK 细胞已经被广泛用于多种恶性肿瘤治疗的临床试验。基于 NK 细胞最早在血液中发现，以 NK 细胞为基础的免疫治疗在血液系统恶性肿瘤中已经获得成功。目前在多种实体瘤中的临床试验也在开展。肿瘤患者的 NK 细胞来源于外周血单个核细胞（PBMC），在体外应用细胞因子扩增后回输至患者体内达到抗肿瘤的效果。尽管大部分研究仍然正在进行，但临床试验已经表明自体 NK 细胞输注治疗是安全的（表 2-3）。目前，异体 NK 细胞在转移性恶性黑色素瘤、肾癌、霍奇金淋巴瘤和急性髓系白血病中也有广泛的应用，并取得了一定的治疗效果。

表 2-3 NK 细胞治疗肿瘤的临床试验（部分）

疾病类型	细胞来源	临床试验期别	临床试验结果
白血病、淋巴瘤、实体肿瘤、肉瘤	NK-92 细胞	Ⅰ 期	未发现输注相关及远期不良反应，15 例患者中 1 例稳定，12 例进展，2 例混合反应
高危型急性髓细胞性白血病	半相合 NK 细胞	Ⅰ 期	未发现相关不良反应，7 例中 3 例完全缓解，1 例部分缓解，3 例进展
进展期非小细胞肺癌	半相合 NK 细胞	Ⅰ 期	未发现不良反应，15 例中 2 例部分缓解，6 例稳定，7 例进展，中位生存期 15 个月
食管癌、结直肠癌、胃癌、肾癌	自体 NK 细胞	Ⅰ 期	未发现 3 级及以上不良反应，共 8 例，均无临床反应

2015 年 4 月，一项为期 10 年的临床试验表明，半相合 NK 细胞移植是一种使急性髓细胞性白血病（AML）缓解的很有前途的治疗方法。自 2005 年开始，研究者为了研究 NK 细胞治疗的可行性、安全性和植入性，进行了一项白血病行 NK 细胞治疗的临床试验。该临床试验（NKAML）共招募了 10 例（0.7~21 岁）已完成化疗并处于首次完全缓解期的 AML 患者。入组患者接受环磷酰胺（60 mg/kg）和氟达拉滨 [25 mg/（m^2·d）] 治疗，随后接受杀伤免疫球蛋白样受体 – 人类白细胞抗原（KIR–HLA）错配的 NK 细胞（中位数 29×10^6/kg）输注治疗，以及每周 3 次 IL-2（10^6 IU/m^2）注射，连续注射 2 周。在移植后第 2、7、14、21 及 28 天对 NK 细胞的嵌合体、表型和功能进行检测。所有患者都获得了有意义的 KIR–HLA 错配的 NK 细胞的扩增。临床观察发现 NK 细胞移植的非血液学毒性有限，未出现移植物抗宿主病。平均住院时间为 2 d。在 964 d 的中位随访时间内所有患者均处于缓解期。2 年无复发生存率估计为 100%（95% CI：63.1%~100%）。

虽然传统的同种异体造血干细胞移植（allogeneic hematopoietic stem cell transplantation, Allo-HSCT）在 AML 患者的治疗中是有效的，但这种疗法有 21%~26% 的复发率和约 16% 的治疗相关死亡率。此外，造血干细胞移植（HSCT）相关并发症的发病率、迟发副反应和高费用也是这种疗法的潜在问题，所以亟待新的治疗方法出现。NK 细胞治疗具有副反应小、安全有效且治疗相关费用偏低等优点，有望为恶性血液疾病患者提供新的治疗选择。为确定 NK 细胞治疗是否能够安全替代造血干细胞移植，并减少儿童白血病的复发风险，上述团队又进行了 II 期临床试验，以评估 AML 患者中以 KIR-HLA 不匹配的 NK 细胞作为巩固治疗的疗效。试验共招募了 29 例复发性或难治性儿童白血病患者，其中 14 例未接受过 HSCT，15 例为接受过 HSCT 后复发患者。对患者行化疗及半相合 NK 细胞输注（具体方法如前所述）。该试验结果表明，未接受过 HSCT 的 14 例患者中有 10 例出现治疗反应（71.4%）；15 例既往接受过 HSCT 的患者中 10 例有治疗反应（66.7%），其中 5 例患者仍然存活，疾病无进展。

（三）针对 NK 细胞的免疫检查点抑制剂

免疫检查点抑制剂的上市使不少肿瘤患者从中获益，目前多数为针对 T 细胞的抑制剂，PD-1 抑制剂虽然主要靶向 T 细胞，但也有报道发现，部分人群外周血中也存在高表达 PD-1 的 NK 细胞亚群，并证实 PD-1 抗体可逆转其功能耗竭，提示 PD-1 抑制剂在免疫治疗中对 NK 细胞的作用也值得关注。目前针对 NK 细胞的抑制性受体包括 KIR、NKG2A、Tim3、TIGIT 等已开发相应抑制剂，其中靶向 NKG2A、TIGIT 的抑制剂已进入临床研究阶段。

（四）应用经过工程改造的 NK 细胞根除肿瘤

经过工程改造的 NK 细胞和细胞系的效能在临床前研究中已经被强调过，包括细胞因子（IL-2、IL-15、SCF）转基因和用 CAR（CD19、CD20、ERBB2、CD33、CEA、GD2）来重定向 NK 细胞的表达（表2-4）。大部分工程改造方法已经在体外杀伤实验中证明了 NK 细胞效能的提高，即通过提高 NK 细胞的扩增、生存能力及靶向性，增强其体外抗肿瘤活性。这些方法在临床试验中能否成功仍待进一步验证。

表 2-4　基因改造的异体 NK 细胞扩增临床试验

靶向基因	NK 细胞来源	疾病类型	临床试验期别	文献作者 / 临床试验编号
CD19	半相合 NK 细胞扩增	ALL	I 期	St. Jude Children's Research Hospital (NCT00995137)
CD19	半相合 NK 细胞扩增	ALL	II 期	National University Health System, Singapore (NCT01974479)
HER-2	NK-92 细胞扩增	乳腺癌	临床前试验	Liu 等
CD20	NK 细胞扩增	CD20⁺B-NHL	临床前试验	Chu 等
GD2	NK 细胞扩增	成神经细胞瘤	临床前试验	Esser 等

续表

靶向基因	NK 细胞来源	疾病类型	临床试验期别	文献作者 / 临床试验编号
NKG2D	NK 细胞扩增	多种肿瘤细胞（B-ALL 等）	临床前试验	Chang 等
IL-12	IL-2 活化的 NK 细胞	B16 肺肿瘤	临床前试验	Goding 等

注：ALL，急性淋巴细胞白血病；B-NHL，B 细胞 - 非霍奇金淋巴瘤；B-ALL，B 系急性淋巴细胞白血病

（李　玉）

四、DC-CIK、TIL 的临床试验及进展

（一）DC-CIK 在肿瘤免疫治疗中的临床应用及进展

DC-CIK 免疫疗法是目前肿瘤生物治疗较成熟的方案之一。DC 是抗原呈递细胞，呈递的抗原与 MHC 形成的抗原肽复合物被 T 细胞的 TCR 识别，启动 MHC-Ⅰ类限制性细胞毒性 T 细胞（CTL）反应和 MHC-Ⅱ类限制性的 CD4$^+$ Th1 反应，使 T 细胞杀伤肿瘤细胞。DC 是在体外将单个核细胞在 IL-4 和 GM-CSF 的诱导下分化而成的，DC-CIK 免疫疗法是用经抗原刺激的 DC 诱导 CIK 细胞产生特异性肿瘤杀伤作用的治疗技术，即将 DC 与 CIK 细胞进行共同培养而使之成为杀伤性细胞群体（DC-CIK）。因此，DC-CIK 免疫疗法是先抽取分离患者外周血单个核细胞（PBMC），然后在体外进行培养、诱导和激活等一系列操作，使其具备抗肿瘤的活性后，再把这些本来就来源于患者自身并在体外活化了的抗肿瘤细胞回输到患者体内，让这支经过特殊训练的"特种部队"去杀灭肿瘤细胞。

1. DC-CIK 免疫疗法的作用机制　DC-CIK 具有较强的抗肿瘤功能，其作用机制如下。

（1）DC 与 CIK 细胞共培养后，DC 能促进 CIK 细胞的增殖，提高 CIK 细胞的抗肿瘤活性，同时共培养上清液也能促进 DC 的成熟。

（2）DC 能够促进 CIK 细胞分泌更多的细胞因子如 IL-2、IFN-γ、颗粒酶 -B 和穿孔素等使 CIK 细胞的抗肿瘤能力增强。

（3）DC 与 T 细胞结合可分泌大量的细胞因子 IL-12、IL-18，激活 T 细胞增殖，诱导 CTL 产生，产生清除肿瘤的作用。

（4）DC-CIK 回输后可以激活机体免疫系统，提高机体的免疫功能。

2. DC-CIK 的制备流程　DC-CIK 免疫疗法的治疗过程分为 PBMC 采集、体外诱导及回输三部分。

（1）手术患者：手术前采集患者外周血 80 mL，分离出单个核细胞并诱导、培养 DC 和 CIK 细胞，同时从手术获取的新鲜肿瘤组织中提取肿瘤抗原，制备成 DC 疫苗，一周后将 DC 疫苗和 CIK 细胞

回输患者体内。

（2）非手术患者：采集患者外周血 50~100 mL，分离出单个核细胞，再将分离出的单个核细胞放在超洁净实验室进行诱导、激活，定向培养出 DC-CIK 细胞，待细胞成熟后，再将 DC-CIK 细胞分次回输到患者体内。

一般一个疗程分 6 次进行体内回输，每次细胞培养大约 14 d 完成（图 2-3）。

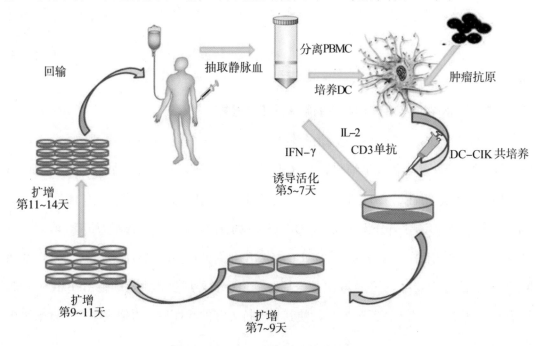

图 2-3　DC-CIK 制备及回输流程图

3. DC-CIK 免疫疗法的临床应用　DC-CIK 免疫疗法适用于各种不同病程肿瘤的治疗（T 细胞淋巴瘤除外）。目前 DC-CIK 免疫疗法在临床应用较为广泛，被证实是安全、有效的。在肾癌、非小细胞肺癌、白血病、乳腺癌、多发性骨髓瘤等肿瘤患者中应用了 DC-CIK 细胞治疗，并取得了一定的疗效。临床结果显示：DC-CIK 细胞治疗组与对照组相比，患者治疗后 T 细胞比例上升且分泌细胞因子能力提高，抗肿瘤活性增强，患者生活质量改善，整体生存期延长。如用手术切除组织提取肿瘤裂解物负载 DC 后同 CIK 共培养，之后回输给肾癌术后患者，3 年无病生存率为 96.7%，远高于对照组的 57.7%。DC-CIK 免疫疗法在肺癌的治疗中也有较好的疗效，延长了患者的生存时间并改善了生活质量。

4. DC-CIK 免疫疗法与化疗、放疗和免疫检查点抑制剂的协同作用　单一的肿瘤治疗手段疗效有限，因此肿瘤的有效治疗依赖于手术、放疗、化疗和细胞免疫治疗等方法的有效配合，即综合治疗。化疗或者放疗诱导部分肿瘤细胞死亡，肿瘤裂解释放的抗原被 DC 摄取后呈递给效应细胞，活化并刺激抗原特异性 T 细胞的扩增，进而增强抗肿瘤效应。已有 DC-CIK 免疫疗法联合化疗治疗转移性乳腺癌、非小细胞肺癌、宫颈癌等的报道，在 DC-CIK 免疫疗法联合放疗治疗老年食管癌患者的研究中，与对照组相比，DC-CIK 治疗能够明显提高患者的免疫力，减少恶性肿瘤术后复发和转移，降低放化疗的毒副作用，延长患者的生存期。在实体瘤治疗中开展的Ⅰ期临床试验结果显示，回输经免疫检查点抑制剂活化的 DC-CIK 是安全的且能够增强抗肿瘤活性。

5. DC-CIK 免疫疗法的优势和局限性　DC 细胞能够准确识别肿瘤抗原并将信息传递给人体免疫系统，CIK 是人体免疫系统中的天然肿瘤杀伤细胞，可通过发挥自身细胞毒性和分泌细胞因子杀伤肿瘤，两者联合可以显著抑制肿瘤细胞生长，最大限度调动患者自身的免疫系统对抗肿瘤。DC-CIK 免疫疗法的另一大优势是免疫细胞的来源方便，能够连续多次回输，迅速增强人体免疫系统功能，明显改善患者的生活质量，延长肿瘤患者的生存期。DC-CIK 具有较强的抗肿瘤效果，能够清除术后、放疗或化疗后的微小残留病灶，降低肿瘤患者的远期复发率。此外，DC-CIK 已被证实安全性高、副作用极小，具有良好的治疗顺应性等优点。

DC-CIK 免疫疗法也具有一定的禁忌证，如严重的肝肾功能异常者、严重凝血功能异常者、严重感染未控制或高热患者、严重的心脑血管疾病患者、严重的糖尿病患者、严重自身免疫性疾病患者、妊娠或哺乳期妇女、T 细胞淋巴瘤患者以及严重过敏体质者等。尽管 DC-CIK 在体外实验中抗肿瘤效果较强，且与单独 CIK 相比，DC-CIK 功能更强，但是，在临床应用中也存在一定的局限性，如输注的细胞分化状态高、在体内存活时间短等影响了其治疗效果。如何优化培养 DC-CIK 并使其与其他免疫治疗更好地结合是未来研究的方向之一。

（二）TIL 在肿瘤免疫治疗中的临床应用及进展

细胞过继免疫治疗通过向患者体内输注自体或同种异体的免疫细胞而发挥抗肿瘤作用，并在多种肿瘤治疗中显示了较好的疗效。细胞过继免疫治疗的效应细胞包括 NK 细胞、LAK 细胞、CIK 细胞、肿瘤浸润淋巴细胞（TIL）等，其中 TIL 被认为是疗效最为肯定的治疗手段，清髓后回输体外培养的 TIL 能够使转移性黑色素瘤患者达到 49%~72% 的肿瘤消退。TIL 治疗是一种细胞过继的抗瘤治疗，即采集、分离患者肿瘤组织浸润淋巴细胞或引流淋巴结中的淋巴细胞（主要是肿瘤特异性 CD8[+] CTL），在体外扩增后增强其特异性肿瘤杀伤活性，进而达到抗肿瘤的效果。其主要来源为手术切除所获得的实体肿瘤组织和浸润淋巴结或癌性胸（腹）腔积液等。TIL 的聚集程度与肿瘤患者的预后相关，TIL 中 CD8[+] T 细胞的数量可以作为判断肿瘤预后的一个独立指标。肿瘤微环境中 TIL 功能抑制的机制之一是免疫检查点在 T 细胞表面高表达，因而 TIL 联合免疫检查点抑制剂治疗将产生协同的抗肿瘤疗效。

1. TIL 的制备和主要成分　在患者手术过程中，切取肿瘤组织置于含有无菌培养基的容器中，然后在超级净化培养间中将肿瘤组织剪成 4~6 mm² 小块，经组织均浆制备成单细胞悬液，用含有一定量 IL-2 的培养液培养，然后用磁珠分选法获取 CD8⁺ T 细胞，用照射过的外周血单个核细胞作为饲养细胞，在 IL-2 和抗 –CD3 的活化下扩增。回输前检测细胞的数量、活性、细胞亚型和分泌内因子的功能等，并进行细菌、真菌、内毒素等质控检测。

TIL 成分比较混杂，一般来说，大部分为 CD3⁺ T 细胞，不同个体之间，TIL 的组成具有一定的差异性，如 CD4⁺ T 细胞、CD8⁺ T 细胞的比例不同，大多数情况下 TIL 以 CD8⁺ T 细胞为主。TIL 中的 Treg 细胞比例较低，随着体外加 IL-2 培养时间的延长，CD25⁺ T 细胞的比例逐渐升高，而 NK 细胞的标记在 TIL 体外加 IL-2 的培养过程中有先增高后降低的趋势。磁珠分选 CD8⁺ T 细胞后培养能够避免非特异性扩增，此外研究证实在 TIL 培养过程中加入 4–1BB 抗体能够激活 CD8⁺ T 细胞并增强其释放内因子的功能（图 2-4）。

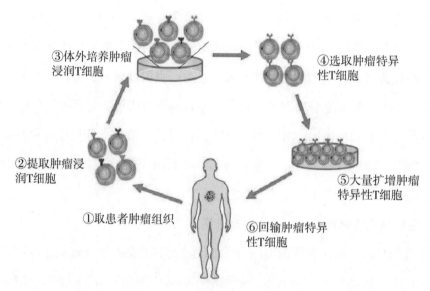

③体外培养肿瘤浸润T细胞

④选取肿瘤特异性T细胞

②提取肿瘤浸润T细胞

⑤大量扩增肿瘤特异性T细胞

①取患者肿瘤组织

⑥回输肿瘤特异性T细胞

图 2-4　TIL 的制备及回输流程图

2. TIL 的临床应用　1986 年罗森博格等首次报道了 TIL。应用 TIL 静脉回输并联合 IL-2 和环磷酰胺治疗 20 例恶性黑色素瘤患者，其中 12 例患者的肿瘤达到部分或者完全消退的临床疗效；在转移性葡萄膜黑色素瘤患者中也取得了一定的疗效。在一项 20 例局部进展期鼻咽癌患者应用自身 TIL 治疗联合放化疗的临床试验中，仅出现较轻的毒副作用，其中 18 例患者得到明显缓解。随着研究的不断扩展和深入，TIL 治疗在肾癌、肺癌、食管癌等实体瘤的治疗中也取得了喜人的临床疗效。

3. TIL 与化疗、放疗和靶向药物的协同作用　细胞过继免疫治疗与放、化疗联合具有相互协同作用，能进一步提高肿瘤患者治疗效果。放疗诱导肿瘤细胞的凋亡，肿瘤细胞溶解后释放的抗原可经 APC 呈递给回输的免疫细胞，进一步产生特异性更强的抗肿瘤作用。因而，在恶性肿瘤的治疗过程中，TIL 与化疗、放疗的联合应用或者交替应用，在某些进展期肿瘤临床应用方面有较好的前景。TIL 联合化疗治疗恶性黑色素瘤或与放疗联合治疗 NSCLC 都已取得了较好的治疗效果。101 例转移性恶性黑色素瘤患者随机分为两组，非清髓性化疗联合或不联合全身照射（1200 cGy）后过继回输 TIL，结果显示 24% 患者持续完全缓解超过 3 年，是否联合全身照射两组无明显差异。TIL 联合维莫非尼治疗 11 例恶性黑色素瘤患者，64% 患者客观缓解，其中 2 例患者完全缓解超过 3 年。

4. TIL 治疗的优势和局限性 肿瘤微环境内免疫抑制的存在，大大限制了 TIL 的杀伤功能。而在体外培养的过程中，TIL 脱离肿瘤微环境，其增殖和功能得到修复，扩增后回输患者具有杀灭肿瘤的特异性和高效性，肿瘤抗原特异性 T 细胞能够特异性杀伤肿瘤细胞而对不表达该抗原的正常组织不具有杀伤性，从而减少了治疗相关副反应。

TIL 治疗的使用也具有一定的局限性。第一，TIL 制备技术复杂：通常需要筛选上百个甚至几百个 T 细胞克隆才能得到肿瘤特异性的 TIL，TIL 的扩增限制着其应用。第二，效应时间短：TIL 在 T 细胞分类中属于效应 T 细胞，虽然杀瘤功能强大但是寿命短，在体内发挥的抗肿瘤作用时间短。第三，样本来源有限：局限于新鲜且无菌保存的肿瘤组织样本，对于那些无法提供此类样本的患者，无法提供 TIL 治疗。第四，组织标本小：部分肿瘤患者由于 TIL 数量过少，无法从肿瘤组织样本中分离得到足够的 TIL，而这类患者往往预后更差。此外，来源于手术切除的肿瘤组织的 TIL 回输只能用于单次回输。

5. TIL 的临床应用前景 在 TIL 中能够有效杀伤肿瘤细胞的免疫细胞为抗原特异性T细胞，但从每一个患者的外周血和组织中很难获取足够数量的抗原特异性T细胞用于回输。基于此，分离和扩增 TIL 或者使用肿瘤特异性TCR基因转染修饰T细胞的技术已被优化，且能够获取到具有功能的抗原特异性T细胞的受体，随着技术的完善和成本的降低，未来的治疗会有更好的发展前景。此外，免疫检查点CTLA-4和PD-1的单克隆抗体掀开了免疫治疗的新章节，而免疫治疗的联合应用也将大大提高抗肿瘤效果。

（陈新峰）

五、TCR 基因工程化 T 细胞的临床试验及进展

利用基因工程修饰抗原特异性 T 细胞的受体的 T 细胞过继免疫治疗在治疗恶性肿瘤方面已经证明了可行性及治疗潜能。为明确 TCR 基因治疗更广泛的临床应用，本文从 TCR 基因工程化 T 细胞的治疗方面进行详细阐述，有针对性地介绍实施策略、临床应用效果及相关问题等。

（一）TCR 基因工程化 T 细胞治疗的概念及机制

1. 概念　T 细胞表面表达一种异二聚体 αβ 受体，即 TCR。这种受体识别抗原肽与 MHC 结合的复合物。编码 TCRαβ 链的基因能够从患者体内对肿瘤有应答作用的 T 细胞中分离和克隆出来，这些基因通常以病毒或非病毒的技术转导入 T 细胞内。以这种方式，大量的抗原特异性 T 细胞能够快速地产生。表达修饰后的 TCR 的 T 细胞（TCR-T）对表达靶向抗原和释放 Th1 细胞因子（包括 IFN-γ、GM-CSF、TNF-α）的肿瘤细胞有应答。此外，TCR-T 细胞可以增殖并直接杀伤靶细胞，提示 T 细胞的功能与活性能够用这种策略有效地重定向。

临床 TCR 基因治疗的原则为：克隆功能性 T 细胞的 TCRαβ 链；将 TCRαβ 基因转染给 T 细胞；转染后的 T 细胞体外扩增；输注基因工程化 T 细胞给患者（图 2-5）。在这种情况下，TCRα 和 β 基因作为一种现成的试剂对表达特定抗原和 HLA 限制性分子的肿瘤细胞起到应答作用。

TCR 基因治疗技术提供了一个良好的解决方法：针对转导特异性 TCR 的 α 和 β 链的 T 细胞，可诱导其 TCR 靶点的特异性重定向，通过转导目的抗原的高亲和性 TCR 基因产生大量抗原特异性 T 细胞。摩根（Morgan）等第一次在人体展示了这种基因修饰 T 细胞的治疗潜力，证实了在接受恶性黑色素瘤相关抗原 MART-1 特异性 TCR 基因转导的自体 T 细胞过继免疫治疗的转移性恶性黑色素瘤患者中，2/15 患者肿瘤消退。

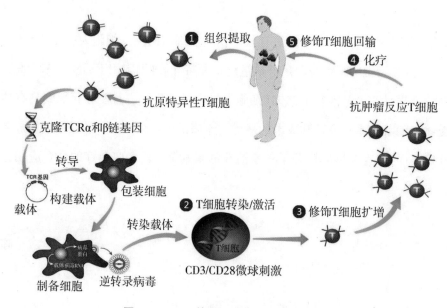

图 2-5　TCR 基因工程化 T 细胞治疗流程

2. 机制　TCR 基因工程化 T 细胞治疗需要从个体肿瘤患者体内分离出肿瘤特异性效应性 T 细胞，因为 TCR 转导的 T 细胞呈现肿瘤特异性识别。已经证实，体外 TCR 基因修饰的 T 细胞在识别抗原阳性的肿瘤细胞后分泌免疫激活因子，如 IFN-γ、IL-2 及 TNF-α，表现出抗原特异性毒性，发生抗原刺激反应性增殖。在早期的临床研究中，用拮抗恶性黑色素瘤分化抗原 MART-1 和 gp100 TCR 修饰的淋巴细胞，过继性治疗淋巴清除的肿瘤患者导致癌症消退。

这种技术通过对肿瘤抗原特异性的 *TCR* 基因进行修饰，使正常的 T 细胞被赋予肿瘤抗原特异性，进而识别表达肿瘤抗原的肿瘤细胞。该技术可以产生大量的肿瘤抗原特异性的 T 细胞，并应用于临床治疗。目前，通过优化基因表达和基因转染技术，TCR 基因转染系统已经取得了很大的进步。质粒和蛋白修饰使转入人淋巴细胞内的 TCR 链有很好的表达，同时降低了同内源性 TCR 链之间的错配。初步的临床试验研究表明，TCR 基因修饰的 T 细胞在体内可以介导肿瘤的消退。

（二）靶抗原的选择

理想的靶抗原应该是选择性表达于肿瘤组织而不表达于正常组织，因此不会诱发针对自身的免疫反应。同时，靶抗原应该有足够的免疫原性来激发有效的抗肿瘤免疫反应。

肿瘤相关抗原可以分为如下四类。

1. 分化抗原　表达在肿瘤发展或者细胞分化的不同阶段的细胞表面蛋白。依据这些抗原的表达，可以从周围的正常细胞中识别肿瘤细胞，但正常细胞并不是完全没有表达。MART-1、gp100、CEA 和 TRP1/2 均属于此类抗原。

2. 过表达抗原　与正常细胞相比，非选择性表达，但高表达于肿瘤细胞的表面蛋白。例如 HER-2 和 survivin。

3. 癌 - 睾丸抗原（CTA）　仅表达于肿瘤和限制性正常组织的蛋白。例如 MAGE-A1、MAGE-C2、NY-ESO-1。

4. 新抗原　源于肿瘤细胞基因突变或畸变的蛋白。这些蛋白只表达于肿瘤细胞而不表达于正常细胞。例如变异蛋白 P53、BRAF 激酶和 CDK4。

（三）T 细胞的选择

针对肿瘤抗原的 T 细胞反应通常是逐渐下调的，大部分处于较低水平。首先，激活的 T 细胞在胸腺发育过程中将被清除；其次，外周 T 细胞可能更易于反应无能；第三，瘤内 T 细胞处于免疫抑制的微环境，可能需要增强的共刺激信号。为克服这些 T 细胞耐受机制，可以优化 T 细胞的选择。

1. 增强功能性 T 细胞的亲和力　T 细胞亲和力指 T 细胞对特定浓度的识别肽抗原产生反应的能力，可以通过一些策略来增强 T 细胞亲和力，包括通过基因工程转入高亲和性的 TCRαβ，增加 TCR 对肽 -MHC 的亲和性等。

（1）增加 TCR 转基因的表达水平：增强 TCR 转基因的表面表达首先可以通过优化 TCR 基因转入方法学来实现，包括基因转入方法的选择、最佳载体成分的使用和转基因盒子的使用。另外，还可以通过限制或消除 TCR 错配来增强 TCR 转基因的表面表达。

（2）增强 TCRαβ 转基因亲和力：肿瘤特异性 TCR 亲和力的增强，依赖于最优 TCR 亲和力窗口的存在。这种亲和力窗口的存在基于下面的观察：HLA-A2 限制性病原特异性 TCR 有一个 KD 值，低于 HLA-A2 限制性肿瘤相关自身抗原。另有研究支持这一观点，高亲和力 MART-1/HLA-A2 TCR 介导的肿瘤缓解率要明显优于低亲和力 MART-1/HLA-A2 TCR，而且，亲和力增强的 NY-ESO-1 TCR 介导的临床效果更好。

（3）T 细胞协同信号：T 细胞协同信号由共刺激分子和共抑制分子及它们的配体相互作用，以及 TCR 和肽-MHC 相互作用来介导。研究最多的 T 细胞共刺激和共抑制分子分别是 CD28 和 CTLA-4，它们都与 APC 表面的配体 CD80 和 CD86 相互作用。最近又出现了新的共刺激和共抑制分子，包括 ICOS、4-1BB、OX40、CD40、BTLA 及 PD-1。

（4）T 细胞分化：幼稚 T 细胞分化为 CD8$^+$ Teff 或 CD4$^+$ Th1/Th17 是 T 细胞发挥完整的抗肿瘤效应的必要条件，T 细胞分化需要周围环境中多种细胞因子的刺激。T 细胞分化至某一亚型并非恒定不变，尤其是 Th 细胞亚型有明显的可变性，可能会转为另外的 Th 细胞亚型。CD8$^+$ 和 CD4$^+$ T 细胞的分化遵循同样的原则，但是在不同的条件下，显示了不同的结果。

2. 提高 TCR 基因工程化 T 细胞的疗效　自从首次报道了 TCR-T 细胞在转移性恶性黑色素瘤的应用以来，人们在提高这种方法的效果方面已经做了很多努力。首先转基因 TCR 的亲和力能够通过诱导氨基酸替换到 αβ 链互补决定区尤其是与肽结合的 CDR3 区进一步提高。一方面，质粒设计的提高，导致 TCR 表面表达的增高，这与对特异性抗原增长的反应性相关。另一方面，引入半胱氨酸以形成链间二硫键，能够防止从内源性的 TCR 链修饰的 TCR 导入的 α 和 β 链发生错配。另外，这种错配能够减少 TCR 的表达和降低生物功能。此外，外源性细胞因子（如 IL-2）和非骨髓抑制的淋巴结病可能增加与阳性临床反应相关的转染的 T 细胞的持续性。

（1）转导 TCR 表面表达的最大化：当达到阈值数量的 TCR 与肽-MHC 相互作用，T 细胞被激活获得功能。尽管通过共刺激可改变阈值水平，T 细胞的激活仍严重地依赖于细胞表面的 TCR 数量以及 TCR 与其抗原的亲和性，优化这两个属性对 TCR 基因治疗的成功是至关重要的。

转导 TCR 的组装及表面表达是个复杂的过程，需要把转导的 α、β 链组装形成异源二聚体，然后结合到 4 条不变的 CD3 链（γ，δ，ε 和 ξ）中。不完整的 TCR-CD3 复合物在内质网被降解。错配的 TCR 与引入的 TCR 争夺 CD3，抑制了 T 细胞通过引入的 TCR 对抗原识别的重定向；更严重的是，错配可能产生自身抗原特异性的 TCR，导致产生自身反应性 T 细胞，这些 T 细胞并没有经过中枢耐受，可导致致命的移植物抗宿主样综合征。

（2）鉴定高亲和性 T 细胞，增强 TCR 亲和力：至今为止，TCR 基因治疗研究集中于恶性肿瘤类疾病。一些肿瘤细胞表达的抗原，包括那些异常融合基因的产物，例如慢性髓性白血病的 bcr-abl，是肿瘤特异性抗原，这些抗原能导致强烈的 T 细胞反应。然而，很多肿瘤细胞的标志物在正常组织也有弱表达；自身 T 细胞通常低亲和性地识别自身抗原，因为高亲和性 T 细胞克隆已经通过耐受过程清除，耐受过程作为自然安全机制清除了自身反应性 T 细胞从而防止自身免疫性疾病。

为了分离出对肿瘤相关抗原具有高亲和性的 T 细胞克隆，研究人员已转向使用新的系统，其中 MHC/TAA 肽组合在耐受形成时是不表达的。

（3）产生抗原特异性辅助性 T 细胞和抑制性 T 细胞：早期的研究主要集中于抗原特异性 CD8⁺ T 细胞的产生，最近的研究已经扩大了基因治疗的目标，包括 CD4⁺ 辅助性 T 细胞和调节性 T 细胞，目的是重定向治疗用途的抗原的特异性和功能。最常见的用于 TCR 基因治疗的非 CD8⁺ T 细胞是 CD4⁺ T 细胞。CD4⁺ T 细胞参与由 MHC-Ⅱ类分子介导的肽呈递，MHC-Ⅱ类分子主要存在于专职抗原呈递细胞中，比如树突状细胞。CD8⁺ T 细胞的主要功能是细胞毒效应，而 CD4⁺ T 细胞有相反的作用，调节适应性免疫系统，增强 CD8⁺ T 细胞功能，以及诱导长期记忆。

虽然从 T 细胞分离的肿瘤抗原高亲和性 TCR 大多是 MHC-Ⅰ类分子限制性的，存在 CD8 共受体时功能最佳，但是发现在 CD8 共受体缺乏时很多 TCR 在 CD4⁺ T 细胞发挥功能。这一发现激发了研究人员极大的兴趣，因为几乎没有天然的 CD4⁺ T 细胞能够识别分离的肿瘤靶点。通过 MHC-Ⅰ类分子限制性的 TCR 基因转移能够产生肿瘤特异性的 CD4⁺ T 细胞，增强肿瘤特异性 CD8⁺ T 细胞杀瘤能力。CD4⁺ 辅助性 T 细胞的形成机制仍不清楚，可能涉及 T 细胞生长因子 IL-2 的产生，或通过 CD40/CD40L 相互作用激活树突状细胞。引入 CD8 共受体能改善 CD4⁺ T 细胞中 MHC-Ⅰ类分子限制性 TCR 的功能。

（4）促进基因修饰 T 细胞的体内存活时间：肿瘤免疫治疗成功的一大挑战是基因修饰的 T 细胞输注后在体内的存活时间。与转导传统 TCR 基因相比，这对于转导 CAR 基因的 T 细胞来说将是更大的挑战。两个使用 CAR 转导 T 细胞的 I 期临床试验数据显示体内存活时间相当有限：肿块型病变患者低至 1~7 d，大多数患者可达 6~12 d。另外，鼠和人体研究结果显示，TCR 转导的 T 细胞在输注后更倾向于长期存活。这种差异可能与早期 CAR 结构信号传导弱有关。最近 CAR 的分子改造包括插入共刺激域 CD28 或 CD27，改善了其生存时间，此外转入记忆亚群的细胞以及开发与亚群相关的基因共同转入 T 细胞，延长了 T 细胞在体内的抗肿瘤时间。

临床方案中通常用于增加输注 T 细胞存活时间的方法包括外源性 IL-2 的给予、借助放疗或化疗进行的非清髓性淋巴细胞清除。人们普遍认为淋巴细胞清除疗法可通过降低内源性 T 细胞的竞争来提高可用的 T 细胞生长因子水平。动物实验证明，若不清除淋巴细胞，输注的 T 细胞不能生存也不能清除肿瘤；而另一个方案——输注基因修饰 T 细胞的疫苗诱导的激活，不如亚致死照射的效果。

（四）TCR 基因工程化 T 细胞治疗目前应用情况

TCR 基因修饰的 T 细胞有独特的功能，如能识别表达特异性肿瘤抗原的肿瘤细胞、连续杀伤肿瘤细胞、自我复制、形成记忆及诱发肿瘤完全缓解。因为这些特性，使用某种类型的 T 细胞进行临床治疗与药物、抗体或者小分子抑制剂相比来说可能具有优越性。

T 细胞治疗的目的在于通过给患者转入自体或者体外扩增的 T 细胞来治疗肿瘤。两个不同的医学中心研究发现，利用 TIL 治疗转移性恶性黑色素瘤患者取得了约 50% 的客观缓解率。在这些完全缓解率介于 10%~22% 的临床试验中，引起重视的是患者得到了持续的完全缓解。同样，过继性回输由自体外周血 T 细胞加工而来的肿瘤特异性 T 细胞克隆可以使某些个体的转移恢复正常，10 例恶性黑色素瘤患者有 8 例取得客观缓解。此外，外周血 T 细胞与负载肿瘤抗原的 APC 共培养后回输给恶性黑色素瘤患者，7 例可评价疗效的患者中 4 例出现了临床疗效。

2014 年《科学》报道，罗森博格等从 1 例胆管癌患者 TIL 中分离出以突变抗原（ERBB2IP）为靶点的 T 细胞，在疾病进展后应用 TCR 基因工程化的 T 细胞治疗，达到完全缓解。2015 年《临床肿瘤研究》报道，在 10 例复发性食管癌患者中应用 MAGE-A4 特异性 TCR-T 细胞治疗后，3 例出现了部分缓解。另外，2015 年《自然医学》报道，琼（June）等对 20 例多发性骨髓瘤患者应用 NY-ESO-1 特异性 TCR-T 细胞治疗后，17 例达到完全缓解。2016 年陈（Tran）等报道，利用靶向 K-RAS 突变抗原的特异性 CD8$^+$ T 细胞成功使 1 例结直肠癌患者病情得到控制。2017 年陆（Lu）等对 17 例转移性肿瘤患者进行了 MAGE-A3 特异性 TCR-T 细胞治疗后，有效率达到了 23%。

至今大部分检测的临床 TCR 为 HLA-A2 限制性的，以 T 细胞可识别的 MART-1、gp100、CEA、P53、MAGE-A3 或 NY-ESO-1 为靶点。靶向突变新抗原的 TCR-T 细胞成为肿瘤免疫治疗新的研究及指导方向。总体来说，这些临床试验不仅证实了可行性而且在转移性恶性黑色素瘤、结直肠癌和滑膜肉瘤患者中显示了明显的临床疗效。尽管疗效差异较大，值得注意的是，TCR 基因工程 T 细胞能够迁移至恶性黑色素瘤患者的中枢神经系统并诱导脑转移的肿瘤消退，这不仅鼓舞人心，而且暗示了 T 细胞治疗转移性肿瘤和难以到达部位肿瘤的能力。

目前国际上开展的 TCR 基因工程化 T 细胞治疗的临床试验，总结如表 2-5 所示。

表 2-5 TCR 基因工程化 T 细胞治疗的临床试验统计

抗原	MHC 限制性	细胞类型	肿瘤	总体缓解率（%）	完全缓解率（%）	不良反应率（%）	主要不良反应	文献作者
CEA	HLA-A2	TCR-T	结肠癌	1/3(33.3)	0/3(0)	3/3(100)	肠炎	Parkhurst 等
gp100	HLA-A2	TCR-T	恶性黑色素瘤	3/16(18.8)	1/16(6.3)	5/16(31.3)	轻度听力丧失	Johnson 等
MAGE-A3	HLA-A1	TCR-T	恶性黑色素瘤	0/1(0)	0/1(0)	1/1(100)	呕吐、发热、腹痛，中性粒细胞减少症、心脏毒性，患者死亡	Linette 等
MAGE-A3	HLA-A1	TCR-T	多发性骨髓瘤	0/1(0)	0/1(0)	1/1(100)	躁狂、高血压、中性粒细胞减少，心脏毒性，患者死亡	Linette 等
MAGE-A3	HLA-A2	TCR-T	食管癌	0/1(0)	0/1(0)	1/1(100)	神经毒性，患者死亡	Morgan 等
MAGE-A3	HLA-A2	TCR-T	滑膜肉瘤	1/1(100)	0/1(0)	0/1(0)	未观察到不良反应	Morgan 等
MAGE-A3	HLA-A2	TCR-T	恶性黑色素瘤	4/7(57.1)	1/7(14.3)	3/7(42.9)	神经毒性，1 位患者死亡	Morgan 等
MAGE-A4	HLA-A2	TCR-T	食管癌	NR	NR	0/10(0)	未观察到不良反应	Kageyama 等
MART-1	HLA-A2	TCR-T	恶性黑色素瘤	2/17(11.8)	0/17(0)	0/17(0)	NR	Morgan 等
MART-1	HLA-A2	TCR-T	恶性黑色素瘤	6/20(30)	0/20(0)	16/20(80)	严重的黑色素细胞损伤，部分患者发生眼色素层炎与听力丧失	Johnson 等
MART-1	HLA-A2	TCR-T	恶性黑色素瘤	1/15(6.7)	0/15(0)	15/15(100)	无严重不良反应	Duval 等
MART-1	HLA-A2	TCR-T	恶性黑色素瘤	9/13(69.2)	0/13(0)	2/13(15.4)	急性呼吸窘迫综合征	Chodon 等
NY-ESO-1	HLA-A2	TCR-T	恶性黑色素瘤	5/11(45.5)	2/11(18.2)	0/11(0)	未观察到不良反应	Robbins 等
NY-ESO-1	HLA-A2	TCR-T	滑膜肉瘤	4/6(66.7)	0/6(0)	0/6(0)	未观察到不良反应	Robbins 等
NY-ESO-1	HLA-A2	TCR-T	多发性骨髓瘤	16/20(80)	14/20(70)	7/20(35)	中性粒细胞减少、低钠血症，移植物抗宿主病等	Rapoport 等
ERBB2IP	HLA-DQB1	CD4+ T	胆管上皮癌	1/1(100)	0/1(0)	NR	NR	Tran 等
MAGE-A3	HLA-DPB1	CD4+ T	多种肿瘤类型	4/17(23.5)	1/17(5.9)	2/17(11.8)	转氨酶升高	Lu 等
K-RAS	HLA-C8	CD8+ T	结肠癌	1/1(100)	NR	0/1(0)	未观察到不良反应	Tran 等

注：NR，无反应

（五）提高安全性的途径

除了为 TCR 基因工程化 T 细胞治疗集中选择特异性的靶向肿瘤相关抗原之外，有一些方法可能对提高过继性治疗的安全性有帮助。

首先，高亲和力的 TCR 有像交叉识别肿瘤细胞一样识别正常细胞的潜力。例如，表达高亲和力 MART-1 DMF5 TCR 的 T 细胞能够损伤抗原表达正常细胞；相比之下，表达中等亲和力 DMF4 TCR 的 T 细胞则不能。因此，选择合适的亲和力是非常重要的。其次，修饰后的 T 细胞合并自杀基因将会提供一种额外的安全对照。诱导的半胱天冬酶 9 自杀基因系统当被小分子二聚物激活时细胞产生快速凋亡。这种方法目前正在评估和预防异基因造血干细胞移植后移植物抗宿主病的发生。

（六）展望

至今为止，TCR 基因治疗的可行性已经得到了很好的试验证实，并被进一步优化增强。TCR 基因工程化 T 细胞的临床试验，展现了前所未有的疗效，但同时也被治疗相关的毒性和肿瘤消退的短暂性所阻碍。对于第一个挑战，需要选择对靶抗原，一个重要的标准是此类抗原在肿瘤组织中特异性高表达而在正常组织中不表达。在这方面，非共享和肿瘤受限的 CTA 以及新抗原被视为潜在的安全目标抗原。在分离和鉴定从个体患者样品细胞中提取的抗肿瘤 T 细胞方面的进步可以增加可能有资格作为靶抗原的 CTA 新抗原的数量。以 T 细胞识别为基础的相似但不相关的肽应被排除在外。

未来 TCR 基因工程化 T 细胞治疗方案的重点问题包括：第一，基因修饰的早期分化阶段 CD8$^+$ T 细胞，包括干细胞记忆性 CD8$^+$ T 细胞，正被推向临床应用研究。无论选择何种给药途径，体内的 T 细胞能否发挥作用的一个重要决定因素是这些细胞是否是 CD8$^+$ 或 CD4$^+$ T 细胞的某些亚型，能否产生 IFN-γ 和 TNF-α。这些细胞因子的产生不仅决定 T 细胞的反应，而且决定先天免疫细胞被招募到肿瘤部位并被激活的程度，以进一步提高抗肿瘤反应并有可能避免肿瘤复发。第二，解决肿瘤免疫抑制环境的拮抗作用。各种策略诸如应用抗体或介导血液淤滞的药物、化疗剂，以提高瘤内 T 细胞浸润及 T 细胞介导的细胞因子的传递，已被证明对增强抗肿瘤免疫效应细胞和免疫抑制细胞之间的比率是有益的。第三，上调肿瘤抗原表达的化学药物联合 TCR 基因工程化 T 细胞治疗能够增强抗肿瘤效果，如应用影响表观遗传学的药物上调癌 – 睾丸抗原家族表达等。

（七）结束语

总之，用基因修饰后的 T 细胞来靶向肿瘤抗原的过继性 T 细胞治疗对于癌症来说是一种强有力的治疗策略。临床试验说明靶向抗原的选择是第一个关键步骤，修饰后的 T 细胞可能大大提升癌症治疗的效果。这些研究提供了新的希望：一个可靠的以患者特异性免疫为基础的癌症治疗很快就会实现，而不再是遥远的目标。但是，迫切需要构建一个新颖的非病毒载体的方法，以便可靠、可持续性地改造宿主的免疫效应功能。另外，TCR基因工程化T细胞的发展需要克服癌症免疫治疗领域的限制性因素，如免疫功能紊乱等。使用基因工程改造T细胞是肿瘤治疗中关键的手段与策略。

（张　毅　杨　黎）

六、嵌合抗原受体修饰T细胞的临床试验及进展

嵌合抗原受体（CAR）修饰T细胞（CAR-T细胞）为细胞过继免疫治疗的一种效应细胞。自1989年以色列免疫学家等首次报道将CAR的结构成功构建进T细胞并发挥特异性杀伤功能以来，CAR经历了近三十年的发展，已经在临床获得了很大的成功。2013年《科学》杂志将"肿瘤的免疫治疗"列为年度自然科学领域最重大的突破，其中包括PD-1和PD-L1单抗、CTLA-4单抗及CAR-T技术，它们在治疗晚期肿瘤的临床应用中，取得了突出的临床效果，《自然》杂志同一时间也对此进行了跟进报道，认为CAR-T技术的发展使得免疫治疗在肿瘤的综合治疗中起着越来越重要的作用。从CAR的设计、靶抗原的选择、CAR-T细胞免疫治疗临床前研究及临床应用到改善CAR-T功能、CAR-T的技术探索方面都有了巨大的进步，下面将详细阐述CAR-T技术在恶性肿瘤治疗中的临床应用。

（一）CAR的结构

CAR是一种能够特异性识别并结合肿瘤相关抗原的嵌合受体，由靶抗原相对应抗体的单链可变区和T细胞信号分子融合而成。将CAR通过基因工程转入T细胞后获得的CAR-T细胞既有特异性结合抗原的特性，能靶向杀伤肿瘤细胞，同时又具备了T细胞自我更新和杀伤的能力，可克服肿瘤局部免疫抑制微环境和打破宿主免疫耐受状态。另外，CAR-T细胞识别、杀伤肿瘤细胞不依赖于MHC作用，因此克服了肿瘤细胞通过下调MHC的表达而发生免疫逃逸这一难题，比传统的T细胞治疗有更多的优势。

CAR的结构主要包括识别抗原的胞外区、跨膜区和胞内信号分子三部分（图2-6）。抗原识别区具有识别肿瘤特异性抗原的功能，一般为人源化抗体的单链可变区或者通过噬菌体展示技术获得的抗原片段，该结构决定了CAR的特异性；跨膜区的功能包括连接抗原、组装免疫突触、介导其他蛋白诱导的激活等，相对于抗原识别区功能更为保守；抗原识别区通过跨膜区与胞内信号分子连接进而诱导T细胞的激活。T细胞信号分子与CAR的结构发展密切相关。第一代仅含有单一信号分子ζ链，目前，CAR的信号域已从第一代的仅含有单一信号分子ζ链发展为包含CD28或者4-1BB（第二代）或者CD28和4-1BB等多个共刺激分子的多信号结构域（第三代）。相比于第一代，第二代和第三代CAR-T细胞能够提供长时间的T细胞扩增信号，在体内的存活时间明显延长，增加了T细胞的细胞毒活性、增殖能力及细胞因子的释放，进而发挥持续的体内抗肿瘤效应。第四代CAR-T细胞也称

为TRUCK T细胞，其CAR结构被设计用于产生具有调节抗肿瘤微环境能力的细胞因子，例如IL-12、GM-CSF和IL-15，通过这些细胞因子来改善肿瘤微环境并因此提高CAR-T细胞的功能。在最新的研究报道中，IL-7和CCL19可以提高CAR-T细胞在肿瘤微环境中的功能并促进T细胞记忆形成；IL-2作为T细胞生长扩增所需的细胞因子也被应用到CAR-T细胞中；IL-12是由抗原呈递细胞和B细胞分泌并能诱导IFN-γ产生的一种趋化因子，IL-12和CAR-T细胞联用时能够明显增强CAR-T细胞对肿瘤细胞的靶向杀伤能力；分泌IL-18的CAR-T细胞向Tbet^{hi} FoxO1^{low} CAR-T细胞转化，能够促进IL-22、IL-27、IFN-γ的上调，从而促进CAR-T细胞的功能。

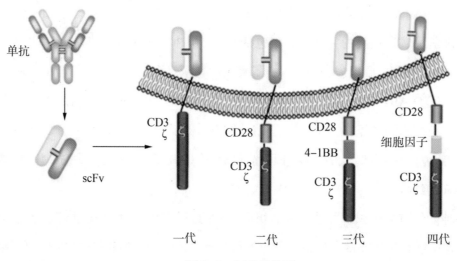

图2-6　CAR结构图

此外，双靶点CAR也被设计用于降低CAR-T细胞相关毒性，如同时识别CD123与CD33的串联CAR结构在急性髓细胞性白血病（AML）的应用中效果明显；模块化的CAR结构也被报道，这种模块化设计可以显著提高CAR-T细胞在应用中的生产效率。同时，随着新技术的发展，CAR-T细胞与其他技术的联合使用也越来越多，如CAR-T细胞与CRISPR基因组编辑技术的联合使用有望破除个体之间的免疫排斥反应，这将有效提高CAR-T细胞治疗在临床中的使用。

（二）CAR技术临床应用流程

类似于其他的细胞过继免疫治疗，CAR技术应用于临床的具体流程分为五步，包括CAR-T细胞的制备及回输。①从癌症患者外周血或者单采单个核细胞中分离出T细胞；②利用基因工程将能特异识别肿瘤细胞的CAR结构转入T细胞；③体外培养，大量扩增CAR-T细胞至治疗所需剂量，一般需要几十亿到上百亿个细胞，以千克体重计算所需剂量；④进行回输之前的清髓治疗，一般为化疗，一方面可以清除免疫抑制细胞，另外可以减少肿瘤负荷从而起到增强疗效的作用；⑤回输CAR-T细胞，观察疗效并严密监测不良反应。

（三）CD19 CAR-T 细胞在 B 细胞恶性肿瘤治疗中的应用

B 细胞恶性肿瘤是目前应用 CAR 技术最为广泛的疾病类型，这主要源于 B 细胞肿瘤的细胞表面特异性表达的肿瘤抗原的发现，例如 CD19 和 CD20 等。CD19 表达于除造血干细胞和浆细胞之外的 B 细胞分化的每个阶段，并且持续表达于恶变的 B 细胞表面，成为 B 细胞恶性肿瘤细胞免疫治疗的理想靶点。95% 以上的 B 细胞恶性肿瘤表达 CD19。以 CD19 为靶点的 CTL019 以及 Yescarta 已被美国 FDA 批准正式上市，用于治疗 B 系急性淋巴细胞白血病（B-ALL）及弥漫性大 B 细胞淋巴瘤（DLBCL）患者，这是 CAR-T 细胞治疗发展过程中的里程碑事件。CD19 在 B 细胞恶性肿瘤中显示出高水平的表达，它是人类正常 B 细胞发育所必需的，并且其不在 B 细胞谱系之外表达。用 CD19 CAR-T 细胞治疗成功的患者通常具有深度 B 细胞发育不良并伴有一些浆细胞的保留和先前的体液免疫。CAR-T 细胞治疗后 B 细胞的损失主要通过静脉内免疫球蛋白替代治疗来控制，这与由于 CD19 突变导致 B 细胞遗传缺陷的个体治疗没有什么不同，大多数复发性白血病患者在 CD19 特异性 CAR-T 细胞治疗后达到完全缓解。然而，也出现了对这种治疗的两种形式的抵抗。在急性白血病患者靶向 CD19 的 CAR-T 细胞治疗中，抗原表位的丧失似乎是肿瘤逃逸的主要机制。这类似于在 TCR-T 细胞疗法中观察到的抗原呈递或抗原丢失中的获得性缺陷引起的抗原逃逸机制。在针对年轻成人和小儿急性白血病患者的国际试验中，CD19 阴性损失变异体复发的频率为 28%。慢性淋巴细胞白血病（CLL）患者中 CD19 缺失尚未被报道为一种耐药形式；CLL 的耐药性可能是由于输注后 CAR-T 细胞不能增殖。

CD19 为靶向的 CAR-T 细胞在临床前试验中显示了良好的抗肿瘤作用，Ⅰ/Ⅱ期临床试验在白血病、淋巴瘤等恶性肿瘤中也取得了令人鼓舞的治疗效果。在已发表的临床试验结果（表 2-6）中我们可以看出，早期一代 CAR-T 效果并不显著，可能因为缺乏共刺激分子，T 细胞在体内存活时间比较短，释放的细胞因子也比较有限，无法有效地发挥抗肿瘤效应。回输 CAR-T 细胞之前的清髓治疗可能对 CAR-T 的疗效有一定的影响。临床试验结果显示，多数清髓患者的临床效果非常显著，而没有接受清髓治疗的病例疗效会受影响。有报道认为，清髓治疗可以祛除体内的抑制性免疫细胞（如调节性 T 细胞），从而提供了一个适宜 CAR-T 细胞增殖和活化的微环境。

CD19CAR-T 细胞对 B 细胞恶性肿瘤的缓解率整体较高，尤其是 2014 年发表的四项研究结果显示总的缓解率都在 70% 以上，更重要的是这些患者多为晚期复发难治患者或者对传统一线或二线化疗方案不敏感甚至造血干细胞移植后复发者，这些结果显示了 CAR-T 细胞免疫治疗可以为复发难治患者提供再次进行造血干细胞移植的机会。多项研究结果表明，B 细胞恶性肿瘤中 ALL 患者的疗效比 CLL 和淋巴瘤患者效果更显著。

表2-6 已发表结果的CD19 CAR-T细胞临床试验

疾病类型	例数	CAR结构	转染方式	T细胞来源	辅助治疗	细胞剂量范围（×10⁶）	不良反应	疗效	参考文献
FL	2	一代	电转染	自体，OKT3+饲养细胞	FLU+IL-2	100~2000/m²，<1周	无	2NR	Jensen（2010）
FL	1	二代	逆转录病毒	自体，OKT3	淋巴细胞清除（CTX/FLU）+IL-2	5/kg，27周	无	PR×39+周	Kochenderfer（2010）
DLBCL，FL	6	一代+二代	逆转录病毒	自体，OKT3	无	40~400/m²，6周	无	2SD、4NR SD×6周	Sanoldo（2011）
CLL	3	二代	慢病毒	自体，CD3/CD28beads	淋巴细胞清除（BEN或CTX/PTS）	0.15~16/kg，26周	TLS、SIRS、B细胞无能	2CR、1PR CR×48+周	Porter（2011） Kalos（2011）
CLL，ALL	9	二代	逆转录病毒	自体，CD3/CD28beads	无或淋巴细胞清除（CTX）	2~30/kg，6周	发热、死亡	1PR、2SD、1cCR、4NR、1死亡 PR×12周	Brentjens（2011）
FL，CLL，SMZL	8*	二代	逆转录病毒	自体，OKT3	淋巴细胞清除（CTX/FLU）+IL-2	5~55/kg，26周	中度SIRS、B细胞无能	1CR、5PR 1SD、1NE CR×60+周	Kochenderfer（2012）
ALL	5	二代	逆转录病毒	自体，CD3/CD28beads	淋巴细胞清除（CTX）	1.5~3/kg，8周	SIRS	4CR、1cCR CR×13周	Brentjens（2013）
ALL	2	二代	慢病毒	自体（±异基因），CD3/CD28beads	无或VP16/CTX	10~100/kg，26周	SIRS、CNS毒性	2CR CR×48+周	Grupp（2013）
ALL，CLL	8	二代	逆转录病毒	异基因，EBV(LCL),CMV及AdV相关肽	Allo-HSCT	19~110/m²，12周	无	1CR、1PR、1SD、2cCR 3NR CR×12周	Cruz（2013）
CLL，DLBCL，MCL	10	二代	逆转录病毒	异基因，OKT3	Allo-HSCT	1~10/kg，4周	TLS、SIRS、发热	1CR、1PR、6SD、2NR CR×39+周	Kochenderfer（2013）
ALL	16*	二代	逆转录病毒	自体，CD3/CD28beads	淋巴细胞清除（CTX）	0.5~3/kg，12周	SIRS、神经毒性	12CR、4cCR CR×13周	Davila（2014）
DLBCL	15	二代	逆转录病毒	自体，OKT3	淋巴细胞清除（CTX/FLU）+IL-2	1~5/kg，10周	SIRS、CNS毒性	8CR、4PR 1SD、2NE CR×23+月	Kochenderfer（2014）
ALL	21	二代	逆转录病毒	自体，OKT3	淋巴细胞清除（CTX/FLU）+IL-2	1~3/kg，6周	SIRS	14CR、3SD、4PD	Daniel（2014）

续表

疾病类型	例数	CAR结构	转染方式	T细胞来源	辅助治疗	细胞剂量范围（×10^6）	不良反应	疗效	参考文献
ALL	30	二代	逆转录病毒	自体，CD3/CD28beads	淋巴细胞清除	0.76~20.6/kg，11个月	SIRS	27CR,3PD CR×24+月	Shannon（2014）
ALL	45	二代	逆转录病毒	自体	淋巴细胞清除（CTX/FLU）	0.5~10/kg	无	89%CR	Rebecca（2017）
DLBCL	77	二代		自体	淋巴细胞清除（CTX/FLU）	2/kg	SIRS，神经毒性	54%CR	Neelapu（2017）
CLL，ALL	10	二代		自体	淋巴细胞清除（CTX）	12~30/kg	SIRS	进行中	Brentjens（2019）
CLL	24	二代	逆转录病毒	自体	淋巴细胞清除	0.2~20/kg	CRS，神经毒性	21%CR+53%PR	Cameron（2017）
ALL	75	二代	逆转录病毒	自体	淋巴细胞清除	0.2~5.4/kg	CRS，神经毒性	81%OR	Maude（2018）
ALL	53	二代		自体，CD3/CD28beads		0.1~6.6/kg	CRS	83%（44）CR	Jae（2018）

注：FL，滤泡性淋巴瘤；DLBCL，弥漫性大B细胞淋巴瘤；CLL，慢性淋巴细胞白血病；ALL，急性淋巴细胞白血病；SMZL，脾边缘区淋巴瘤；MCL，套细胞淋巴瘤；FLU，氟达拉滨；CTX，环磷酰胺；BEN，苯达莫司汀；PTS，对甲苯磺酰胺；VP16，依托泊苷；Allo-HSCT，同种异体造血干细胞移植；TLS，肿瘤溶解综合征；SIRS，系统性炎症综合征；CNS，中枢神经系统；CRS，细胞因子释放综合征；CR，完全缓解；cCR，持续完全缓解；PR，部分缓解；SD，疾病稳定；NE，无法评价；NR，无反应；PD，疾病进展；OR，客观缓解

×患者数量包括已拓括已报道的其他研究结果

有学者通过分析CD19CAR-T细胞免疫治疗临床试验的结果，从生物学角度对影响疗效的因素做了综述：仅有ζ链信号不足以维持CAR-T细胞在体内的持久性；共刺激信号域以及对受体进行的清髓预处理对CAR-T细胞在体内的持久性及有效增殖是非常重要的；后激活共刺激信号域（later-acting costimulatory domains），包括肿瘤坏死因子受体家族成员OX40（亦称为CD134）和4-1BB；高度进展的血液系统恶性肿瘤仍然对CAR-T细胞免疫治疗敏感；CAR-T细胞的激活可能与其毒性反应相关。这些结论为CAR-T技术的发展以及在其他肿瘤中的应用提供了坚实的基础。

（四）CAR-T 细胞在实体瘤治疗中的应用

CAR-T 细胞治疗应用的另一个领域是实体瘤。早期一代 CAR 应用于临床并未出现理想的结果，根源在于实体瘤具有一系列不同于血液系统肿瘤的特征。不同类型实体瘤具有不同的免疫抑制机制，CAR-T 细胞难以进入肿瘤组织而发挥抗肿瘤作用；而且实体瘤中缺乏像 CD19、CD20 这样相对较理想的特异的表面标记。实体瘤中很少有表达于肿瘤细胞表面的肿瘤特异性表面抗原，但是也有一些具有相对特异性的分子用于临床前研究以及较早期的临床试验研究。例如 CD171 主要在神经母细胞瘤和少量肾上腺髓质及交感神经节细胞中表达，被应用于神经母细胞瘤的 CAR-T 细胞免疫治疗中。硫酸软骨素蛋白多糖 -4（chondroitin sulfate proteoglycan-4，CSPG-4）和 DNAX 辅助因子 -1（DNAX accessory molecule-1，DNAM-1）也被应用于神经母细胞瘤和另外一些实体瘤的 CAR-T 细胞免疫治疗中。甘酯 2（ganglioside 2，GD2）也特异性地表达在大部分神经母细胞瘤表面，除应用于神经母细胞瘤的 CAR-T 细胞免疫治疗中，也可以用于骨肉瘤和恶性黑色素瘤。ERBB2 是多种实体瘤细胞表面表达的一个癌基因蛋白，靶向 ERBB2 以及癌胚抗原（carcinoembryonic antigen，CEA）的 CAR-T 细胞都被用于治疗直肠癌。EGFR Ⅲ 是 *EGFR* 基因的最常见胞外可变区，在许多多形性胶质母细胞瘤患者中特异性表达，被应用于胶质母细胞瘤的 CAR-T 细胞免疫治疗。间皮素（mesothelin）能够应用于恶性胸膜间皮瘤、胰腺癌、卵巢癌、肺癌等的 CAR-T 细胞免疫治疗。HER-2 也被应用在骨肉瘤和肉瘤等的 CAR-T 细胞免疫治疗中。在新近的报道中，一些新的肿瘤抗原被作为 CAR-T 细胞治疗的靶点。例如，由于细胞间黏附分子 -1（ICAM-1）在甲状腺癌上的高表达，靶向 ICAM-1 杀伤甲状腺癌细胞的治疗在前期的基础研究中表现出良好的效果；CD70 作为治疗脑胶质瘤的新靶点也有报道；CD123 作为脑胶质瘤 CAR-T 治疗的靶点，同时也在 M2- 巨噬细胞上高表达，在最新的报道中，靶向 CD123 脑胶质瘤可以明显改善肿瘤微环境对 CAR-T 细胞功能的抑制。

应用 CAR 技术靶向实体瘤的临床试验疗效不如血液系统肿瘤，但是也取得了一定的进展，在部分临床试验中，患者出现明显好转。《新英格兰医学杂志》报道一名患有多病灶复发胶质母细胞瘤的患者以局部注射的方式接受 IL-13Rα2 CAR-T 细胞治疗后，肿瘤完全消退；在另一项同样是胶质母细胞瘤的 CAR-T 细胞临床试验报道中，患者接受以 HER-2 为靶点的 CAR-T 细胞治疗后，50%（8 例）的患者病情得到有效缓解；在另一项 CAR-T 细胞治疗结直肠癌的临床试验中，患者接受以 EGFR 和 CD133 为靶点的 CAR-T 细胞治疗，实现了 8.5 个月的部分缓解，同时伴有轻度寒战、发热、疲劳、呕吐和肌肉酸痛，以及 9 d 的延迟性低热等副反应。但是由于在实体瘤中没有找到像 CD19 这样特异的靶点，而实体瘤本身又有肿瘤微环境的限制，CAR-T 细胞在实体瘤中的治疗效果并不尽如人意。在接受 CD171 CAR-T 细胞免疫治疗的 10 例神经母细胞瘤患者中仅有一位患者获得了部分缓解；另外一项临床试验中，接受 GD2 CAR-T 细胞免疫治疗的 19 例神经母细胞瘤患者中有 3 例获得了完全缓解。1 例结肠癌伴肝肺转移患者在接受 $1 \times 10^{10}/m^2$ 剂量三代 HER-2 特异性 CAR-T 细胞回输联合非清髓预处理（环磷酰胺 + 氟达拉滨）及 IL-2 后，迅速出现急性呼吸窘迫综合征并死亡；艾哈迈德（Ahmed）等在治疗骨肉瘤患者时应用了二代 HER-2 特异性 CAR-T 细胞，回输量减少至 $1 \times 10^8/m^2$，虽然没有出现明显的不良反应，可是疗效也不明显；另外一项应用二代间皮素特异性 CAR 技术治疗胰腺癌的临床试验中，1 例患者出现了严重的过敏反应。应用三代 EGFR vⅢ特异性 CAR 技术治疗胶质瘤患者的临床试验正在进行中。综上所述，CAR 技术应用于实体瘤最重要的问题是在有效地发挥抗肿瘤效应的同时提高治疗的安全性，因此寻求合适的抗肿瘤靶点和设计出更适合实体瘤特点的 CAR-T 治疗新一代技术是当务之急。

（五）CAR-T 细胞免疫治疗的主要不良反应

CAR-T 细胞在产生显著疗效的同时也带来了独特的毒性反应，严重的甚至可以致命。既往的临床试验报道的 CAR-T 相关的死亡病例见表 2-7。从表中可以看出，CAR-T 细胞最常见的毒副反应包括细胞因子释放综合征、神经毒性、噬血细胞综合征等。如何减少并正确处理 CAR-T 的副反应是现在研究的难点和热点，2018 年 5 月《自然》相继发表了两篇文章介绍了关于 CAR-T 细胞副反应的最新共识。下面介绍目前比较公认的 CAR-T 细胞相关的副反应及应对措施。

表 2-7　已报道的 CAR-T 细胞治疗致死案例（不包括疾病进展）

研究者	病种	患者年龄（岁）	回输后死亡时间（月）	死因
Morgan 等（2010）	转移性结肠癌	39	5	ARDS
Brentjens 等（2010）	慢性淋巴细胞白血病	69	2	CRS
			5	CRS（+ 乙型流感）
Fret 等（2014）	急性淋巴细胞白血病	>18	15	CRS（+ 败血症，肺炎）
			15	CRS（+ 败血症，肺炎）
Kochenderfer 等（2015）	原发性纵隔 B 细胞淋巴瘤	30	16	未知（可能是心律失常）

续表

研究者	病种	患者年龄（岁）	回输后死亡时间（月）	死因
Chong 等（2016）	滤泡型淋巴瘤	>18	未知	乙脑
Neelapu 等（2016）	弥漫性大B细胞淋巴瘤	>18	未知	噬血细胞综合征
ZUMA-1 Locke 等（2016）	非霍奇金淋巴瘤	>18	未知	心脏骤停
ZUMA-1 Turtle 等（2016）	急性淋巴细胞白血病	48	3	CRS
		52	122	神经毒性
Turtle 等（2016）	非霍奇金淋巴瘤	>18	30	CRS（+消化道出血）
			13	神经毒性（+中枢神经系统出血）
ROCKET（2017）	急性淋巴细胞白血病	未知	未知	脑水肿（5例）
ZUMA-1（2017）	非霍奇金淋巴瘤	>18	未知	脑水肿
Turtle 等（2017）	慢性淋巴细胞白血病	62	11	脑水肿

注：ARDS，成人呼吸窘迫综合征；CRS，细胞因子释放综合征

1. 细胞因子释放综合征（cytokine release syndrome，CRS） 指淋巴细胞及其他免疫细胞在应用单克隆抗体、细胞等治疗或感染后出现活化、溶解，并释放出大量细胞因子所导致的一组临床综合征。

CAR-T 在体内大量增殖后产生大量细胞因子，患者体内可能显著上升的细胞因子有 IL-6、IL-1、TNF-α、IFN-γ、IL-10、IL-2、IL-2R、MCP-1、MIP-1β 等。大量报道证实 IL-6 的高低和患者 CRS 的严重程度呈正相关。2017 年 8 月，美国 FDA 批准了 IL-6 受体拮抗剂托珠单抗治疗 CAR-T 引起的 CRS。

2018 年 5 月，《自然医学》相继发表了两篇关于 CRS 的动物实验，都表明了 IL-1 在 CRS 及神经毒性中的重要作用，IL-1 受体拮抗剂阿那白滞素（Anakinra）可以改善 CRS 和神经毒性，可以显著提高小鼠的无病存活率。这些动物实验为临床处理 CAR-T 相关副反应提供了新的治疗手段。

CRS 的临床表现是多方面的，其中常见的有高热、寒战、低血压、心脏输出功能下降、缺氧与肺水肿、转氨酶及胆红素异常、急性肾损伤、贫血、凝血功能异常。一般在回输后 1 d 至 1 周出现，在细胞注入后 1~2 周内达到顶峰，与 CAR-T 细胞在体内扩增的峰值有关。CRS 的严重程度可能与肿瘤负荷有关，在高肿瘤负荷的患者体内，有较高的细胞因子释放。因此，预先降低患者体内的肿瘤负荷，CAR-T 细胞因子风暴的风险会减低。目前对严重 CRS 诊断的临床共识包括：①连续发热（高于 38 ℃）超过 3 d；②两种细胞因子最大倍增数 ≥ 75 倍，或一种细胞因子最大倍增数 ≥ 250 倍；③至少有一种临床毒性症状出现，包括低血压、低氧血症（$SO_2 < 90\%$）、神经系统症状（精神状态改变、思维迟钝、抽搐等）。CRS 的分级见表 2-8。

表 2-8　CRS 的分级

CRS 症状	1 级	2 级	3 级	4 级
生命体征				
体温高于 38 ℃（发热）	是	全部	全部	全部
收缩压低于 90 mmHg（低血压）	否	补液或低剂量升压药有效	高剂量或混合升压药有效	危及生命
氧饱和度＜90%（缺氧）	否	吸氧浓度＜40%	吸氧浓度＞40%	需要呼吸机
脏器毒性	1 级	2 级	3 级及 4 级转氨酶异常	4 级（不包括 4 级转氨酶异常）
心脏：心动过速，心律失常，传导阻滞，射血分数降低				
呼吸：气喘，胸腔积液，肺水肿				
胃肠道：恶心、呕吐、腹泻				
肝脏：ALT、AST、胆红素上升				
肾脏：急性肾损伤(肌酐上升)，尿少				
皮肤：潮红（不常见）				
凝血：DIC（不常见）				

注：脏器毒性的分级依据 CTCAE V4.03

托珠单抗和司妥昔单抗均为 IL-6R 阻断剂，托珠单抗既往用于类风湿性关节炎的临床治疗，司妥昔单抗用于多中心 Castleman 病的治疗。2017 年 8 月，随着替沙 T 细胞（Tisagenlecleucel）被美国 FDA 批准用于急性淋巴细胞白血病，托珠单抗同时被美国 FDA 批准用于 CRS 的治疗。具体使用方法为：托珠单抗 4~8 mg/kg，静脉输注时间大于 1 h，如有必要，可再次使用，总剂量不超过 800 mg。

糖皮质激素可以抑制炎症反应，所以可以治疗 CRS，但由于糖皮质激素也可以抑制 T 细胞的功能，导致 T 细胞凋亡，所以糖皮质激素常用于托珠单抗疗效欠佳时。

1 级 CRS 可用对乙酰氨基酚和冰毯治疗发热，布洛芬可作为发热的第二选择，需行血或尿培养及胸部 CT 排除感染，出现中性粒细胞缺乏时，使用广谱抗生素和重组人粒细胞集落刺激因子，持续发热超过 3 d 或者难治性发热，考虑给予托珠单抗 8 mg/kg，或司妥昔单抗 11 mg/kg。2 级 CRS 表现为低血压时，给予静脉补液 500~1000 mL，如果舒张压 <90 mmHg，给予二次静脉补液，静脉补液无效时，给予托珠单抗 8 mg/kg，或司妥昔单抗 11 mg/kg，如有必要可 6 h 后再用一次。如果低血压在给予托珠单抗后依然未缓解，给予升压药，考虑转入 ICU，检测超声心动图。如果给予 1~2 次托珠单抗后依然低血压，则为高危，静脉给予 10 mg 地塞米松，6 h 一次，其他症状同 1 级 CRS 的治疗方法。2 级 CRS 表现为缺氧时给予吸氧及支持治疗，给予托珠单抗或司妥昔单抗 ± 激素。2 级 CRS 表现为器官毒性时给予支持性治疗，以及托珠单抗或司妥昔单抗 ± 激素。3 级 CRS 表现为低血

压时，转入 ICU 治疗，给予静脉输液、托珠单抗、升压药、对症治疗，静脉给予 10 mg 地塞米松，6 h 一次，可根据情况加量到 20 mg。3 级 CRS 表现为缺氧时给予吸氧，包括高流量吸氧以及正压呼吸机，给予托珠单抗和激素。3 级 CRS 表现为器官毒性时给予对症治疗，给予托珠单抗和激素。4 级 CRS 表现为低血压时给予静脉补液、托珠单抗、升压药、对症治疗，静脉给予甲强龙 1 g/d。4 级 CRS 表现为缺氧时给予机械呼吸机，托珠单抗 + 激素。4 级 CRS 表现为器官毒性时给予对症治疗，托珠单抗 + 激素。

2. 神经毒性（neurotoxicity） 神经毒性的发生机制目前尚未明确。现在认为可能的机制有两种。一种是细胞因子进入脑内引起，有研究发现高水平的细胞因子 IL-6、IL-1、IL-15 与患者的严重神经毒性有关；另外一种机制可能是 CAR-T 细胞直接进入脑内造成神经毒性。

神经毒性的临床表现为注意力减弱、语言障碍、书写功能障碍、定向障碍、淡漠、嗜睡、亢奋、癫痫发作、无力、头痛、头晕、视神经盘水肿、脑脊液压力增高等。神经毒性的病程可出现两次高峰，第一次常在回输后 5 d 内，伴随发热和 CRS，第二次发生在发热和 CRS 之后。有少数患者可在回输后 3~4 周发生延迟性神经毒性。有研究表明 IL-6R 拮抗剂对第一时程的神经毒性有效果，但对第二时程的神经毒性效果欠佳，原因可能是 CRS 时血脑屏障的渗透性不同造成的。神经毒性可持续数小时至数周，2~4 d 多见。伴随 CRS 的神经毒性一般较轻，而发生在 CRS 之后的神经毒性常表现得较重。神经毒性除了少数致死病例，大都具有自限性和可逆性。神经毒性常常发生迅速，因此密切观察患者情况至关重要。

头部抬高 30° 可以减轻神经毒性。脑电图、眼底检查、脑部 MRI、脑脊液检查对神经毒性轻重的判断起重要作用。对于合并 CRS 的神经毒性可以应用 IL-6R 拮抗剂托珠单抗 8 mg/kg，对于没有合并 CRS 的神经毒性可以应用糖皮质激素地塞米松 10 mg 或甲强龙 1 mg/kg，12 h 一次。危及生命的神经毒性可以用甲强龙 1 g/d。情绪激动的患者可以静脉应用劳拉西泮 0.25~0.5 mg，8 h 一次，或者氟哌啶醇 0.5 mg，6 h 一次。

对于非惊厥性癫痫持续状态的治疗：静脉推注劳拉西泮 0.5 mg，之后如有需要，则每 5 min 0.5 mg，最高不超过 2 mg；静脉推注左乙拉西坦 500 mg，如有需要可给予维持剂量；如果癫痫持续，转入 ICU，静脉推注苯巴比妥 60 mg。癫痫持续状态恢复后，给予维持剂量：劳拉西泮 0.5 mg，静脉给予，每 8 h 一次，共 3 次；左乙拉西坦 1000 mg，静脉给予，12 h 一次；苯巴比妥 30 mg，静脉给予，12 h 一次。

对于惊厥性癫痫持续状态的治疗：转入 ICU，静脉推注劳拉西泮 2 mg，之后如有需要，则再次 2 mg，最高不超过 4 mg；静脉推注左乙拉西坦 500 mg，如有需要可给予维持剂量；如果癫痫持续，再静脉推注苯巴比妥 15 mg/kg。癫痫持续状态恢复后给予维持剂量：静脉推注劳拉西泮 0.5 mg，每

8 h一次，共3次；静脉推注左乙拉西坦1000 mg，12 h一次；静脉推注苯巴比妥1~3 mg/kg，12 h一次。

颅内压升高的治疗：对于1~2级视神经盘水肿，脑脊液压力<20 mmHg，没有脑水肿的患者，给予静脉推注乙酰唑胺1000 mg，之后250~1000 mg每12 h一次维持。对于3~5级视神经盘水肿，影像学检出脑水肿，或者脑脊液压力≥20 mmHg，给予高剂量激素甲强龙1 g/d，患者床头抬起30°，过度换气使二氧化碳分压维持在28~30 mmHg，但不可超过24 h。甘露醇起始剂量0.5~1 g/kg；维持剂量0.25~1 g/kg，6 h一次，并检测代谢与渗透压，如果渗透压≥320 mOsm/kg，或渗透压差距≥40，则停止甘露醇。起始剂量250 mL的3%高渗盐水；维持剂量每4 h 50~75 mL，并检测电解质，如果血钠≥155 mmol/L则停止高渗盐水。如果患者即将形成疝：起始剂量30 mL的23.4%高渗盐水，按需每15 min反复给药。

3. 噬血细胞综合征（hemophagocytic lymphohistiocytosis，HLH）/巨噬细胞活化综合征（macrophage activation syndrome，MAS）　HLH/MAS是由于巨噬细胞和淋巴细胞过度活化，产生促炎细胞因子，巨噬细胞浸润组织和免疫介导的多脏器功能衰竭的临床综合征。HLH/MAS和CRS症状相似，可以表现为发热、多脏器功能衰竭、中枢神经系统障碍、铁蛋白增高、乳酸脱氢酶增高、可溶性CD25增高、纤维蛋白原降低。CRS和HLH/MAS可能属于相似的系统性的严重过度炎症反应。传统的HLH/MAS诊断依据以下8条：①高热；②脾肿大；③血细胞减少（影响至少2种血细胞，血红蛋白<9 g/dL，血小板<100×10⁹/L，中性粒细胞<1×10⁹/L）；④空腹甘油三酯≥265 mg/dL，和（或）纤维蛋白原≤1.5 g/L；⑤骨髓、脾脏或淋巴结出现噬血现象；⑥NK细胞活性低下或消失；⑦血清铁蛋白>500 µg/L；⑧血清可溶性CD25（sCD25）>2400 U/L。其中有5条符合，则确诊为HLH/MAS。由于CRS也会有相同的表现，为了区分CRS和CAR-T相关的HLH/MAS，有研究将CAR-T相关的HLH/MAS的诊断标准定为：血清铁蛋白>10 000 µg/L，合并≥3级的肺、肝、肾毒性或者发现噬血现象。当怀疑HLH/MAS时，给予托珠单抗和激素，检测铁蛋白、乳酸脱氢酶、纤维蛋白原、转氨酶、胆红素、肌酐等，48 h内若无改善，可考虑给予依托泊苷75~100 mg/m²，若出现HLH/MAS相关性神经毒性，可考虑鞘注阿糖胞苷。

4. 脱靶效应（on-target off-tumor toxicity）　脱靶效应是指由于CAR-T细胞针对的靶抗原多为肿瘤相关抗原，并非肿瘤细胞所特有，且在正常组织中存在不同程度的表达，CAR-T细胞在清除肿瘤的同时也会攻击正常组织，造成组织器官的损伤。摩根（Morgan）等报道了1例结直肠癌合并肝肺转移患者接受靶向HER-2的CAR-T细胞治疗后死亡，其主要原因是HER-2在肺血管等一些正常组织中低表达，CAR-T细胞在杀伤肿瘤的同时，对肺组织也产生伤害作用，引起呼吸衰竭死亡。拉默斯（Lamers）等在针对肾细胞癌的碳酸酐酶Ⅸ（carbonic anhydrase Ⅸ，CA Ⅸ）的CAR-T研究中发现，因 CA Ⅸ在正常胰胆管上皮、胃黏膜、小肠隐窝细胞上低表达，脱靶效应可引起自身免疫性胆管炎和严重的肝损伤。贝蒂（Beatty）等在治疗恶性胸膜间皮瘤、转移性胰腺癌的临床试验中发现，间皮素可在正常腹膜、胸膜及心包间皮细胞上表达，脱靶效应可造成患者心脏骤停、呼吸衰竭、肠梗阻、腹痛等毒副反应。CD19 在大多数 B 细胞恶性肿瘤细胞中表达，但在正常组织的成熟 B 细胞、前体 B 细胞和浆细胞中亦有表达，B 细胞发育不全是抗 CD19 的 CAR-T 细胞脱靶效应的结果，也可作为评价 CAR-T 细胞药效持久性的指标，幸运的是，B 细胞发育不全可以通过输注丙种球蛋白行替代治疗。选择更加特异的肿瘤相关抗原作为靶点是减轻脱靶效应的有效措施。如针对前列腺特异性膜抗原（prostate-specific membrane antigen，PSMA）、GD2、黏蛋白抗原 1（mucin antigen 1，MUC1）、CEA、CD33 等靶抗原设计的 CAR-T 细胞临床试验正在开展。有研究表明大剂量 CAR-T（1×10^{10}）会诱发脱靶效应，而低剂量会降低这种副反应。选择合适的 CAR-T 剂量也很重要。

5. 其他毒副反应　例如 CAR-T 细胞对非靶抗原的交叉毒副反应：由于靶抗原与正常组织抗原部分序列或结构上相似，CAR-T 细胞有可能触发交叉免疫反应。尽管目前在 CAR-T 细胞治疗的临床试验中还未有类似报道，但接受 CAR-T 细胞治疗患者也有发生交叉毒副反应的潜在风险。CAR-T 细胞还可引起过敏反应，莫斯（Maus）等在对胸膜间皮瘤患者进行 CAR-T 细胞治疗的临床试验中，发现一位接受过多次自体 CAR-T 细胞输注的患者，在第 3 次输注结束后 1 min 内，出现严重的过敏反应，导致心脏骤停。

6. 预防策略　当发生毒副反应时，正确的临床处理很重要，但如何预防毒副反应的发生也是现在研究的热点和难点。目前预防毒副反应常用的方法有以下几种。

（1）导入自杀基因：设计原理是在 CAR 内导入一个共表达的自杀基因，当不良反应发生时，在无毒性前体药物刺激下，激活自杀基因，诱导 CAR-T 细胞凋亡，终止治疗。目前，有 3 种基因已用于临床试验研究。第 1 种是诱导型半胱天冬酶 9（iC9）基因，由缩短的人类半胱天冬酶 9 和 FKBP 结构域组成，是启动细胞凋亡的重要分子。它可以通过与前体药物小分子二聚体 AP1903 结合启动凋亡级联反应，引起细胞死亡。iC9 相对于 HSV-TK 具有两个重要优势：一是不依赖于细胞分裂活动；二是因其组成蛋白质是人源的，故具有更少的免疫原性。第 2 种是编码单纯疱疹病毒胸苷激酶（herpes simplex virus-thymidine kinase，HSV-TK）基因，它可以使前体药物鸟嘌呤核苷类似物更昔洛韦（Ganciclovir）磷酸化，其三磷酸产物作用于 DNA 聚合酶，引起链终止反应使细胞凋亡，该方法在同种异体骨髓移植产生的移植物抗宿主病中应用，取得了一定成效。第 3 种是通过逆转录病毒将截短的 *EGFR* 基因或 CD20 转染到 CAR-T 细胞膜上，作为消除 CAR-T 细胞的位点，利用临床已获批的相应靶向药物，如西妥昔单抗、利妥昔单抗，识别这些位点并诱导 T 细胞凋亡。

（2）构建抑制性 CAR（inhibitory CAR，iCAR）：T 细胞的活化需要双信号途径，第一信号途径为抗原呈递细胞上的 MHC- 抗原肽复合物与 T 细胞上的 TCR 结合，第二信号途径为抗原呈递细胞上的共刺激分子 B7 与 T 细胞上的 CD28 分子结合。在这两种信号共同作用下，T 细胞活化、增殖，具备杀伤作用。在第二信号通路中，除存在激活信号分子外，还存在一些抑制性分子受体，此受体在负性调控 T 细胞应答方面发挥重要作用。有研究表明，包含 CTLA-4 或 PD-1 抑制性受体的体外共培养试验中，T 细胞的活化、增殖、细胞因子释放以及细胞毒作用受到很大障碍。有研究者设想，在原有 CAR 的基础上，再设计一个 iCAR，将胞内域的抑制性分子受体通过基因工程重组到 iCAR 骨架上，当 iCAR 识别相应抗原后，活化胞内抑制性信号域，负性调控 T 细胞活化。该 iCAR 抗原仅在正常组织表达，在肿瘤组织不表达，激活的 T 细胞杀伤正常组织时，iCAR 可降低正常组织 T 细胞的活化、增殖、细胞因子释放以及细胞毒作用。费多罗夫（Fedorov）等通过构建胞内域抑制性分子 PD-1 或 CTLA-4 受体的 iCAR，验证了此方法可控制 CAR-T 细胞活化及应答。

（3）构建双靶抗原 CAR：第二、三代 CAR-T 细胞活化是通过构建嵌合一种抗原的 CAR 激活胞内域的第 1、第 2 信号实现的。T 细胞活化需要携带两种不同肿瘤抗原的 CAR 与两个信号都结合。这种配对抗原的设计限制了 T 细胞活化，激活单个信号通路不能完全活化 T 细胞，这为 CAR-T 细胞的临床应用提供了一个重要安全机制，该策略已在体外实验和小鼠模型中得到证实。威尔基（Wilkie）等依据这一原则的 HER-2/CD3-ζ 和 MUC1/CD28 双抗原 CAR 研究，证明了此设计可有效降低对正常组织的杀伤。拉尼蒂斯（Lanitis）等的间皮素 scFv-CD3-ζ 和叶酸盐受体 α（FRα）scFv-CD28 CAR 试验研究显示，针对仅表达一种肿瘤相关抗原的细胞，CAR-T 细胞释放细胞因子较少，与表达两种抗原的靶细胞结合，细胞因子释放增多，且具有较好的抗肿瘤活性及持久性，其效果与第二代 CAR-T 细胞相当。

（4）改变 T 细胞输注途径：临床试验和小鼠模型实验研究发现，CAR-T 细胞在输注 30 min 后逐渐到达肺部，随后到肝脏和脾脏。为了限制进入肿瘤病灶的 CAR-T 细胞分布到非肿瘤组织，一些实验室研究瘤内注射 CAR-T 细胞，并且取得了很好效果。胰腺癌原位异种移植动物模型实验研究发现胰腺内注入嵌合 CEA 的 CAR-T 细胞，T 细胞在肿瘤部位积聚并持久存在，且没有明显毒副反应。研究表皮生长因子受体Ⅲ型突变体（EGFR vⅢ）表达的免疫缺陷脑肿瘤小鼠的实验结果表明，颅内注射 EGFR vⅢ 的 CAR-T 细胞，小鼠生存时间呈现一定的剂量依赖性，组织学分析显示相邻正常脑组织未出现损害。目前有学者提出瘤内注射靶向 HER-2 的 CAR-T 细胞治疗局部晚期或复发头颈部癌症的Ⅰ期临床试验的设想，详细说明了研究流程、瘤内注射剂量及间隔时间等问题，为开展相关的临床试验提供了思路。

（5）构建 mRNA 编码的 CAR：将 mRNA 编码的 CAR 转染 T 细胞，使 CAR 在 T 细胞呈暂时性表达，可有效降低毒副反应。有学者报道，运用电穿孔将抗间皮素 mRNA 编码的 CAR 转染 T 细胞，给间皮瘤小鼠模型多次注射 CAR-T 细胞，可有效降低肿瘤负荷，且可较好地控制脱靶效应，使小鼠生存获益。

（6）构建人源化的 CAR：目前大部分 CAR-T 细胞临床试验中，CAR 的 scFv 段多为鼠源性，具有高亲和力和免疫原性。高亲和力的 CAR-T 细胞区分表达较高水平靶抗原的肿瘤细胞和表达低水平的正常细胞的能力较差，而且人体会把免疫原性较强的 CAR 视为外来异物进行排斥。可利用 scFv 克服这一缺陷。有报道显示，合适亲和力及低免疫原性的人源化 scFv 的 CAR-T 细胞在卵巢癌小鼠模型中，能产生较强的抗肿瘤效应，并且发生毒副反应的概率明显降低。

（六）结论和展望

尽管 CAR-T 细胞在抗肿瘤免疫方面发挥了出色的功能，CAR 技术仍需要在很多方面做进一步的优化以提高其安全性和有效性。①优化 CAR 信号、寻找合适的更具有特异性的靶点是 CAR-T 细胞治疗在应用中的首要任务，特异性的靶点可以避免脱靶效应而减轻 CAR-T 细胞治疗带来的副反应。②确立合理的联合治疗方案，与其他治疗方式的有效结合也是提高 CAR-T 细胞治疗效果的一种方式，如与 PD-1 单抗的联合治疗能明显提高 CAR-T 细胞对肿瘤的治疗效果。③如何有效地降低实体瘤中肿瘤微环境对 CAR-T 细胞功能的抑制也是现在 CAR-T 研究的热点，第四代的 CAR 结构是目前应用比较多的方法，但是如何运用到临床还需要进一步的研究。④临床患者一般体质较差，用健康人的 T 细胞通过体外扩增和基因编辑后回输到病人体内，能有效提高 CAR-T 细胞功能，但如何有效避免异体回输产生的免疫排斥也是现在 CAR-T 细胞研究的一个方向。这些问题都是 CAR-T 细胞治疗所要解决的重大问题，都需要进一步的研究。随着科学技术的发展，很多新技术如 CRISPR 基因组编辑技术、基因测序技术等不断涌现，这也为 CAR-T 细胞的发展提供了很大的帮助。随着 CAR 技术的发展，CAR-T 细胞免疫治疗必将在肿瘤的生物细胞免疫治疗中发挥越来越重要的作用。

（张　毅　曹　玲　张　凯）

七、靶向新抗原的免疫治疗的临床试验及进展

（一）肿瘤新抗原在免疫治疗中的临床应用及进展

癌症的特征是遗传物质突变的累积，肿瘤细胞基因突变所产生的异常蛋白质（异常抗原），被称为肿瘤新抗原（neoantigen），其有两个重要特征：①肿瘤细胞特有，而正常组织细胞没有，所以称为"新（neo）"；②这些异常的蛋白质，能被免疫系统所识别，激活免疫细胞。因此，靶向新抗

原的个体化免疫细胞治疗能够很好地解决肿瘤突变异质性和动态演化这两大难题，实现个体化多靶点的精准治疗方案。靶向新抗原的个体化多靶点免疫细胞治疗主要通过两种方式实现：一种是制备个体化多靶点疫苗，通过激发体内的"主动免疫"，实现抗肿瘤免疫反应；另一种是体外富集或扩增体内已有的新抗原反应性 T 细胞（neoantigen-reactive T cell，Neo-T），通过"过继免疫"使人体获得足够多的 Neo-T 细胞达到杀伤肿瘤细胞的目的。此外，联合免疫检查点抑制剂以及基因工程化 Neo-T 细胞将进一步产生显著的抗肿瘤效果。

（二）肿瘤新抗原免疫疗法的作用机制

1. 肿瘤新抗原疫苗 根据患者肿瘤突变谱设计个体化多靶点新抗原疫苗是非常具有潜力的治疗策略。直接将编码肿瘤特异性突变的 DNA、mRNA 抑或是肿瘤特异性突变的多肽进行皮下或淋巴结注射就可以激活机体靶向新抗原的 T 细胞免疫反应，达到治疗或者预防肿瘤复发的目的。人体的抗原呈递细胞，包括单核 – 巨噬细胞、树突状细胞、B 细胞以及内皮细胞等都可以装载新抗原成为个体化多靶点新抗原疫苗，提高抗原呈递效果。

2. 肿瘤新抗原反应性 T 细胞 肿瘤表达的新抗原主要来源于非同义的单核苷酸变体（single nucleotide variants，SNV），SNV 赋予新抗原免疫原性。Neo-T 细胞可与新抗原 –MHC 之间具有更高的亲和力。过继性回输大量经体外筛选的高特异性和高效应功能的 Neo-T 细胞，从而使体内有足够多的 Neo-T 细胞，可达到杀伤肿瘤细胞的目的。

（三）肿瘤新抗原反应性 T 细胞的制备流程

首先是通过二代测序技术（NGS）鉴定肿瘤表达的新抗原，NGS 的发展使得鉴定肿瘤患者的新抗原成为可能。全外显子测序（WES）可鉴定出能够产生新抗原的许多突变，即获取肿瘤组织鉴定表达的基因突变。通过芯片建模后 MHC 结合算法或者质谱进一步分析，然后应用以 MHC 多聚体为基础的筛选方法或者功能实验来验证筛选新抗原的免疫原性。获取患者体内肿瘤特异性靶向突变肽的 T 细胞，负载新抗原的抗原呈递细胞扩增大量的特异性 T 细胞进而回输。

（四）肿瘤新抗原的临床应用

1. 免疫治疗疗效评估的生物学标记物 新抗原可以作为免疫治疗疗效评估的生物学标记物。在 1 例转移性恶性黑色素瘤患者应用免疫检查点抑制剂伊匹木单抗治疗后，靶向 *ATR* 和 *Rad*3 基因的突变表位的肿瘤浸润性 T 细胞在治疗后均显著升高。CTLA-4 阻断剂治疗 64 例恶性黑色素瘤患者的临床研究结果表明其可诱导肿瘤部位新抗原特异性 T 细胞的产生。非小细胞肺癌患者帕博利珠单抗治疗后体内新抗原特异性 CD8+ T 细胞的反应性与肿瘤消退之间密切相关，新抗原负荷与患者临床疗效和无进展生存期呈正相关。1 项针对转移性结肠癌患者的 Ⅱ 期临床试验结果表明免疫检查点抑制剂的疗效依赖于肿瘤中 DNA 修复途径的完整性。在错配修复缺陷的肿瘤患者体内存在大量新抗原，免疫检查点抑制剂的敏感性增加，并在体内检测到快速增殖的 Neo-T 细胞克隆。在一项 Meta 分析中，布朗（Brown）等人利用癌症基因组图谱数据库分析了包含 6 种肿瘤类型的 515 例患者的资料，发现突变表位与患者生存期相关，同时与细胞毒性淋巴细胞的浸润及其 PD-1 和 CTLA-4 的表达相关，突变负荷小的肿瘤浸润的淋巴细胞较少。因此，新抗原的负荷可以作为预测免疫治疗疗效的生物学标记物。

2. 肿瘤新抗原疫苗　新抗原疫苗适用于各种检测到突变抗原肿瘤患者的治疗，目前已在多种肿瘤治疗中显示了较好的耐受性和疗效。2015 年发表在《科学》杂志的一篇 I 期临床试验结果表明，Ⅲ期恶性黑色素瘤患者应用分泌 IL-12p70 的 DC 疫苗联合免疫检查点抑制剂治疗，生存期得到明显延长。此外，另一项研究中，6 例恶性黑色素瘤患者接受新抗原疫苗治疗，4 例Ⅲ B/C 期患者在输注疫苗后 25 个月内无复发，另外 2 例合并肺转移的Ⅳ /M1b 期的患者，单纯应用新抗原疫苗治疗后疾病进展，随后给予帕博利珠单抗治疗 4 个疗程后，均获得完全缓解，并且在体内检测到 Neo-T 细胞的扩增。具体治疗模式如图 2-7 所示。

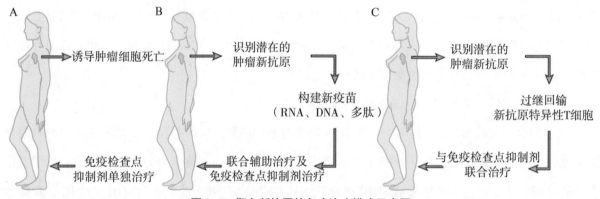

图 2-7　靶向新抗原的免疫治疗模式示意图

A：免疫检查点抑制剂单独治疗或联合辅助治疗的模式。B：新抗原特异性疫苗与辅助治疗或免疫检查点抑制剂联合治疗。C：过继性输注新抗原特异性 T 细胞与免疫检查点抑制剂联合治疗

3. 肿瘤新抗原反应性 T 细胞的临床应用　Neo-T 细胞体外扩增后回输在肿瘤治疗中也显示了巨大的潜力。1 例转移性胆管癌患者应用新抗原特异性 CD4+ T 细胞过继输注后产生临床免疫应答反应，分析患者肿瘤浸润性淋巴细胞发现 CD4+ T 细胞特异性识别肿瘤突变抗原 ERBB2 反应蛋白（ERBB2IP）。过继回输的 CD4+ T 细胞中有 25% 是 ERBB2IP 特异性的；再次复发时给予输注超过 95% ERBB2IP 特异性 CD4+ T 细胞也产生了免疫应答。转移性恶性黑色素瘤患者接受细胞过继免疫治疗后获得持续的临床免疫应答反应。德国海德堡大学 Ugur Sahin 团队对 13 例恶性黑色素瘤患者进行研究，每个患者挑选 10 个特异突变作为新抗原，通过疫苗接种前后的血液样本中 CD4+ 和 CD8+ T

细胞分泌 IFN-γ 的 ELISPOT 实验，分析总计 125 个突变抗原，显示 60% 的预测新抗原可激活免疫应答。13 例患者接种疫苗后，转移事件的发生率显著降低，8 例患者新抗原疫苗接种后获得完全缓解，随访期（12~23 个月）无复发，5 例转移性患者中有 2 例达到了与疫苗相关的客观缓解；其中 1 例患者复发是由于 β2- 微球蛋白缺乏导致的获得性耐药；另外 1 例患者联合 PD-1 单抗治疗后完全缓解。1 例转移性乳腺癌患者应用 Neo-T 细胞联合免疫检查点抑制剂治疗后获得长期（超过 22 个月）完全缓解。

（五）肿瘤新抗原免疫治疗与化疗、放疗和免疫检查点抑制剂的协同作用

免疫检查点抑制剂不直接靶向新抗原，但是能够诱导天然存在的新抗原特异性免疫反应。采用环磷酰胺和氟达拉滨进行清髓后，再给予过继性细胞输注并联合 IL-2 治疗能够增加细胞的寿命和临床应答的持续时间。放疗能够诱发肿瘤新抗原的产生。免疫检查点抑制剂能够克服肿瘤微环境对新抗原特异性 T 细胞免疫反应的抑制，多项研究报道靶向新抗原的 T 细胞治疗和疫苗治疗联合免疫检查点抑制剂获得较好的疗效。靶向新抗原的临床研究结果见表 2-9。

表 2-9 靶向新抗原的临床试验

肿瘤类型	人数	治疗	预后	参考文献
恶性黑色素瘤	3 人	可分泌 IL-12p70 的 DC 疫苗（前期接受过伊匹木单抗治疗）	100% CR	A dendritic cell vaccine increases the breadth and diversity of melanoma neoantigen-specific T cells. Science, 2015
恶性黑色素瘤	6 人	肿瘤新抗原疫苗、肿瘤新抗原反应性 T 细胞	100% CR	An Immunogenic Personal Neoantigen Vaccine for Melanoma Patients. Nature, 2017
恶性黑色素瘤	27 人	过继回输 T 细胞（预先接受过 IL-2 和 CTLA-4 单抗或 BRAF 抑制剂治疗）	5/27 CR 7/27 PR 10/27 SD 5/27 PD	Mutational and putative neoantigen load predict clinical benefit of adoptive T cell therapy in melanoma. Nature communication, 2017
恶性黑色素瘤	13 人	新抗原疫苗，1 例联合 PD-1 单抗治疗	8/13 CR 2/13 OR 3/13 PD	Personalized RNA mutanome vaccines mobilize poly-specific therapeutic immunity against cancer. Nature, 2017
乳腺癌	1 人	新抗原特异性 T 细胞、免疫检查点抑制剂	100% CR	Immune recognition of somatic mutations leading to complete durable regression in metastatic breast cancer. Nature medicine, 2018

注：CR，完全缓解；PR，部分缓解；SD，疾病稳定；PD，疾病进展；OR，客观缓解

（六）肿瘤新抗原临床应用的优势和局限性

随着基因组学、数据科学和癌症免疫疗法的技术进步，人们能够快速准确地绘制癌症变异体图谱，选择最适合的突变作为疫苗和 T 细胞治疗的靶点以获得最佳免疫反应，并根据需要为肿瘤患者定制个体化治疗方案。个体化靶向新抗原的疫苗和 T 细胞临床试验结果显示了针对个体肿瘤突变特征的可行性、安全性和免疫治疗活性。同时，靶向新抗原的免疫治疗也具有一定的局限性。首先，单纯应用肿瘤疫苗治疗可能更适合肿瘤负荷较小的患者，但是在临床工作中，大多数患者往往具有

较高的肿瘤负荷，单纯给予 DNA、mRNA 或多肽疫苗是否能够在体内激活有效的抗肿瘤免疫反应，有待进一步的临床研究来证实。其次，大多数 Neo-T 细胞直接靶向突变抗原发挥肿瘤免疫应答，这意味着需要个体化治疗，而在肿瘤中只有一小部分非同义突变是可以引起 CD4+ 或 CD8+ T 细胞应答的免疫原性新抗原，因此新抗原检测方法和突变负荷显得至关重要。第三，并不是每个患者都能有手术切除的组织用于分离 Neo-T 细胞，而且有些患者的肿瘤组织中包含的 Neo-T 细胞数量极少，难以满足治疗的需要。除了数量因素外，从肿瘤浸润淋巴细胞中获得的 Neo-T 细胞也存在扩增能力有限、杀伤能力不足等瓶颈问题。最后，Neo-T 细胞不能解决肿瘤微环境中的免疫抑制问题，特别是当肿瘤细胞动态表达 PD-1 配体时，即便这类 Neo-T 细胞能够特异性识别肿瘤，也将受到免疫抑制而难以发挥功能。

（七）肿瘤新抗原临床应用的展望

靶向新抗原的疫苗和 Neo-T 细胞是个体化、多靶点的，其在安全性、特异性、广谱性、疗效持久性以及应对肿瘤克隆演变的动态适应性上，都具有巨大优势。前期研究和临床应用表明，个体化新抗原疫苗和 Neo-T 细胞针对恶性肿瘤的治疗已显示出良好的治疗效果，在防止肿瘤细胞的扩散和复发、提高患者的自身免疫力等方面均具有重要作用，对恶性黑色素瘤等多种肿瘤的杀伤活性都较高。靶向新抗原的疫苗和 T 细胞治疗联合免疫检查点抑制剂及应用基因工程化的 Neo-T 细胞治疗在肿瘤免疫治疗领域有着巨大的发展潜力和应用前景。

（陈新峰　王淑敏）

参考文献

［1］RESTIFO N P, DUDLEY M E, ROSENBERG S A. Adoptive immunotherapy for cancer: harnessing the T cell response. Nat Rev Immunol, 2012, 12(4):269-281.

［2］YEE C. Adoptive T-cell therapy for cancer: boutique therapy or treatment modality? Clin Cancer Res, 2013, 19(17):4550-4552.

［3］THANENDRARAJAN S, KIM Y, SCHMIDT-WOLF I. New adoptive immunotherapy strategies for solid tumours with CIK cells. Expert Opin Biol Ther, 2012, 12(5):565-572.

［4］WEISS G R, MARGOLIN K A, ARONSON F R. A randomized phase Ⅱ trial of continuous infusion interleukin-2 or bolus injection interleukin-2 plus lymphokine-activated killer cells for advanced renal cell carcinoma. J Clin Oncol, 1992, 10(2):275-281.

［5］SAITO H, ANDO S, MORISHITA N,et al. A combined lymphokine-activated killer (LAK) cell immunotherapy and adenovirus-p53 gene therapy for head and neck squamous cell carcinoma. Anticancer Res,

2014,34(7):3365-3370.

[6] GARCÍA-MUÑOZ R, LÓPEZ-DÍAZ-DE-CERIO A, FELIU J, et al. Follicular lymphoma: in vitro effects of combining lymphokine-activated killer (LAK) cell-induced cytotoxicity and rituximab- and obinutuzumab-dependent cellular cytotoxicity (ADCC) activity. Immunol Res, 2016, 64(2):548-557.

[7] LI Y, MENG F D, TIAN X, et al.Impact of IL-2 and IL-2R SNPs on proliferation and tumor- killing activity of lymphokine-activated killer cells from healthy chinese blood donors. Asian Pac J Cancer Prev, 2014, 15(18):7965-7970.

[8] LI Y, SCHMIDT-WOLF I G, WU Y F, et al. Optimized protocols for generation of cord blood-derived cytokine-induced killer/natural killer cells. Anticancer Res, 2010, 30(9):3493-3499.

[9] ZHAO X, ZHANG Z, LI H, et al. Cytokine induced killer cell-based immunotherapies in patients with different stages of renal cell carcinoma. Cancer Lett, 2015, 362(2):192-198.

[10] LI H, HUANG L, LIU L, et al. Selective effect of cytokine-induced killer cells on survival of patients with early-stage melanoma. Cancer Immunol Immunother, 2017, 66(3):299-308.

[11] HUANG J, KAN Q, ZHAO X, et al. Chemotherapy in combination with cytokine-induced killer cell transfusion: An effective therapeutic option for patients with extensive stage small cell lung cancer. Int Immunopharmacol, 2017, 46:170-177.

[12] HUANG J, LI C, WANG Y, et al. Cytokine-induced killer (CIK) cells bound with anti-CD3/anti-CD133 bispecific antibodies target CD133(high) cancer stem cells in vitro and in vivo. Clin Immunol, 2013, 149(1):156-168.

[13] ZHANG Z, ZHAO X, ZHANG T, et al. Phenotypic characterization and anti-tumor effects of cytokine-induced killer cells derived from cord blood. Cytotherapy, 2015, 17(1):86-97.

[14] ZHANG Z, WANG L, LUO Z, et al.Efficacy and safety of cord blood-derived cytokine-induced killer cells in treatment of patients with malignancies. Cytotherapy, 2015, 17(8):1130-1138.

[15] ZHANG C, ZHANG Z, WANG L, et al. Pseudomonas aeruginosa-mannose sensitive hemagglutinin injection treated cytokine-induced killer cells combined with chemotherapy in the treatment of malignancies. Int Immunopharmacol, 2017, 51:57-65.

[16] DENIGER D C, MOYES J S, COOPER L J. Clinical applications of gamma delta T cells with multivalent immunity. Front Immunol, 2014,11(5):636.

[17] BENNOUNA J, BOMPAS E, NEIDHARDT E M,et al. Phase-I study of Innacell gammadelta, an autologous cell-therapy product highly enriched in gamma9delta2 T lymphocytes, in combination with IL-2, in patients with metastatic renal cell carcinoma.Cancer Immunol Immunother, 2008, 57(11):1599-1609.

[18] KOBAYASHI H, TANAKA Y, YAGI J, et al.Phase I／II study of adoptive transfer of γδ T cells in combination with zoledronic acid and IL-2 to patients with advanced renal cell carcinoma.Cancer Immunol Immunother,2011, 60(8):1075-1084.

［19］CHEN C, PAN Q, WENG D, et al. Safety and activity of PD-1 blockade-activated DC-CIK cells in patients with advanced solid tumors. Oncoimmunology, 2018, 7(4):e1417721.

［20］WARGO J A, COOPER Z A, FLAHERTY K T. Universes collide: combining immunotherapy with targeted therapy for cancer. Cancer Discov, 2014, 4(12):1377-1386.

［21］BENDELAC A, SAVAGE P B, TEYTON L. The biology of NKT cells. Annu Rev Immunol, 2007, 25:297-336.

［22］ROSSJOHN J, PELLICCI D G, PATEL O,et al.Recognition of CD1d-restricted antigens by natural killer T cells. Nat Rev Immunol, 2012, 12(12):845-857.

［23］KUMAR A, SURYADEVARA N, HILL T M,et al. Natural Killer T Cells: An Ecological Evolutionary Developmental Biology Perspective. Front Immunol, 2017, 8:1858.

［24］BERZOFSKY J A, TERABE M.NKT cells in tumor immunity: opposing subsets define a new immunoregulatory axis. J Immunol, 2008, 180(6):3627-3635.

［25］HE, Y, XIAO R, JI X, et al.EBV promotes human CD8 NKT cell development. PLoS Pathog, 2010, 6(5):e1000915.

［26］EGAWA T, EBERL G, TANIUCHI I, et al.Genetic evidence supporting selection of the Valpha14i NKT cell lineage from double-positive thymocyte precursors. Immunity, 2005, 22(6):705-716.

［27］DASGUPTA S, KUMAR V. Type II NKT cells: a distinct CD1d-restricted immune regulatory NKT cell subset. Immunogenetics, 2016, 68(8):665-676.

［28］NISHIOKA Y, MASUDA S, TOMARU U, et al. CD1d-Restricted Type II NKT Cells Reactive With Endogenous Hydrophobic Peptides. Front Immunol, 2018, 9:548.

［29］JAHNG A, MARICIC I, AGUILERA C, et al. Prevention of autoimmunity by targeting a distinct, noninvariant CD1d-reactive T cell population reactive to sulfatide. J Exp Med, 2004, 199(7):947-957.

［30］MARRERO I, WARE R, KUMAR V. Type II NKT Cells in Inflammation, Autoimmunity, Microbial Immunity, and Cancer. Front Immunol, 2015, 6:316.

［31］JIN Q T, WEI X, LAN W, et al. Progresses in development and function of NKT cells. Chinese Journal of Immunology, 2010, 26(6):483-487.

［32］KAMBAYASHI T, ASSARSSON E, MICHAËLSSON J, et al. Emergence of CD8+ T cells expressing NK cell receptors in influenza A virus-infected mice. J Immunol, 2000, 165(9):4964-4969.

［33］GUAN P, BASSIRI H, PATEL N P, et al. Invariant natural killer T cells in hematopoietic stem cell transplantation: killer choice for natural suppression. Bone Marrow Transplant, 2016, 51(5):629-637.

［34］FUJII S I, SHIMIZU K, OKAMOTO Y,et al. NKT cells as an ideal anti-tumor immunotherapeutic. Front Immunol, 2013, 4:409.

［35］FUJII S I, SHIMIZU K. Exploiting Antitumor Immunotherapeutic Novel Strategies by Deciphering the Cross Talk between Invariant NKT Cells and Dendritic Cells. Front Immunol, 2017, 8:886.

［36］KATO S, BERZOFSKY J A, TERABE M. Possible Therapeutic Application of Targeting Type II Natural

Killer T Cell-Mediated Suppression of Tumor Immunity. Front Immunol, 2018, 9:314.

[37] TERABE M, BERZOFSKY J A. The immunoregulatory role of type I and type II NKT cells in cancer and other diseases. Cancer Immunol Immunother, 2014, 63(3):199-213.

[38] IZHAK L, AMBROSINO E, KATO S, et al. Delicate balance among three types of T cells in concurrent regulation of tumor immunity. Cancer Res, 2013, 73(5):1514-1523.

[39] RENUKARADHYA G J, SRIRAM V, DU W, et al. Inhibition of antitumor immunity by invariant natural killer T cells in a T-cell lymphoma model in vivo. Int J Cancer, 2006, 118(12):3045-3053.

[40] CHENNAMADHAVUNI D, SAAVEDRA-AVILA N A, CARREÑO L J, et al. Dual Modifications of alpha-Galactosylceramide Synergize to Promote Activation of Human Invariant Natural Killer T Cells and Stimulate Anti-tumor Immunity. Cell Chem Biol, 2018, 25(5):571-584 e8.

[41] WIETHE C, DEBUS A, MOHRS M, et al. Dendritic cell differentiation state and their interaction with NKT cells determine Th1/Th2 differentiation in the murine model of Leishmania major infection. J Immunol, 2008, 180(7):4371-4381.

[42] MOTOHASHI S, NAGATO K, KUNII N, et al. A phase I- II study of alpha-galactosylceramide-pulsed IL-2/GM-CSF-cultured peripheral blood mononuclear cells in patients with advanced and recurrent non-small cell lung cancer. J Immunol, 2009, 182(4):2492-2501.

[43] BRIGL M, TATITURI R V, WATTS G F, et al. Innate and cytokine-driven signals, rather than microbial antigens, dominate in natural killer T cell activation during microbial infection. J Exp Med, 2011, 208(6):1163-1177.

[44] ZEISSIG S, OLSZAK T, MELUM E, et al. Analyzing antigen recognition by Natural Killer T cells. Methods Mol Biol, 2013, 960:557-572.

[45] BURDIN N, BROSSAY L, KRONENBERG M.Immunization with alpha-galactosylceramide polarizes CD1-reactive NKT cells towards Th2 cytokine synthesis. Eur J Immunol, 1999, 29(6):2014-2025.

[46] GHINNAGOW R, CRUZ L J, MACHO-FERNANDEZ E, et al. Enhancement of Adjuvant Functions of Natural Killer T Cells Using Nanovector Delivery Systems: Application in Anticancer Immune Therapy. Front Immunol, 2017, 8:879.

[47] FAVEEUW C, TROTTEINF. Optimization of natural killer T cell-mediated immunotherapy in cancer using cell-based and nanovector vaccines. Cancer Res, 2014, 74(6):1632-1638.

[48] MACHO F E, CHANG J, FONTAINE J, et al. Activation of invariant Natural Killer T lymphocytes in response to the alpha-galactosylceramide analogue KRN7000 encapsulated in PLGA-based nanoparticles and microparticles. Int J Pharm, 2012, 423(1):45-54.

[49] SCHNEIDERS F L, SCHEPER R J, VON BLOMBERG B M, et al. Clinical experience with alpha-galactosylceramide (KRN7000) in patients with advanced cancer and chronic hepatitis B/C infection. Clin Immunol, 2011, 140(2):130-141.

［50］RICHTER J, NEPARIDZE N, ZHANG L, et al. Clinical regressions and broad immune activation following combination therapy targeting human NKT cells in myeloma. Blood, 2013, 121(3):423–430.

［51］HONG S, LEE H, JUNG K, et al. Tumor cells loaded with alpha–galactosylceramide promote therapeutic NKT–dependent anti–tumor immunity in multiple myeloma. Immunol Lett, 2013, 156(1–2):132–139.

［52］HUNN M K, FARRAND K J, BROADLEY K W, et al. Vaccination with irradiated tumor cells pulsed with an adjuvant that stimulates NKT cells is an effective treatment for glioma. Clin Cancer Res, 2012, 18(23):6446–6459.

［53］KO H J, KIM Y J, KIM Y S, et al. A combination of chemoimmunotherapies can efficiently break self–tolerance and induce antitumor immunity in a tolerogenic murine tumor model. Cancer Res, 2007, 67(15):7477–7486.

［54］KIM Y J, KO H J, KIM Y S, et al. alpha–Galactosylceramide–loaded, antigen–expressing B cells prime a wide spectrum of antitumor immunity. Int J Cancer, 2008, 122(12):2774–2783.

［55］EAST J E, SUN W, WEBB T J. Artificial antigen presenting cell (aAPC) mediated activation and expansion of natural killer T cells. J Vis Exp, 2012(70).

［56］NEELAPU S S, TUMMALA S, KEBRIAEI P, et al.Chimeric antigen receptor T–cell therapy – assessment and management of toxicities. Nat Rev Clin Oncol, 2018, 15(1):47–62.

［57］RAPOPORT A P, STADTMAUER E A, BINDER–SCHOLL G K, et al. NY–ESO–1–specific TCR–engineered T cells mediate sustained antigen–specific antitumor effects in myeloma. Nat Med, 2015, 21(8):914–921.

［58］BEDOYA F, FRIGAULT M J, MAUS M V. The Flipside of the Power of Engineered T Cells: Observed and Potential Toxicities of Genetically Modified T Cells as Therapy. Mol Ther, 2017, 25(2):314–320.

［59］HECZEY A, LIU D, TIAN G, et al. Invariant NKT cells with chimeric antigen receptor provide a novel platform for safe and effective cancer immunotherapy. Blood, 2014, 124(18):2824–2833.

［60］ROTOLO A, CAPUTO V, KARADIMITRIS A. The prospects and promise of chimeric antigen receptor immunotherapy in multiple myeloma. Br J Haematol, 2016, 173(3):350–364.

［61］CHILDS R W, CARLSTEN M. Therapeutic approaches to enhance natural killer cell cytotoxicity against cancer: the force awakens.Nat Rev Drug Discov, 2015, 14(7):487–498.

［62］GEERING B, FUSSENEGGER M. Synthe tic immunology: modulating the human immune system. Trends in Biotechnology, 2015, 33(2):65–79.

［63］RUBNITZ J E, INABA H, RIBEIRO R C,et al. NKAML: a pilot study to determine the safety and feasibility of haploidentical natural killer cell transplantation in childhood acute myeloid leukemia. J Clin Oncol, 2010, 28(6):955–959.

［64］RUBNITZ J E, INABA H, KANG G, et al. Natural killer celltherapy in children with relapsedleukemia. Pediatr Blood Cancer, 2015, 62(8):1468–1472.

［65］HU Y, TIAN Z G, ZHANG C.Chimeric antigen receptor (CAR)–transduced natural killer cells in tumor immunotherapy. Acta Pharmacologica Sinica, 2018, 39:167–176.

［66］FANG F, XIAO W H, TIAN Z G. NK cell–based immunotherapy for cancer. Semin Immunol, 2017, 31:37–54.

［67］BJÖRKLUND A T, CARLSTEN M, SOHLBERG E, et al. Complete Remission with Reduction of High–Risk Clones following Haploidentical NK–Cell Therapy against MDS and AML. Clin Cancer Res, 2018, 24(8):1834–1844.

［68］PESCE S, GREPPI M, TABELLINI G, et al. Identification of a sub– set of human natural killer cells expressing high levels of pro– grammed death 1: a phenotypic and functional characterization. J Allergy Clin Immunol, 2017, 139(1):335–346.

［69］LIU H,YANG B,SUN T,et al. Specific growth inhibition of ErbB2–expressing human breast cancer cells by genetically modified NK92 cells. Oncol Rep, 2015, 33:95–102.

［70］LI X D, XU B, WU J, et al. Review of Chinese clinical trials on CIK cell treatment for malignancies. Clin Transl Oncol, 2012, 14(2):102–108.

［71］ZHAO X, ZHANG Z, LI H, et al. Cytokine induced killer cell–based immunotherapies in patients with different stages of renal cell carcinoma. Cancer Lett, 2015, 362(2):192–198.

［72］ZHAO M, LI H, LI L, et al. Effects of a gemcitabine plus platinum regimen combined with a dendritic cell–cytokine induced killer immunotherapy on recurrence and survival rate of non–small cell lung cancer patients. Exp Ther Med, 2014, 7(5):1403–1407.

［73］YAN L, WU M, BA N, et al. Efficacy of dendritic cell–cytokine–induced killer immunotherapy plus intensity-modulated radiation therapy in treating elderly patients with esophageal carcinoma. Genet Mol Res, 2015, 14(1):898–905.

［74］DUDLEY M E, YANG J C, SHERRY R, et al. Adoptive cell therapy for patients with metastatic melanoma: evaluation of intensive myeloablative chemoradiation preparative regimens. J Clin Oncol, 2008, 26(32):5233–5239.

［75］ROSENBERG S A, DUDLEY M E. Adoptive cell therapy for the treatment of patients with metastatic melanoma. Curr Opin Immunol, 2009, 21(2):233–240.

［76］ADAMS S, GRAY R J, DEMARIA S, et al. Prognostic value of tumor–infiltrating lymphocytes in triple-negative breast cancers from two phase III randomized adjuvant breast cancer trials: ECOG 2197 and ECOG 1199. J Clin Oncol, 2014, 32(27):2959–2966.

［77］SEO A N, LEE H J, KIM E J, et al. Tumour–infiltrating CD8+ lymphocytes as an independent predictive factor for pathological complete response to primary systemic therapy in breast cancer. Br J Cancer, 2013, 109(10):2705–2713.

［78］CHACON J A, SARNAIK A A, CHEN J Q, et al. Manipulating the tumor microenvironment ex vivo for enhanced expansion of tumor–infiltrating lymphocytes for adoptive cell therapy. Clin Cancer Res, 2015, 21(3):611–621.

［79］LI J, CHEN Q Y, HE J, et al. Phase I trial of adoptively transferred tumor–infiltrating lymphocyte immunotherapy following concurrent chemoradiotherapy in patients with locoregionally advanced nasopharyngeal carcinoma. Oncoimmunology, 2015, 4(2):e976507.

[80] GARDINI A, ERCOLANI G, RICCOBON A, et al. Adjuvant, adoptive immunotherapy with tumor infiltrating lymphocytes plus interleukin-2 after radical hepatic resection for colorectal liver metastases: 5-year analysis. J Surg Oncol, 2004, 87(1):46-52.

[81] RIBAS A. Clinical development of the anti-CTLA-4 antibody tremelimumab. Semin Oncol, 2010, 37(5):450-454.

[82] PATNAIK A, KANG S P, RASCO D, et al. Phase I Study of Pembrolizumab (MK-3475; Anti-PD-1 Monoclonal Antibody) in Patients With Advanced Solid Tumors. Clin Cancer Res, 2015, 21(19):4286-4293.

[83] CHEN C L, PAN Q Z, WENG D S, et al. Safety and activity of PD-1 blockade-activated DC-CIK cells in patients with advanced solid tumors. Oncoimmunology, 2018, 7: e1417721.

[84] CHANDRAN S S, SOMERVILLE R P T, YANG J C, et al. Treatment of metastatic uveal melanoma with adoptive transfer of tumour-infiltrating lymphocytes: a single-centre, two-stage, single-arm, phase 2 study. Lancet Oncology, 2017, 18:792-802.

[85] GOFF S L, DUDLEY M E, CITRIN D E, et al. Randomized, Prospective Evaluation Comparing Intensity of Lymphodepletion Before Adoptive Transfer of Tumor-Infiltrating Lymphocytes for Patients With Metastatic Melanoma. Journal of clinical oncology: official journal of the American Society of Clinical Oncology, 2016, 34:2389-2397.

[86] DENIGER D C, KWONG M L, PASETTO A, et al. A Pilot Trial of the Combination of Vemurafenib with Adoptive Cell Therapy in Patients with Metastatic Melanoma. Clinical cancer research : an official journal of the American Association for Cancer Research, 2017, 23:351-362.

[87] KUNERT A, STRAETEMANS T, GOVERS C, et al. TCR-engineered T cells meet new challenges to treat solid tumors: choice of antigen, T cell fitness, and sensitization of tumor milieu. Front Immunol, 2013, 4:363.

[88] ZHANG L, RICHARD A, MORGAN R A. Genetic engineering with T cell receptors. Adv Drug Deliv Rev, 2012, 64(8):756-762.

[89] UTTENTHAL B J, CHUA I, MORRIS E C, et al. Challenges in T cell receptor gene therapy. J Gene Med, 2012, 14(6):386-399.

[90] SHI H, LIU L, WANG Z. Improving the efficacy and safety of engineered T cell therapy for cancer. Cancer Lett, 2013, 328(2):191-197.

[91] BUTLER M O, FRIEDLANDER P, MILSTEIN M I, et al. Establishment of antitumor memory in humans using in vitro-educated CD8+ T cells. Sci Transl Med, 2011, 3(80):80ra34.

[92] GILHAM D E, DEBETS R, PULE M, et al. CAR-T cells and solid tumors: tuning T cells to challenge an inveterate foe. Trends Mol Med, 2012, 18(7):377-384.

[93] CAMERON B J, GERRY A B, DUKES J, et al. Identification of a Titin-derived HLA-A1-presented peptide

as a cross-reactive target for engineered MAGEA3-directed T cells. Sci Transl Med, 2013, 5(197):197ra103.

［94］MARIN V, CRIBIOLI E, PHILIP B, et al. Comparison of different suicide-gene strategies for the safety improvement of genetically manipulated T cells. Hum Gene Ther Methods, 2012, 23(6):376-386.

［95］DALET A, ROBBINS P F, STROOBANT V, et al. An antigenic peptide produced by reverse splicing and double asparagines deamidation. Proc Natl Acad Sci U S A, 2011, 108(29):323-331.

［96］GUILLAUME B, STROOBANT V, BOUSQUET-DUBOUCH M P, et al. Analysis of the processing of seven human tumor antigens by intermediate proteasomes. J Immunol, 2012, 189(7):3538-3547.

［97］BLANK C U, HOOIJKAAS A I, HAANEN J B, et al. Combination of targeted therapy and immunotherapy in melanoma. Cancer Immunol Immunother, 2011, 60(10):1359-1371.

［98］ENGELS B, ENGELHARD V H, SIDNEY J, et al. Relapse or eradication of cancer is predicted by peptide-major histocompatibility complex affinity. Cancer Cell, 2013, 23(4):516-526.

［99］ANDERS K, BUSCHOW C, HERRMANN A, et al. Oncogene-targeting T cells reject large tumors while oncogene in activation selects escape variants in mouse models of cancer. Cancer Cell, 2011,20(6):755-767.

［100］LISTOPAD J J, KAMMERTOENS T, ANDERS K, et al. Fas expression by tumor stromais required for cancer eradication. Proc Natl Acad Sci U S A, 2013, 110(6):2276-2281.

［101］SCARLETT U K, RUTKOWSKI M R, RAUWERDINK A M, et al. Ovarian cancer progression is controlled by phenotypic changes in dendritic cells. J Exp Med, 2012, 209(3):495-506.

［102］KALUZA K M, KOTTKE T, DIAZ R M, et al. Adoptive transfer of cytotoxic T lymphocytes targeting two different antigens limits antigen loss and tumor escape. Hum Gene Ther, 2012, 23(10):1054-1064.

［103］HAGA-FRIEDMAN A, HOROVITZ-FRIED M, COHEN C J. Incorporation of transmembrane hydrophobic mutations in the TCR enhance its surface expression and T cell functional avidity. J Immunol, 2012, 188(11):5538-5546.

［104］MORGAN R A, CHINNASAMY N, ABATE-DAGA D, et al. Cancer regression and neurological toxicity following anti-MAGE-A3 TCR gene therapy. J Immunother, 2013, 36(2):133-151.

［105］LINETTE G P, STADTMAUER E A, MAUS M V, et al. Cardio vascular toxicity and titincross-reactivity of affinity-enhanced T cells in myeloma and melanoma. Blood, 2013, 122(6):863-871.

［106］JOTEREAU F, GERVOIS N, LABARRIÈRE N. Adoptive transfer with high-affinity TCR to treat human solid tumors: how to improve the feasibility? Target Oncol, 2012, 7(1):3-14.

［107］TRAN E, TURCOTTE S, GROS A, et al. Cancer immunotherapy based on mutation-specific CD4+ T cells in a patient with epithelial cancer. Science, 2014, 344(6184):641-645.

［108］TRAN E, ROBBINS P F, LU Y C, et al. T-Cell Transfer Therapy Targeting Mutant KRAS in Cancer. N Engl J Med, 2016, 375(23):2255-2262.

［109］PARKHURST M R, YANG J C, LANGAN R C, et al. T cells targeting carcinoembryonic antigen can mediate regression of metastatic colorectal cancer but induce severe transient colitis. Mol Ther, 2011,

19(3):620–626.

[110] RAPOPORT A P, STADTMAUER E A, BINDER-SCHOLL G K, et al. NY–ESO–1–specific TCR–engineered T cells mediate sustained antigen–specific antitumor effects in myeloma. Nat Med, 2015, 21(8):914–921.

[111] KAGEYAMA S, IKEDA H, MIYAHARA Y, et al. Adoptive Transfer of MAGE–A4 T–cell Receptor Gene–Transduced Lymphocytes in Patients with Recurrent Esophageal Cancer. Clin Cancer Res, 2015, 21(10):2268–2277.

[112] MORGAN R A, DUDLEY M E, WUNDERLICH J R, et al. Cancer regression in patients after transfer of genetically engineered lymphocytes. Science, 2006, 314(5796):126–129.

[113] JOHNSON L A, MORGAN R A, DUDLEY M E, et al. Gene therapy with human and mouse T–cell receptors mediates cancer regression and targets normal tissues expressing cognate antigen. Blood, 2009, 114(3):535–546.

[114] DUVAL L, SCHMIDT H, KALTOFT K, et al. Adoptive transfer of allogeneic cytotoxic T lymphocytes equipped with a HLA–A2 restricted MART–1 T–cell receptor: a phase I trial in metastatic melanoma. Clin Cancer Res, 2006, 12(4):1229–1236.

[115] CHODON T, COMIN–ANDUIX B, CHMIELOWSKI B, et al. Adoptive transfer of MART–1 T–cell receptor transgenic lymphocytes and dendritic cell vaccination in patients with metastatic melanoma. Clin Cancer Res, 2014, 20(9):2457–2465.

[116] ROBBINS P F, KASSIM S H, TRAN T L, et al. A pilot trial using lymphocytes genetically engineered with an NY–ESO–1–reactive T–cell receptor: long–term follow–up and correlates with response. Clin Cancer Res, 2015, 21(5):1019–1027.

[117] LU Y C, PARKER L L, LU T, et al. Treatment of Patients With Metastatic Cancer Using a Major Histocompatibility Complex Class II–Restricted T–Cell Receptor Targeting the Cancer Germline Antigen MAGE–A3. J Clin Oncol, 2017, 35(29):3322–3329.

[118] SADELAIN M, BRENTJENS R, RIVIERE I. The basic principles of chimeric antigen receptor (CAR) design. Cancer discovery, 2013, 3(4):388–398.

[119] GROSS G, WAKS T, ESHHAR Z. Expression of immunoglobulin–T–cell receptor chimeric molecules as functional receptors with antibody–type specificity.Proceedings of the National Academy of Sciences of the United States of America, 1989, 86(24):10024–10028.

[120] DOTTI G, GOTTSCHALK S, SAVOLDO B, et al. Design and Development of Therapies using Chimeric Antigen Receptor–Expressing T cells. Immunological reviews, 2014, 257(1):10.

[121] BRENTJENS R, DAVILA M L, RIVIERE I, et al. CD19–targeted T cells rapidly induce molecular remissions in adults with chemotherapy–refractory acute lymphoblastic leukemia. Science Translational medicine, 2013, 5(177):177ra38.

［122］GRUPP S A, KALOS M, BARRETT D, et al. Chimeric Antigen Receptor – Modified T Cells for Acute Lymphoid Leukemia. The New England Journal of Medicine, 2013, 368(16):1509–1518.

［123］CRUZ C R, MICKLETHWAITE K P, SAVOLDO B, et al. Infusion of donor–derived CD19–redirected virus–specific T cells for B–cell malignancies relapsed after allogeneic stem cell transplant: a phase 1 study. Blood, 2013, 122(17):2965–2973.

［124］KOCHENDERFER J N, DUDLEY M E, CARPENTER R O, et al. Donor–derived CD19–targeted T cells cause regression of malignancy persisting after allogeneic hematopoietic stem cell transplantation. Blood, 2013, 122(25):4129–4139.

［125］DAVILA M L, RIVIERE I, WANG X, et al. Efficacy and toxicity management of 19–28z CAR T cell therapy in B cell acute lymphoblastic leukemia. Science translational medicine, 2014, 6(224):224ra25.

［126］KOCHENDERFER J N, DUDLEY M E, KASSIM S H, et al. Chemotherapy–Refractory Diffuse Large B–Cell Lymphoma and Indolent B–Cell Malignancies Can Be Effectively Treated With Autologous T Cells Expressing an Anti–CD19 Chimeric Antigen Receptor. Journal of clinical oncology, 2015, 33 (6):540–549.

［127］LEE D W, KOCHENDERFER J N, STETLER–STEVENSON M, et al. T cells expressing CD19 chimeric antigen receptors for acute lymphoblastic leukaemia in children and young adults: a phase 1 dose–escalation trial. Lancet, 2015, 385(9967):517–528.

［128］RAINUSSO N, BRAWLEY V S, GHAZI A, et al. Immunotherapy targeting HER2 with genetically modified T cells eliminates tumor–initiating cells in osteosarcoma. Cancer gene therapy, 2012, 19(3):212–217.

［129］GELDRES C, SAVOLDO B, HOYOS V, et al. T lymphocytes redirected against the chondroitin sulfate proteoglycan–4 control the growth of multiple solid tumors both in vitro and in vivo. Clin Cancer Res, 2014, 20(4):962–971.

［130］WU M R, ZHANG T, ALCON A, et al, DNAM–1–based chimeric antigen receptors enhance T cell effector function and exhibit in vivo efficacy against melanoma. Cancer Immunol Immunother, 2014, 64(4):409–418.

［131］GARGETTT, BROWN M P.Different cytokine and stimulation conditions influence the expansion and immune phenotype of third–generation chimeric antigen receptor T cells specific for tumor antigen GD2. Cytotherapy, 2015, 17(4):487–495.

［132］SAMPSON J H, CHOI B D, SANCHEZ–PEREZ L, et al. EGFR Ⅲ mCAR–modified T–cell therapy cures mice with established intracerebral glioma and generates host immunity against tumor–antigen loss. Clin Cancer Res, 2014, 20(4):972–984.

［133］BEATTY G L, HAAS A R, MAUS M V, et al. Mesothelin–specific Chimeric Antigen Receptor mRNA–Engineered T cells Induce Anti–Tumor Activity in Solid Malignancies. Cancer immunology research, 2014, 2(2):112–120.

［134］LAMERS C H, SLEIJFER S, VAN STEENBERGEN S, et al. Treatment of metastatic renal cell carcinoma with CA Ⅸ CAR–engineered T cells: clinical evaluation and management of on–target toxicity. Mol Ther,

2013, 21(4): 904–912.

[135] ADACHI K, KANO Y, NAGAI T, et al. IL-7 and CCL19 expression in CAR-T cells improves immune cell infiltration and CAR-T cell survival in the tumor. Nat Biotechnol, 2018, 36(4):346–351.

[136] NEELAPU S S, LOCKE F L, BARTLETT N L, et al. Axicabtagene Ciloleucel CAR T-Cell Therapy in Refractory Large B-Cell Lymphoma. N Engl J Med, 2017, 377(26):2531–2544.

[137] BRUDNO J N, KOCHENDERFER J N. Chimeric antigen receptor T-cell therapies for lymphoma. Nat Rev Clin Oncol, 2018, 15(1):31–46.

[138] CHMIELEWSKI M, ABKEN H. CAR T Cells Releasing IL-18 Convert to T-Bet(high) FoxO1(low) Effectors that Exhibit Augmented Activity against Advanced Solid Tumors. Cell Rep, 2017, 21(11):3205–3219.

[139] FRAIETTA J A, NOBLES C L, SAMMONS M A, et al. Disruption of TET2 promotes the therapeutic efficacy of CD19-targeted T cells. Nature, 2018, 558(7709):307–312.

[140] KAGOYA Y, TANAKA S, GUO T, et al. A novel chimeric antigen receptor containing a JAK-STAT signaling domain mediates superior antitumor effects. Nat Med, 2018, 24(3):352–359.

[141] KIM M Y, YU K R, KENDERIAN S S, et al. Genetic Inactivation of CD33 in Hematopoietic Stem Cells to Enable CAR T Cell Immunotherapy for Acute Myeloid Leukemia. Cell, 2018, 173(6):1439–1453.

[142] KUEBERUWA G, KALAITSIDOU M, CHEADLE E, et al. CD19 CAR T Cells Expressing IL-12 Eradicate Lymphoma in Fully Lymphoreplete Mice through Induction of Host Immunity. Mol Ther Oncolytics, 2018, 8:41–51.

[143] SUKUMARAN S, WATANABE N, BAJGAIN P, et al. Enhancing the potency and specificity of engineered T cells for cancer treatment. Cancer Discov, 2018, 8(8):972–987.

[144] TARASEVICIUTE A, TKACHEV V, PONCE R, et al. Chimeric Antigen Receptor T Cell-Mediated Neurotoxicity in Nonhuman Primates. Cancer Discov, 2018, 8(6):750–763.

[145] SOCKOLOSKY J T, TROTTA E, PARISI G, et al. Selective targeting of engineered T cells using orthogonal IL-2 cytokine-receptor complexes. Science, 2018, 359(6379):1037–1042.

[146] MIN I M, SHEVLIN E, VEDVYAS Y, et al. CAR T Therapy Targeting ICAM-1 Eliminates Advanced Human Thyroid Tumors. Clin Cancer Res, 2017, 23(24):7569–7583.

[147] AHMED N, BRAWLEY V, HEGDE M, et al. HER2-Specific Chimeric Antigen Receptor-Modified Virus-Specific T Cells for Progressive Glioblastoma: A Phase 1 Dose-Escalation Trial. JAMA Oncol, 2017, 3(8):1094–1101.

[148] ALLEN E S, STRONCEK D F, REN J, et al. Autologous lymphapheresis for the production of chimeric antigen receptor T cells. Transfusion, 2017, 57(5):1133–1141.

[149] NEELAPU S S, LOCKE F L, BARTLETT N L, et al. Axicabtagene Ciloleucel CAR T-Cell Therapy in Refractory Large B-Cell Lymphoma. N Engl J Med, 2017, 377(26):2531–2544.

[150] BROWN C E, BADIE B, BARISH M E, et al. Bioactivity and Safety of IL13Ralpha2-Redirected

Chimeric Antigen Receptor CD8+ T Cells in Patients with Recurrent Glioblastoma. Clin Cancer Res, 2015, 21(18):4062-4072.

[151] GARFALL A L, MAUS M V, HWANG W T, et al. Chimeric Antigen Receptor T Cells against CD19 for Multiple Myeloma. N Engl J Med, 2015, 373(11):1040-1047.

[152] SANTOMASSO B D, PARK J H, SALLOUM D, et al. Clinical and Biologic Correlates of Neurotoxicity Associated with CAR T Cell Therapy in Patients with B-cell Acute Lymphoblastic Leukemia (B-ALL). Cancer Discov, 2018, 8(8):958-971.

[153] HAY K A, HANAFI L A, LI D, et al.Kinetics and biomarkers of severe cytokine release syndrome after CD19 chimeric antigen receptor-modified T-cell therapy. Blood, 2017, 130(21):2295-2306.

[154] PARK J H, RIVIERE I, GONEN M, et al.Long-Term Follow-up of CD19 CAR Therapy in Acute Lymphoblastic Leukemia. N Engl J Med, 2018, 378(5):449-459.

[155] LOCKE F L, NEELAPU S S, BARTLETT N L, et al. Phase 1 Results of ZUMA-1: A Multicenter Study of KTE-C19 Anti-CD19 CAR T Cell Therapy in Refractory Aggressive Lymphoma. Mol Ther, 2017, 25(1):285-295.

[156] KATZ S C, POINT G R, CUNETTA M, et al. Regional CAR-T cell infusions for peritoneal carcinomatosis are superior to systemic delivery. Cancer Gene Ther, 2016, 23(5):142-148.

[157] HEGE K M, BERGSLAND E K, FISHER G A, et al. Safety, tumor trafficking and immunogenicity of chimeric antigen receptor (CAR)-T cells specific for TAG-72 in colorectal cancer. J Immunother Cancer, 2017, 5:22.

[158] THISTLETHWAITE F C, GILHAM D E, GUEST R D, et al. The clinical efficacy of first-generation carcinoembryonic antigen (CEACAM5)-specific CAR T cells is limited by poor persistence and transient pre-conditioning-dependent respiratory toxicity. Cancer Immunol Immunother, 2017, 66(11):1425-1436.

[159] MAUDE S L, LAETSCH T W, BUECHNER J, et al. Tisagenlecleucel in Children and Young Adults with B-Cell Lymphoblastic Leukemia. N Engl J Med, 2018, 378(5):439-448.

[160] O'ROURKE D M, NASRALLAH M P, DESAI A, et al. A single dose of peripherally infused EGFRvⅢ-directed CAR T cells mediates antigen loss and induces adaptive resistance in patients with recurrent glioblastoma. Science translational medicine, 2017, 9(399). pii: eaaa0984.

[161] ALEXANDROV L B, NIK-ZAINAL S, WEDGE D C,et al.Signatures of mutational processes in human cancer. Nature, 2013, 500(7463):415-421.

[162] CARRENO B M, MAGRINI V, BECKER-HAPAK M, et al. Cancer immunotherapy. A dendritic cell vaccine increases the breadth and diversity of melanoma neoantigen-specific T cells. Science, 2015, 348 (6236):803-808.

[163] VAN ROOIJ N, VAN BUUREN M M, PHILIPS D, et al. Tumor exome analysis reveals neoantigen-specific T-cell reactivity in an ipilimumab-responsive melanoma. J Clin Oncol, 2013, 31(32):439-442.

［164］CHAN T A, WOLCHOK J D, SNYDER A. Genetic Basis for Clinical Response to CTLA-4 Blockade in Melanoma. N Engl J Med, 2015, 373(20):1984.

［165］RIZVI N A, HELLMANN M D, SNYDER A, et al. Cancer immunology. Mutational landscape determines sensitivity to PD-1 blockade in non-small cell lung cancer. Science, 2015, 348(6230):124-128.

［166］LE D T, URAM J N, WANG H, et al. PD-1 Blockade in Tumors with Mismatch-Repair Deficiency. N Engl J Med, 2015, 372(26):2509-2520.

［167］LE D T, DURHAM J N, SMITH K N, et al. Mismatch repair deficiency predicts response of solid tumors to PD-1 blockade. Science, 2017, 357(6349):409-413.

［168］BROWN S D, WARREN R L, GIBB E A, et al. Neo-antigens predicted by tumor genome meta-analysis correlate with increased patient survival. Genome Res, 2014, 24(5):743-750.

［169］STRONEN E, TOEBES M, KELDERMAN S, et al. Targeting of cancer neoantigens with donor-derived T cell receptor repertoires. Science, 2016, 352(6291):1337-1341.

［170］ROBBINS P F, LU Y C, EL-GAMIL M, et al. Mining exomic sequencing data to identify mutated antigens recognized by adoptively transferred tumor-reactive T cells. Nat Med, 2013, 19(6):747-752.

［171］LU Y C, YAO X, LI Y F, et al. Mutated PPP1R3B is recognized by T cells used to treat a melanoma patient who experienced a durable complete tumor regression.J Immunol, 2013, 190(12):6034-6042.

［172］TRAN E, TURCOTTE S, GROS A, et al. Cancer immunotherapy based on mutation-specific CD4$^+$ T cells in a patient with epithelial cancer. Science, 2014, 344(6184):641-645.

［173］OTT P A, HU Z, KESKIN D B, et al. An immunogenic personal neoantigen vaccine for patients with melanoma. Nature, 2017, 547(7662):217-221.

［174］SAHIN U, DERHOVANESSIAN E, MILLER M, et al. Personalized RNA mutanome vaccines mobilize poly-specific therapeutic immunity against cancer. Nature, 2017, 547(7662):222-226.

［175］ZACHARAKIS N, CHINNASAMY H, BLACK M, et al. Immune recognition of somatic mutations leading to complete durable regression in metastatic breast cancer. Nat Med, 2018, 24(6):724-730.

［176］CORSO C D, ALI A N, DIAZ R. Radiation-induced tumor neoantigens: imaging and therapeutic implications. Am J Cancer Res, 2011, 1(3):390-412.

第四节　肿瘤免疫检查点抑制剂的临床应用

免疫检查点是一类免疫抑制性分子，其生理学功能是调节免疫反应的强度和广度，从而避免正常组织的损伤和破坏。但在肿瘤发生过程中，肿瘤及其微环境能够诱导免疫检查点在肿瘤浸润淋巴细胞中高表达，使 T 细胞处于耗竭状态，影响 T 细胞的抗肿瘤功能，从而实现免疫逃逸。目前，针对免疫检查点（CTLA-4、PD-1/PD-L1 等）开发了一系列药物，随着这些药物临床试验的深入开展，新的免疫检查点抑制剂药物不断问世，开启了肿瘤治疗的新篇章。

一、CTLA-4

1987 年，布吕内（Brunet）等发现 CTLA-4 是一种由 223 个氨基酸组成的免疫球蛋白超家族成员，主要表达于活化的淋巴细胞表面，在 T 细胞介导细胞毒作用时可被诱导表达。1988 年，人 CTLA-4 基因被克隆出来。之后不久，克鲁梅尔（Krummel）等在试图阐明 T 细胞的活化过程时指出了 CTLA-4 与 T 细胞表面共刺激分子 CD28 在这个过程中发挥截然相反的作用。在埃里森（Allison）团队关于 CTLA-4 作为一种关键的 T 细胞免疫检查点分子的发现被报道之后，靶向 CTLA-4 通路的药物开始出现。三个抗体首先进入临床试验：曲美利木单抗（CP-642，206；Pfizer Inc.，New London，CT）及其亲代抗体 CP-642，570（因在首次人体试验中出现治疗相关性血小板减少而停止使用），还有 MDX-010（Bristol-Myers Squibb/Medarex，Princeton，NJ；后被重命名为伊匹木单抗）。曲美利木单抗在 I 期及 II 期临床试验中显示了预期的安全性和有效性，但在 III 期临床试验中未能达到主要终点。此抗体从 2011 年开始由医学免疫公司和阿斯利康合作（MedImmune/AstraZeneca）重新开发研究（MedImmune，Gaithersburg，MD；AstraZeneca，London，U.K.）。同年，美国 FDA 批准伊匹木单抗（Yenvoy）用于治疗不可切除的 III 期及转移性恶性黑色素瘤。因针对 CTLA-4 阻断药物伊匹木单抗的研究最多且最集中，因此我们将主要阐述伊匹木单抗的研究进展和未来的发展方向（表 2-10）。

表 2-10 美国 FDA 批准的免疫检查点抑制剂

免疫检查点抑制剂（单药或联合）	靶点	适应证
伊匹木单抗	CTLA-4	恶性黑色素瘤
纳武利尤单抗	PD-1	恶性黑色素瘤、非小细胞肺癌、肾细胞癌、肝细胞癌、经典型霍奇金淋巴瘤、原发性纵隔大B细胞淋巴瘤、头颈部鳞状细胞癌、尿路上皮癌、高微卫星不稳定性或错配修复基因缺失的结直肠癌
伊匹木单抗 + 纳武利尤单抗	CTLA-4+PD-1	恶性黑色素瘤、肾细胞癌
帕博利珠单抗	PD-1	恶性黑色素瘤、非小细胞肺癌、经典型霍奇金淋巴瘤、头颈部鳞状细胞癌、尿路上皮癌、胃癌、高微卫星不稳定性或错配修复基因缺失的实体瘤
帕博利珠单抗 + 培美曲塞 + 卡铂	PD-1	非鳞非小细胞肺癌
阿特珠单抗	PD-L1	非小细胞肺癌、尿路上皮癌
阿维鲁单抗	PD-L1	梅克尔细胞癌、尿路上皮癌
德瓦鲁单抗	PD-L1	尿路上皮癌、非小细胞肺癌

（一）作用机制

T 细胞的活化需要两个序贯的信号，首先，抗原呈递细胞（APC）表面的 MHC-Ⅰ类或者 MHC-Ⅱ类分子与抗原肽结合形成的复合物与 T 细胞受体（TCR）结合；第二步，TCR 的刺激信号引起 T 细胞的活化过程还需要共刺激信号，这就需要 APC 表面的 B7 分子与 T 细胞表面的受体 CD28 结合来实现。但与此同时，T 细胞表面的抑制性分子 CTLA-4 开始发挥作用，CTLA-4 通过结合同样的配体竞争性抑制 B7 与 CD28 的相互作用，从而抑制了共刺激信号，发挥影响 T 细胞活化和增殖的作用（图 2-8）。

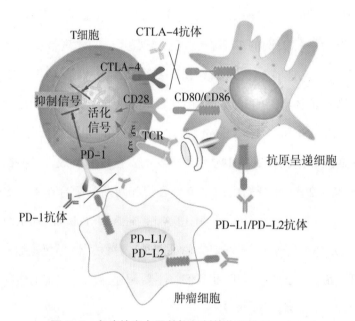

图 2-8　免疫检查点及其抑制剂的作用机制

伊匹木单抗是一个完整的人单克隆抗体，它能够通过抑制 CTLA-4 来增强 T 细胞的活化。早期临床前试验证实 CTLA-4 单克隆抗体能够诱导肿瘤的消退，随后，伊匹木单抗进入临床试验研究，临床应用最多见于进展期恶性黑色素瘤。

（二）长期疗效

在伊匹木单抗应用于恶性黑色素瘤之前的近三十年，对于进展期或者转移性恶性黑色素瘤患者，任何的单药或者联合方案仅仅能够增加反应率和 PFS，而对 OS 无明显改善。2011 年，伊匹木单抗应用于恶性黑色素瘤，成为第一种能够改善患者 OS 的免疫疗法。在两个Ⅲ期临床试验中，转移性恶性黑色素瘤患者均获得了长期且持续的反应，并观察到了 OS 的显著改善。

霍迪（Hodi）等报道的一项注册临床试验显示，676 例治疗后的转移性恶性黑色素瘤患者被随机分为三组：3 mg/kg 伊匹木单抗加安慰剂组，伊匹木单抗联合肽疫苗 gp100 组及 gp100 加安慰剂组，入组患者包括表现生存特征极差的患者，例如高乳酸脱氢酶、脑转移、M1c 期患者。结果显示，联合治疗组中位 OS 显著高于 gp100 加安慰剂组（10.0 个月 vs6.4 个月；*HR*：0.68；*P*<0.001）。伊匹木单抗加安慰剂组中位 OS 也显著高于 gp100 加安慰剂组（10.1 个月 vs 6.4 个月；*HR*: 0.66；*P* = 0.003）。伊匹木单抗加安慰剂组一年总生存率和两年总生存率分别为 45.6% 和 23.5%，gp100 加安慰剂组分别为 25.3% 和 13.7%，联合治疗组分别为 43.6% 和 21.6%。

第二个Ⅲ期临床试验由罗伯特（Robert）等人报道，一共入组了 502 例初治转移性恶性黑色素瘤患者，伊匹木单抗使用了更高的剂量 10 mg/kg，同样证实了伊匹木单抗可以使患者在长期生存上获益。在这项研究中，伊匹木单抗联合达卡巴嗪组的 OS 显著高于达卡巴嗪联合安慰剂组（11.2 个月 vs9.1 个月）。伊匹木单抗单药治疗组 1 年、2 年、3 年生存率显著高于其他组；伊匹木单抗联合达卡巴嗪组分别为 47.3%，28.5% 和 20.8%；达卡巴嗪联合安慰剂组分别为 36.3%，17.9% 和 12.2%（*HR*: 0.72；*P*< 0.001）。

沙登多夫（Schadendorf）等分析了 12 个生存数据可用的前瞻性和回顾性临床试验结果，共入组 1861 例伊匹木单抗治疗的恶性黑色素瘤患者，这项研究报道的中位生存期为 11.4 个月（95%*CI*:10.7~12.1）。这项研究中还包括有 3 年随访数据的 254 例患者。3 年总生存率为 22%，初治患者为 26%，复治患者为 20%。无论初治患者还是接受维持治疗的患者，总的 OS 曲线均在第三年达到平台期。分别由奥戴（O'Day）、沃尔柯克（Wolchok）和韦伯（Weber）等报道的 3 个Ⅱ期临床试验显示，4 年生存率均在 13.8% 与 49.5% 之间。综合上述临床试验数据，伊匹木单抗可以使一部分转移性恶性黑色素瘤患者获得持续的缓解和生存。

二、PD-1

从 20 世纪以来，肿瘤学研究者一直在致力于利用人体自身免疫系统来监测并治疗肿瘤。免疫治疗包括以下几大类：异基因干细胞移植、局部注射抗炎症药物、细胞因子应用、肿瘤疫苗、免疫细胞治疗、免疫检查点阻滞以及其他。一旦成功发挥作用，免疫治疗可以产生长期的抗肿瘤作用。但是，迄今为止，免疫治疗仍然因其疗效不够显著且不良反应严重而发展受限。免疫治疗的方向是找到理想的方法来特异性激活抗肿瘤免疫反应，同时避免激活导致不良反应的免疫成分。

近年来肿瘤的免疫治疗从普遍的非特异性的刺激免疫反应的治疗发展到更有针对性的特异性激活个体免疫系统的疗法。个体化的靶向免疫治疗发展的结果是使免疫治疗的毒性趋向减少而疗效趋向增强。尤其是抑制肿瘤或抗原呈递细胞表面的 PD-L1 与活化淋巴细胞表面的 PD-1 之间的相互作用在临床试验中取得了令人瞩目的成就，即使在传统认为无免疫原性的恶性肿瘤中也表现出一定疗效。因此，我们将详细阐述近年来抗 PD-1 和抗 PD-L1 抗体在肿瘤治疗中的应用（表 2-10）。

（一）作用机制研究

1.PD-1及其配体在肿瘤免疫逃逸中的作用　西村（Nishimura）等首次在PD-1缺陷小鼠模型中发现并阐明，PD-1为固有免疫反应的负性调节分子。同时，研究人员发现了免疫细胞在对炎症做出免疫应答时细胞膜表面会表达共刺激分子PD-L1（B7H1/CD274）。PD-L1为第一个发现的PD-1配体，其与PD-1结合后可以抑制T细胞受体介导的淋巴细胞增殖及细胞因子分泌（图2-8）。作为免疫调节的一部分，PD-L1/PD-1在预防自身免疫及自身组织损伤的过程中发挥了重要作用。但PD-L1在很多肿瘤细胞表面的表达却成了肿瘤发生免疫逃逸的机制之一，且其表达水平与肿瘤的临床预后也有一定关系。

为什么一些肿瘤表达PD-L1而其他肿瘤不表达？有两种假说来解释这种现象：固有免疫反应和获得性免疫反应。在固有免疫反应模型中，肿瘤表达PD-L1是通过异常的遗传信号或者组成性活化关键的癌基因信号途径而实现的。在获得性表达模型中，肿瘤细胞只有与肿瘤浸润淋巴细胞相互作用并试图抵制免疫监视时才会诱导其表面PD-L1的表达。

除了PD-L1还有很多其他检查点分子在免疫调节中发挥一定的作用。如PD-L2 (B7-DC/CD273)，其为PD-1的第二个配体，也能够抑制T细胞激活、增殖和细胞因子的释放。有研究发现，在B细胞淋巴瘤和霍奇金淋巴瘤中PD-L2表达均明显升高。由于PD-1存在多个配体，因此阻断PD-L2/PD-1信号可以在一定程度上增强免疫细胞的抗肿瘤作用（图2-8）。

2.阻断PD-1/PD-L1/PD-L2通路的效果　PD-1与其配体PD-L1和PD-L2结合后可以抑制T细胞活化，此外还可以调节肿瘤调节性T细胞（Treg）的增殖，进而抑制免疫效应细胞的免疫反应。在不同的肿瘤模型中均发现了肿瘤浸润淋巴细胞（TIL）抗肿瘤效应的受损与TIL表面PD-1表达的上调呈正相关。

在小鼠模型中，岩井（Iwai）等发现PD-1缺陷小鼠能够抑制肿瘤细胞的生长，而且肿瘤细胞表达PD-L1与肿瘤的侵袭和转移相关，通过基因调节或者抗体治疗阻断PD-1/PD-L1相互作用后，小鼠模型的生存时间延长，显示了明显的抗肿瘤效应。

黄（Wong）等在研究中发现，体外阻断PD-1可以增加抗原特异性细胞毒性T细胞的增殖及其产生细胞因子的能力。在体外阻断PD-L1后，将T细胞与宫颈癌细胞或者非小细胞肺癌细胞共培养同样可以增加细胞毒性T细胞的增殖，然后将这些处理过的T细胞回输给接种有宫颈癌细胞的免疫缺陷小鼠后，可以观察到肿瘤的消退。

研究者发现，在动物模型中同时阻断两个免疫检查点通路（PD-1和CTLA-4通路）可以在2/3的用药动物中观察到肿瘤的消除。小鼠模型中，联合应用PD-1和CTLA-4的阻断抗体可以逆转

CD8⁺ TIL 的功能，使抗原特异性 CD8⁺ 和 CD4⁺ 效应 T 细胞数量增加，瘤内细胞因子释放增加，抑制 Treg 的抑制性功能，并且上调 T 细胞中发挥功能的关键信号分子。PD-1 通路阻断联合其他免疫疗法（比如 IL-2 细胞因子治疗、免疫检查点 LAG3 阻断治疗、肿瘤细胞疫苗治疗等）的临床前试验同样显示了协同效应，可以改善免疫治疗效果，这些临床前模型为将来联合免疫治疗在患者中的应用提供了依据。

（二）主要抗体及其应用

1. PD-1 抗体　PD-L1/PD-1 通路阻断抗体大体上有两种，即 PD-1 抗体和 PD-L1 抗体。PD-1 抗体是一种人源单克隆抗体，它可以结合 TIL 和 Treg 细胞上的 PD-1 受体，从而阻断 PD-1 与肿瘤细胞表面相应配体（PD-L1 或者 PD-L2）的结合来发挥抗肿瘤效应（图 2-8）。迄今为止，临床研究最多的 PD-1 单抗有三种：纳武利尤单抗、帕博利珠单抗和 Pidilizumab。

（1）纳武利尤单抗（Opdivo）：纳武利尤单抗是第一种在复发转移性肿瘤患者中进行 I 期临床试验的 PD-1 抗体，且其在随后的非小细胞肺癌（NSCLC）、肾细胞癌（RCC）、经典型霍奇金淋巴瘤、头颈部鳞癌、尿路上皮癌、肝癌、结直肠癌等其他恶性肿瘤的临床研究中都取得了可持续的疗效。对于恶性黑色素瘤，2014 年 12 月，基于 III 期临床试验的结果，纳武利尤单抗首次被美国 FDA 批准可用于不可切除或转移性恶性黑色素瘤的治疗，治疗全组人群客观缓解率为 31.7%，而 PD-1 阳性亚组客观缓解率为 43.6%。2015 年 9 月，纳武利尤单抗联合伊匹木单抗被批准可用于一线治疗 BRAF V600 野生型不可切除或转移性恶性黑色素瘤。而到了 2016 年 1 月，该联合治疗的适应证延伸至无论 BRAF 突变状态如何均可使用。对于非小细胞肺癌，美国 FDA 先后于 2015 年 5 月和 10 月分别批准了纳武利尤单抗用于二线治疗在以铂类为基础化疗期间或化疗后发生疾病进展的转移性鳞性和非鳞非小细胞肺癌。紧接着，一项随机、对照临床试验显示，与接受依维莫司治疗相比，接受纳武利尤单抗治疗的晚期肾细胞癌患者总存活期显著更长，因此在 2015 年 11 月美国 FDA 再次批准其可用于治疗晚期肾细胞癌。2018 年 4 月，一项代号"CheckMate214"的临床试验为纳武利尤单抗联合伊匹木单抗对比舒尼替尼单药用于初治晚期或转移性肾细胞癌患者的情况，基于该联合方案的治疗优势，其最终被批准使用。2016 年 5 月，美国 FDA 授予纳武利尤单抗为治疗经典型霍奇金淋巴瘤的"突破性疗法"，同年 11 月其又获得了欧盟委员会的批准。2018 年 6 月，该药又被批准可用于患有难治性原发性纵隔大 B 细胞淋巴瘤（PMBCL）的成人和儿童或先前使用两种或两种以上治疗方法而复发的患者。2016 年 11 月，基于 III 期临床试验的结果，纳武利尤单抗被批准可用于含铂类方案治疗后的复发或转移性头颈部鳞癌。2017 年 2 月，美国 FDA 经"加快程序"又一次批准了其在经含铂类药物化疗方案治疗 1 年内出现疾病进展的局部晚期或转移性膀胱癌中的应用；同年 7 月和 9 月分别批准了该药可用于接受氟尿嘧啶、奥沙利铂和伊立替康治疗后疾病进展的高微卫星不稳定性（MSI-H）或错配修复缺陷（dMMR）的成人或儿童转移性结直肠癌患者以及既往接受索拉非尼治疗后疾病进展的晚期肝细胞癌患者。基于总缓解率和缓解持续时间等数据，这些适应证获得了加速批准。在众多临床试验中，近期有一项代号为"CheckMate078"的临床研究，对比的是治疗铂类药物化疗失败的晚期肺癌患者纳武利尤单抗与标准化疗药物多西他赛的效果差异。值得注意的是，这项研究中国患者占到了九成。该研究的各方面主要结果都证实纳武利尤单抗优于化疗方案：与化疗组相比，纳武利尤单抗将患者中位生存期从9.6个月延长到12个月，死亡风险相对降低了32%，且部分患者生存期超过18个月；两者的客观缓解率分别为17%和4%；中位持续缓解时间化疗组仅为5.3个月，纳武利尤单抗组尚未达到，但疾病进展风险降低23%；治疗相关的3/4级不良反应发生率分别为10%和47%，纳武利尤单抗比化疗的耐受性要好得多。在收益人群方面，肺腺癌和其他类型非小细胞癌患者纳武利尤单抗治疗均能受益；PD-L1表达水平也不再是限制纳武利尤单抗应用范围的主要因素。这项研究为中国患者提供了重要的参考依据。值得欣喜的是，2018年6月15日，我国国家药品监督管理局正式批准纳武利尤单抗注射液上市，用于治疗EGFR基因突变阴性和间变性淋巴瘤激酶（ALK）阴性、既往接受过含铂类方案化疗后疾病进展或不可耐受的局部晚期或转移性非小细胞肺癌成人患者，其成为首个在中国获批上市的PD-1抗体，为中国肺癌患者带来了新的希望。

（2）帕博利珠单抗（Keytruda）：帕博利珠单抗是另外一个直接阻断PD-1和它的配体相互作用的单克隆抗体，它不参与抗体依赖细胞介导的细胞毒作用（ADCC）或者补体依赖的细胞毒性（CDC）。基于KEYNOTE-001 Ⅰb期临床试验的数据，2014年9月份美国FDA批准了帕博利珠单抗用于治疗伊匹木单抗疗法后的不可切除性或转移性恶性黑色素瘤患者，剂量为每3周一次，每千克体重2 mg。此外，一项与伊匹木单抗治疗对照的Ⅲ期临床试验显示，接受帕博利珠单抗每2或3周10 mg/kg治疗的晚期恶性黑色素瘤患者的6个月和12个月疾病无进展存活率均优于接受伊匹木单抗每3周3 mg/kg治疗患者，且3～5级不良反应的总发生率也更低。值得欣喜的是，2018年7月默沙东公司针对晚期恶性黑色素瘤患者的PD-1抑制剂帕博利珠单抗注射液也获得批准，对我国的肿瘤免疫治疗临床应用具有划时代的意义。2015年，帕博利珠单抗还被美国FDA批准用于NSCLC患者的二线治疗并于次年10月又批准用于癌细胞PD-L1表达率>50%的转移性NSCLC患者的一线治疗。一项临床研究发现，先前接受过系统治疗且PD-L1表达率≥1%的NSCLC患者接受帕博利珠单抗每2或3周10 mg/kg治疗的总存活期较多西他赛治疗组患者明显延长，且不良反应的发生率更低。其中PD-L1表达率≥50%的患者，疗效更为显著。2017年5月，经过Ⅱ期临床试验证实，基于客观缓解率55%、中位无进展生存期13个月的数据结果，帕博利珠单抗联合培美曲塞和卡铂被美国 FDA 批准为转移性非鳞非小细胞肺癌的一线治疗。经过Ⅰb 期临床试验验证，与纳武利尤单抗相同，帕博利珠单抗也可用于含铂类方案治疗后的复发或转移性头颈部鳞癌的二线治疗。一项帕博利珠单抗治疗复发或耐药的经典型霍奇金淋巴瘤患者的Ⅱ期临床试验显示，其治疗的总缓解率为69%，其中完全缓解率占 22%、部分缓解率占 47%，治疗相关的 3 ~ 4 级不良反应总发生率为 4%。美国 FDA 基于这项数据于 2017 年 5 月认定帕博利珠单抗为治疗复发的经典型霍奇金淋巴瘤的"突破性疗法"。除此之外，在 2017 年期间，随着大量临床试验的加紧推进，美国 FDA 又先后批准了帕博利珠单抗在局部晚期或转移性尿路上皮癌、不可切除或转移性高微卫星不稳定性或错配修复基因缺失的实体瘤以及局部晚期或转移性胃癌、胃食管交界处腺癌等恶性肿瘤治疗方面的应用。2018年 6 月，基于"KEYNOTE-158"试验，帕博利珠单抗被批准可用于化疗期间或化疗后疾病进展的PD-L1 高表达（CPS ≥ 1）的晚期宫颈癌患者。

2. PD-L1 抗体　已有的商品化的抑制 PD-L1 的单克隆抗体包括以下几个：阿特珠单抗、阿维鲁单抗和德瓦鲁单抗。

（1）阿特珠单抗（Atezolizumab，Tecentriq）：阿特珠单抗是一种人源化的抗 PD-L1 的免疫球蛋白 G1 型单克隆抗体，能提高 CD8$^+$T 细胞的抗癌免疫应答，疗效与癌组织的 PD-L1 表达水平呈正相关关系。一项Ⅱ期临床试验显示，使用阿特珠单抗治疗在含铂类药物化疗方案治疗期间或之后出现了疾病进展的转移性尿路上皮癌患者，PD-L1 阳性患者的缓解率为 26%，而 PD-L1 阴性患者的缓解率仅为 9.5%。2016 年 5 月，美国 FDA 批准阿特珠单抗可用于治疗局部晚期或转移性尿路上皮癌，这是美国 FDA 数十年来首次批准的晚期膀胱癌治疗药物。在非小细胞肺癌治疗方面，一项代号为"OAK"的临床研究显示，局部进展或远端转移的非小细胞肺癌患者接受阿特珠单抗和多西他赛治疗的总存活期分别为 13.8 个月和 9.6 个月；另一项代号为"POPLAR"的临床研究也显示，先前接受过系统治疗的非小细胞肺癌患者接受阿特珠单抗和多西他赛治疗的总存活期分别为 12.6 个月和 9.7个月，使用阿特珠单抗的不良反应发生率明显低于多西他赛。基于这两项研究数据，2016 年 10 月，美国 FDA 批准阿特珠单抗可用于治疗在含铂类药物化疗方案治疗期间或之后疾病恶化的转移性非小细胞肺癌患者。

（2）阿维鲁单抗（Avelumab，Banencio）：阿维鲁单抗也是一种靶向 PD-L1 的人源性免疫球蛋白 G1 型单克隆抗体。2017 年 5 月，美国 FDA 批准了阿维鲁单抗可用于治疗一种叫作梅克尔细胞癌（MCC）的罕见皮肤癌。这项批准基于一项代号为"JAVELIN Merkel 200"的Ⅱ期临床试验，阿维鲁单抗的客观缓解率为 33% 且有 45% 的病人应答达到一年。几乎在同一时间，美国 FDA 又批准了阿维鲁单抗可用于在含铂类药物化疗期间或之后病情进展，或在含铂类药物辅助化疗、新辅助化疗一年内出现疾病进展的局部晚期或转移性尿路上皮癌患者。该批准基于一项开放标签、单组、多中心研究的数据（对招募的 242 名局部晚期或转移性尿路上皮癌患者进行至少 13 周随访，最终结果显示患者的客观缓解率为 13%，中位生存时间为 7.7 个月）。

（3）德瓦鲁单抗（Durvalumab, Imfinzi）：2017 年 5 月，美国 FDA 基于一项 Ⅰ / Ⅱ 期临床试验 "Study1108" 批准了德瓦鲁单抗可用于含铂类药物化疗期间或之后病情进展，或在含铂类药物辅助化疗、新辅助化疗一年内出现疾病进展的局部晚期或转移性尿路上皮癌的患者。该临床试验招募了 182 位晚期膀胱癌患者，接受德瓦鲁单抗两周一次、10 mg/kg 的治疗。其中有 31 位患者的肿瘤明显缩小，含 5 位患者肿瘤完全消失。进一步对 PD-L1 的表达进行分析发现，在 95 位高表达的患者中，有 25 位患者的肿瘤明显缩小，有效率高达 26.3%；而在 73 位 PD-L1 阴性或低表达患者中，药物有效率仅仅只有 4.1%，这就提示药物疗效与 PD-L1 的表达具有明显的相关性。除此之外，2018 年 2 月，美国 FDA 再次基于一项随机双盲、安慰剂对照、跨国 Ⅲ 期临床试验 "NCT02125461" 批准德瓦鲁单抗可用于同时进行含铂类化疗和放疗后病情未见进展的局部晚期不能切除的非小细胞肺癌患者的维持治疗。

（三）PD-L1 的检测

抗 PD-1/PD-L1 药物的临床试验中大多都分析了 TIL 或者肿瘤细胞表面 PD-L1 的表达与临床疗效之间的相关性，大部分临床试验数据显示，肿瘤组织 PD-L1 阳性的患者与 PD-L1 阴性患者相比，更有可能从抗 PD-1/PD-L1 治疗中获益。有文献将抗 PD-1/PD-L1 药物治疗实体瘤的所有报道进行了综述，在 1400 例患者中，PD-L1 阳性患者中 45% 显示了客观缓解，但在 PD-L1 阴性患者中也有 15% 显示了客观缓解。因此，是否能将免疫组化检测 PD-L1 的表达作为病人筛选的标准尚有待进一步研究。

三、免疫检查点抑制剂的主要临床应用

随着大批临床前研究和临床试验的开展，免疫检查点抑制剂类药物的品种丰富性和适应证广泛性被不断提升，并在临床获得越来越多的应用，实现了一系列的跨越转变：从最初的用于大部分肿瘤的二线治疗跨越至目前部分肿瘤的一线治疗；从针对大部分肿瘤的晚期治疗跨越至针对少数肿瘤的术后辅助治疗；从单药治疗跨越至联合治疗等。2013 年亚历山德罗夫（Alexandrov）等研究描述了人类不同肿瘤类型自体突变的流行特征，突变频率最高的肿瘤分别是恶性黑色素瘤和非小细胞肺癌，其次为尿路上皮癌，由于有研究表明免疫检查点抑制剂的疗效与肿瘤突变负荷有关，因此这三种肿瘤一直是该类药研究领域的早期关注对象和热点。我们将对免疫检查点抑制剂在这些类型肿瘤的临床应用方面进行具体阐述。

（一）恶性黑色素瘤

恶性黑色素瘤是一种具有高度侵袭性的肿瘤类型，早期就容易通过淋巴和血行转移，总体 5 年生存率低于 10%，晚期 5 年生存率仅为 5% 左右，属于最难有效治疗的恶性肿瘤之一。但恶性黑色素瘤往往表现出较好的抗原性和免疫原性，因此其在免疫治疗方面取得了较为显著的疗效。尤其是近年来以 CTLA-4 单抗和 PD-1/PD-L1 单抗为代表的免疫检查点抑制剂在恶性黑色素瘤免疫治疗领域取得了令人鼓舞的研究成果（表 2-11）。其中，纳武利尤单抗于 2014 年获批用于治疗晚期不可切除的恶性黑色素瘤患者，是全球首个获批的 PD-1 抑制剂，可用于 BRAF V600 野生型或突变型不可切除或转移性恶性黑色素瘤患者。CTLA-4 抑制剂伊匹木单抗已经被多项研究证实在一线、一线联合化疗、二线治疗进展期恶性黑色素瘤中具有明确疗效，能显著延长患者的总生存期，可单独或与纳武利尤单抗联合用于不可切除或转移性恶性黑色素瘤，常作为一线后维持治疗或辅助治疗。除此之外，另一种 PD-1 抑制剂帕博利珠单抗也被证明与纳武利尤单抗有相似的作用，较理想的临床试验结果确立了其在不可切除或转移性恶性黑色素瘤一线治疗中的地位，由于它的疗效也与患者肿瘤组织 PD-L1 表达密切相关，因此阳性表达是良好的疗效预测指标，但与 BRAF 突变状况无明显相关性。因此，对于 BRAF 突变状况不明 PD-L1 阳性的晚期恶性黑色素瘤患者，帕博利珠单抗可作为首选药物。

（二）非小细胞肺癌

肺癌是全球发病率和死亡率较高的恶性肿瘤。最新数据显示：2016 年共有 200 万例的气管、支气管和肺癌患者且有 170 万人死于该病，仅 2006 年至 2016 年的十年间，肺癌患者的数量就增加了 28%。其中，非小细胞肺癌占所有肺癌发病率的 80% 左右，免疫检查点抑制剂在其二线治疗中已取得了突破性的进展。基于一系列的临床试验结果（表 2-12），美国 FDA 已批准纳武利尤单抗用于以铂类药物为基础化疗方案的进展晚期或转移性肺鳞癌及鳞状 NSCLC 的治疗；帕博利珠单抗用于二线治疗 PD-L1 阳性（TPS ≥ 1%）且在含铂类药物化疗期间或之后发生疾病进展的 NSCLC 患者；阿特珠单抗用于接受含铂类药物化疗期间或治疗后病情进展以及靶向疗法失败的转移性 NSCLC 患者；德瓦鲁单抗用于同步放化疗后病情未见进展的局部晚期不能切除的非小细胞肺癌患者免疫维持治疗。在一线治疗方面，有临床研究证实帕博利珠单抗单药一线治疗晚期 NSCLC 的效果优于标准含铂双药化疗，促进了其获批用于治疗 PD-L1 高表达（TPS ≥ 1%）、EGFR 及 ALK 突变阴性的转移性非小细胞肺癌患者。除此之外，与单纯化疗相比，帕博利珠单抗联合化疗，即培美曲塞和卡铂治疗患者的 ORR 和 PFS 均显著提高，也因此其被美国 FDA 加快批准为转移性非鳞非小细胞肺癌的一线治疗。从二线治疗到一线治疗，再到联合治疗、辅助治疗，免疫检查点抑制剂正在逐步提高肺癌疗效，改变治疗策略。

表 2-11　美国 FDA 批准的免疫检查点抑制剂在恶性黑色素瘤中的应用

药物	FDA 批准适应证	治疗线	批准时间	试验分期	疗效
伊匹木单抗	不可切除或转移性恶性黑色素瘤（成人）	一线后	2011 年 5 月	III 期	mOS: 10.1 个月；1 年 OS: 46%；2 年 OS: 24%
	不可切除或转移性恶性黑色素瘤（儿童）	一线后	2017 年 7 月	I 和 II 期	ORR: 12%；1 年 OS:67%
	区域淋巴结阳性的恶性黑色素瘤	辅助	2015 年 10 月	III 期	mPFS: 26.1 个月；5 年 OS: 65%
纳武利尤单抗	不可切除或转移性恶性黑色素瘤	二线 BRAFwt（伊匹木单抗后）三线 BRAF mut+（BRAF 抑制剂和伊匹木单抗后）	2014 年 12 月	III 期	ORR: 32%
		一线 BRAFwt	2015 年 11 月	III 期	mPFS: 5.1 个月；1 年 OS: 73%
		一线 BRAF mut+	2016 年 1 月	III 期	mPFS: 6.9 个月
伊匹木单抗 + 纳武利尤单抗	不可切除或转移性恶性黑色素瘤	一线后 BRAF wt	2015 年 9 月	II 期	ORR: 61%；mOS（BRAF mut+）23.2 个月；1 年 OS: 73%；2 年 OS: 64%
		一线后 BRAFwt 和 mut+	2016 年 1 月	III 期	mPFS: 11.5 个月；1 年 OS: 58%；2 年 OS: 64%；3 年 OS: 58%
帕博利珠单抗	不可切除或转移性恶性黑色素瘤	二线 BRAF mut+（伊匹木单抗后）	2014 年 9 月	I 期	ORR: 26%；1 年 OS: 58%（2mg/kg，q3w），63%（10mg/kg，q3w）
		三线 BRAF mut+（BRAF 抑制剂和伊匹木单抗后）	2015 年 12 月	II 期	mPFS: 2.9 个月；mOS: 13.4 个月（2mg/kg，q3w）；14.7 个月（10mg/kg，q3w）
		一线 BRAFwt 和 mut+	2015 年 12 月	III 期	mPFS: 4.1 个月

注：ORR 为客观缓解率；OS 为总生存期；mOS 为中位总生存期；mPFS 为中位无进展生存期

表 2-12　美国 FDA 批准的免疫检查点抑制剂在非小细胞肺癌中的应用

药物	FDA 批准适应证	治疗线	批准时间	试验分期	疗效
纳武利尤单抗	转移性非小细胞肺癌	二线鳞癌含铂方案治疗后	2011 年 5 月	Ⅲ期	mOS: 9.2 个月; 1 年 OS: 42%; 2 年 OS: 23%; 3 年 OS: 16%
		二线非鳞癌含铂方案治疗后	2015 年 10 月	Ⅲ期	mOS: 12.2 个月; 1 年 OS: 51%; 2 年 OS: 29%; 3 年 OS: 18%
帕博利珠单抗		二线含铂方案治疗后 PD-L1+（高表达）	2015 年 10 月	Ⅰ期	ORR: 45%; mPFS: 6.3 个月
	转移性非小细胞肺癌	二线含铂方案治疗后 PD-L1+	2016 年 10 月	Ⅱ/Ⅲ期	mOS: 10.4 个月（2 mg/kg, q3w）, 12.7 个月（10 mg/kg, q3w）; 1 年 OS: 43%（2 mg/kg, q3w）, 52%（10 mg/kg, q3w）
帕博利珠单抗 + 培美曲塞 + 卡铂	转移性非鳞非小细胞肺癌	一线 PD-L1+（高表达）	2016 年 10 月	Ⅲ期	mPFS:10.3 个月; 6 个月 OS: 80%
		一线	2017 年 5 月	Ⅱ期	ORR: 55%; mPFS: 13 个月; 6 个月 OS: 92%; 1 年 OS: 77%; 18 个月 OS: 70%
阿特珠单抗	转移性非小细胞肺癌	二线既往接受过含铂方案治疗	2016 年 10 月	Ⅲ期	mOS: 13.8 个月; 1 年 OS: 55%; 18 个月 OS: 40%
				Ⅱ期	mOS: 12.6 个月
德瓦鲁单抗	转移性非小细胞肺癌	维持治疗，既往接受过同步放化疗	2018 年 2 月	Ⅲ期	mOS: 23.2 个月; ORR: 28.4%; mPFS: 16.8 个月; 12 个月 OS: 55.9%; 18 个月 OS: 44.2%

注: ORR 为客观缓解率; OS 为总总生存期; mOS 为中位总生存期; mPFS 为中位无进展生存期

（三）泌尿生殖系统肿瘤

免疫检查点抑制剂在泌尿生殖系统肿瘤的应用包括肾细胞癌、膀胱癌、前列腺癌等。大量临床研究表明，针对 PD-1 和 PD-L1 的免疫检查点抑制剂在泌尿生殖系统肿瘤的治疗方面显示出了明显的优势（表 2-13）。目前，对于既往接受过抗血管生成疗法的进展期肾细胞癌可使用纳武利尤单抗作为其二线治疗，纳武利尤单抗与伊匹木单抗联合疗法可用于初治晚期或转移性肾细胞癌患者。对于尿路上皮癌，目前全部五种抗 PD-1/PD-L1 药物都得到了相关批准，其主要类型以及被批准的药物分别为：纳武利尤单抗、帕博利珠单抗、阿维鲁单抗和德瓦鲁单抗可用于含铂类药物化疗后出现疾病进展的局部晚期或转移性尿路上皮癌；纳武利尤单抗、帕博利珠单抗、阿特珠单抗、阿维鲁单抗和德瓦鲁单抗可用于含铂类药物辅助化疗、新辅助化疗一年内出现疾病进展的局部晚期或转移性尿路上皮癌；帕博利珠单抗和阿特珠单抗可用于无法采用含铂类药物化疗的局部进展或转移性尿路上皮癌。以上方案在临床上常被作为二线或一线治疗方案。

四、免疫相关不良反应

由于免疫检查点抑制剂能够激活机体的免疫系统，因此在治疗肿瘤的同时，可能对机体的正常组织和器官产生损害，从而出现免疫相关不良反应（immune-related adverse events，irAE）。理论上，任何器官都可以受到累及，但最常见的 irAE 一般发生在胃肠道、内分泌腺、皮肤和肝脏，而中枢神经系统、心血管、肺、肌肉骨骼系统和血液系统有时也可以受到一定的累及。其发生的确切机制尚不清楚，一些潜在的机制包括：免疫检查点抗体的使用增加了 T 细胞对肿瘤和正常组织中相关抗原的杀伤活力（如免疫检查点抑制剂激活的 T 细胞除攻击肿瘤外，也攻击和肿瘤表达相同抗原的心肌组织）；抗体除调节 T 细胞免疫外，可能也调节了体液免疫功能，提高了自身抗体的水平（如PD-1 抑制剂可能促进了甲状腺抗体的产生）；增加了炎性细胞因子分泌（如伊匹木单抗所致的结肠炎患者中，IL-17 明显升高）；增强了补体介导的炎症反应（如 CTLA-4 抗体与正常组织如垂体上表达的 CTLA-4 的直接结合）等。研究表明，CTLA-4 对免疫系统的抑制主要发生在免疫反应的初始阶段，抑制 T 细胞的激活；而 PD-1 的抑制作用主要在晚期阶段，发生于外周组织器官中。一般来说，CTLA-4 抑制剂不良反应的发生率和严重程度相对于 PD-1/PD-L1 抑制剂更高，容易发生结肠炎和垂体炎；而 PD-1 抑制剂往往导致肺炎和甲状腺炎，但这两类免疫检查点抑制剂发生不良反应是否具有器官特异性尚不清楚。临床试验 "KEYNOTE-006" 中，比较伊匹木单抗和帕博利珠单抗两者之间的疗效而获取的数据显示：接受帕博利珠单抗治疗组（用量：10 mg/kg，每 2 周一次和 10 mg/kg，每 3 周一次）不良反应的发生率小于伊匹木单抗治疗组（用量：3 mg/kg，每 3 周一次），分别为 13%、10%、20% 。irAE 可以发生在任何时候，甚至是在停药之后，但通常发生在用药后最初几

表 2-13　美国 FDA 批准的免疫检查点抑制剂在泌尿生殖系统肿瘤中的应用

药物	FDA 批准适应证	治疗线	批准时间	试验分期	疗效
纳武利尤单抗	晚期肾癌	二线抗血管生成治疗后	2015 年 11 月	Ⅰb 和Ⅱ期	mOS：25 个月； mOS：28.1 个月（进展后继续使用的患者）
	局部晚期或转移性尿路上皮癌	二线含铂方案治疗后 一线辅助 / 新辅助接受含铂方 2017 年 2 月 案治疗后	2017 年 2 月	Ⅱ期	ORR：20%；mOS：8.7 个月
帕博利珠单抗	局部晚期或转移性尿路上皮癌	二线含铂方案治疗后 一线辅助 / 新辅助接受含铂方 2017 年 5 月 案治疗后	2017 年 5 月	Ⅲ期	mOS：10.3 个月；1 年 OS：44%； 18 个月 OS：33%
		一线不适合顺铂	2017 年 5 月	Ⅱ期	ORR：29%；6 个月 OS：6.7%
阿特珠单抗	局部晚期或转移性尿路上皮癌	二线或接受过辅助 / 新辅助的 2016 年 5 月 一线	2016 年 5 月	Ⅱ、Ⅲ期	ORR：15%；mOS：7.9 个月（Ⅱ期）； 8.6 个月（Ⅲ期）
		一线不适合顺铂	2017 年 4 月	Ⅱ期	ORR：24%；1 年 OS：55%；18 个月 OS：40%
阿维鲁单抗	局部晚期或转移性尿路上皮癌	二线含铂方案治疗后 一线辅助 / 新辅助接受含铂方 2017 年 5 月 案治疗	2017 年 5 月	Ⅰb 期	ORR：13%；mOS：7.7 个月； 6 个月 OS：55%；1 年 OS：40%
德瓦鲁单抗	局部晚期或转移性尿路上皮癌	二线含铂方案治疗后 一线辅助 / 新辅助接受含铂方 2017 年 5 月 案治疗	2017 年 5 月	Ⅰ / Ⅱ期	ORR：17%；mOS：18.2 个月；6 个月 OS：64%； 9 个月 OS：57%；1 年 OS：55%
纳武利尤单抗 + 伊匹木 单抗	中低风险，以前未经治疗 晚期肾癌		2018 年 4 月	Ⅲ期	ORR：42%；mPFS：11.6 个月

注：ORR 为客观缓解率；OS 为总生存期；mOS 为中位总生存期；mPFS 为中位无进展生存期

周或者几个月。而对于偶尔长达数年给予抗 PD-1 或抗 PD-L1 治疗的患者，并没有见到 irAE 累积发病率的升高。目前认为：irAE 的发生并不是免疫治疗获益所必须。值得注意的是，某些特殊的 irAE 与免疫治疗疗效有关，如恶性黑色素瘤患者治疗中出现白癜风，提示免疫治疗效果好。

对于 CTLA-4 抑制剂伊匹木单抗，其不良反应一般发生在第 2 或者第 3 个疗程。一项综合了 14 个伊匹木单抗临床试验的数据分析评估了这个药物的整体安全谱。这项回顾性分析中的所有入组患者均为Ⅲ期或者Ⅳ期不可切除的恶性黑色素瘤，之前无自身免疫性疾病的临床证据，也未接受过免疫抑制性药物治疗。研究的安全事件观察期为从第一次用药开始到最后一次用药后 70 d。几乎所有患者均发生了不同程度的不良反应，发生率为 96.6%（其中 3~4 级不良反应发生率为 46.9%）。最常见的不良反应主要发生于胃肠道和皮肤，例如腹泻、恶心、腹痛、皮疹、瘙痒等。其中大部分与伊匹木单抗活化 T 细胞的作用机制有关，因此可将它们归类于 irAE。大部分 irAE 的严重程度比较低，但有可能进展至更严重的级别。依据临床试验中不良反应的发生情况推测，严重致死性不良反应（例如肠穿孔或肠坏死）也有可能发生。与报道的不良反应相似，irAE 最常见的也是侵犯皮肤（44.9%）和消化道（32.5%）。严密监测和早期识别 irAE 后用糖皮质激素治疗可在大部分患者中有效控制不良反应的发生。尽管如此，不良反应导致的死亡仍然可能发生于不足 1% 的患者。其他Ⅲ期随机临床试验中观察到的伊匹木单抗的安全谱与上述分析基本一致，未发现其他新的安全问题。开始出现 2~4 级 irAE 的中位时间为伊匹木单抗治疗后 6.86 周（95%CI：4.14~8.43），但也有个别病例发生在伊匹木单抗最后一次治疗后数周甚至数月。

对于 PD-1 和 PD-L1 抑制剂，一般来讲，它们在一个相当大的剂量范围内都可以被很好地耐受，最常见的治疗相关不良事件有疲劳、皮肤瘙痒、甲状腺功能减退、痤疮样皮炎、腹泻、呼吸困难和皮疹。irAE 包括肺炎、白癜风、结肠炎、肝炎、垂体炎、甲状腺炎等。研究发现，抗 PD-1 / PD-L1 药物相关肺炎的发生率为 5% 或更少，虽然这一发生率较其他不良反应的发生率低，但是严重肺炎会导致死亡事件的发生。在Ⅰ期临床试验"CA209-003"中，3 例接受纳武利尤单抗单药治疗的患者（占接受治疗人群的 1%）因治疗相关肺炎而死亡。肺炎的临床表现缺乏特异性，包括上呼吸道感染、呼吸困难、新发的咳嗽且通常为持续性干咳。Ⅲ期试验中，皮肤 irAE 发生率为 4% ~ 15%，其中高级别事件小于 2%，弥漫性斑丘疹为最常见的皮疹类型，白癜风发生率较抗 CTLA-4 药物高。相比抗 CTLA-4 治疗，抗 PD-1/PD-L1 治疗中腹泻、结肠炎的发生率很低，相关腹泻主要为低级别，3~4 级发生率小于 1%。垂体炎发生也较少，抗 PD-1/PD-L1 药物相关垂体炎发生率小于 1%，而药物导致的甲亢和甲减相对更多见，发生率分别为 1% ~6.5% 和 4% ~10%，多数为低级别，3~4 级甲亢或甲减发生率均小于 1%。其他如肝脏、肾脏、神经和胰腺 irAE 均较少见。肝毒性方面，接受纳武利尤单抗、帕博利珠单抗和阿特珠单抗治疗的患者转氨酶升高的发生率小于 5%，其中高级别小于 2%。接受纳武利尤单抗和帕博利珠单抗治疗的患者肾衰竭的发生率小于 2.5%，周围神经病变的发生率为 1% 或更少。胰腺毒性则表现为无症状的脂肪酶和淀粉酶升高，其中小于 1% 患者发展为胰腺炎。

对于 CTLA-4 和 PD-1/PD-L1 抑制剂联合用药方案，由于两种药物的活化机制不同且作用的淋巴细胞亚型和位置不同，因此两者联合使用导致的 irAE 发生率和严重程度均更高，涉及面也更广。Ⅲ期临床试验中，irAE 在纳武利尤单抗和伊匹木单抗联合治疗组（96%）高于伊匹木单抗单药组（86%）和纳武利尤单抗单药组（82%），其中高级别分别为 55%、27% 和 16%。联合治疗的 irAE 类型与单药治疗相似，评估联合治疗安全性和疗效的Ⅰ期研究中，irAE 发生率为 93%。常见不良反应为皮疹（55%）、瘙痒（47%）、疲劳（38%）、腹泻（34%）、恶心（21%）和发热（21%），其中高级别发生率（53%）较单药治疗高。最常见的 3～4 级不良反应为脂肪酶升高（13%）、天冬氨酸转氨酶升高（13%）和丙氨酸转氨酶升高（11%），提示了胰腺和肝脏毒性。治疗相关死亡事件包括呼吸衰竭、肺出血、中毒性表皮松解症、重症肌无力、肾衰竭、心包积液和肺炎等。

在 irAE 治疗方面，现在采取的主要措施包括：延迟或终止给药、暂时给予激素或其他免疫抑制治疗，以及根据不同疾病特点采取相应的对症支持治疗等。因免疫检查点抑制剂的不良反应主要与免疫反应的过度激活有关，因此免疫抑制剂一般被认为是最有效的治疗手段。临床上常用糖皮质激素、英夫利昔单抗（Infliximab，一种特异性阻断 TNF-α 的人鼠嵌合型单克隆抗体）和吗替麦考酚酯（Mycophenolate mofetil，常用于对糖皮质激素不敏感的患者）。如泼尼松，一般起始剂量为 0.5 mg/kg，毒性反应严重时可提升至 1～2 mg/kg。类固醇通常在使用 1 周内缓解免疫毒性症状，此后其使用剂量可逐渐降低，随着剂量的降低，不良反应的控制，可继续进行原来的抗体治疗，但是对于可能发生严重不良反应的患者要进行严密监测，尤其是联合使用或者序贯使用这些药物时。对于是否再次使用免疫检查点抑制剂治疗，取决于既往副作用的严重程度，是否有可供选择的处理方法以及肿瘤的总体状况等。绝对禁止再次使用的情况主要是危及生命的毒性反应，特别是累及心脏、肺部以及神经系统的毒性反应。有回顾性研究显示，对于出现 irAE 的患者，采用免疫抑制治疗，其免疫治疗的效果总体上未见恶化，但是不除外有个体差异，可能与免疫抑制剂的种类有关。需要进一步研究探索免疫抑制剂种类、给予时机及疗程与临床疗效的关系。除此之外，在免疫抑制剂的使用过程中，还应注意其本身造成的不良反应，如糖皮质激素能够导致高血糖、高血压、胃溃疡、精神症状以及减量过快致医源性肾上腺皮质功能不全。长期使用还会导致库欣综合征、骨质疏松、青光眼、近端肌无力等严重反应，尤应充分注意免疫抑制导致的机会性感染，包括肺曲霉菌病、巨细胞病毒性肝炎、卡氏肺孢子虫肺炎等。考虑到潜在机会性感染的风险，对于每天口服泼尼松剂量超过

20 mg 的患者，推荐采用甲氧苄啶等药物预防感染。总体而言，目前各种 irAE 的处理流程均来自临床经验，需要更进一步的探讨和临床尝试，多学科协作处理可能是最佳对策。

五、总结和展望

最近几年，免疫检查点抑制剂在肿瘤治疗方面取得了一系列令人瞩目的进展，随着基础研究和临床试验的不断深入，越来越多的药物被美国 FDA 加紧批准为一些恶性肿瘤的标准用药。免疫治疗也因此成为继手术、化疗、放疗等传统治疗手段之外的一种新兴有效治疗策略，并受到越来越多临床工作者和肿瘤患者的关注。现阶段，已经获得批准且应用相对广泛的免疫检查点抑制剂包括抗 CTLA-4 类的伊匹木单抗，抗 PD-1 类的纳武利尤单抗、帕博利珠单抗以及抗 PD-L1 类的阿特珠单抗、阿维鲁单抗、德瓦鲁单抗，它们在恶性黑色素瘤、非小细胞肺癌、泌尿生殖系统肿瘤等恶性肿瘤治疗方面体现出了一定的优势，改善了患者的治疗现状。在未来，我们期待能够有更多此类药物进入到恶性肿瘤的治疗行列当中，为更多恶性肿瘤患者带来福音。

尽管免疫检查点抑制剂在临床应用中取得了一定疗效，但仍然有许多问题需要我们进一步探索。首先，与这些肿瘤免疫检查点抑制剂治疗相关的生物学机制尚未得到全面的认识，还需进一步探讨，为未来提高药物疗效、降低不良反应、进行药物设计和改造提供依据。第二，虽然一些免疫检查点抑制剂在特定类型肿瘤的部分患者中取得了非常好的疗效，但仍有很大一部分患者并不能取得理想的收益，客观缓解率相对较低，因此，寻找能够指示疗效、预测治疗敏感性的生物标志物显得尤为重要。第三，虽然免疫治疗疗效相对持久，但依然面临治疗耐药和复发的问题，这可能与药物针对肿瘤靶点的特异性、肿瘤本身的异质性和可塑性有关，需要我们对该问题进行攻克。第四，如何确定最合适的治疗剂量和治疗疗程，尤其是在某种药物可以提供长期疗效的情况下治疗需要持续多久成为一个亟待解决的问题。大部分早期临床试验都没有一个治疗终点，因此，我们无法确定早期停药是否同样有效。第五，联合疗法作为免疫检查点抑制剂研究的新方向受到了广泛的关注。目前，获批上市的免疫检查点抑制剂联合疗法包括伊匹木单抗联合纳武利尤单抗治疗恶性黑色素瘤以及帕博利珠单抗联合化疗治疗转移性非小细胞肺癌都显示了明显优于单药的疗效，但其不良反应的发生率也会随之升高，如何合理使用联合策略，兼顾安全性和有效性，有待进一步探索。处于研究阶段的其他联合疗法包括：与 TLR 激动剂和溶瘤病毒、IDO 靶点、针对调节性 T 细胞与巨噬细胞的疗法、放疗、化疗、靶向治疗等其他治疗模式相结合等。相信随着研究的不断深入，联合治疗会助力免疫治疗取得更大成功。第六，如何有效地预防和处理免疫相关不良反应是科研工作者和临床医生研究的重点，需将药物控制在合理的安全使用范围。另外，新的免疫检查点开发也是目前研究的一个热点问题，除 CTLA-4、PD-1、PD-L1 外，新的免疫检查点如 LAG3、TIM3、VISTA 等的研究也在进行中，相信在不久的将来免疫检查点抑制剂家族能够更加蓬勃发展，在肿瘤治疗方面发挥不可替代的重要作用。

参考文献

[1] RIBAS A, KEFFORD R, MARSHALL M A, et al. Phase Ⅲ randomized clinical trial comparing tremelimumab with standard-of-care chemotherapy in patients with advanced melanoma. Journal of clinical oncology, 2013, 31(5):616-622.

[2] ROBERT C, THOMAS L, BONDARENKO I, et al. Ipilimumab plus dacarbazine for previously untreated metastatic melanoma. The New England Journal of Medicine, 2011, 364(26):2517-2526.

[3] SCHADENDORF D, HODI F S, ROBERT C, et al. Pooled Analysis of Long-Term Survival Data From Phase Ⅱ and Phase Ⅲ Trials of Ipilimumab in Unresectable or Metastatic Melanoma.Journal of clinical oncology, 2015, 33(17):1889-1894.

[4] DELLA V S G, FUSCIELLO C, PERRI F, et al. Ipilimumab in the treatment of metastatic melanoma: management of adverse events. Onco Targets and Therapy, 2014,19(7):203-209.

[5] POSTOW M A, CALLAHAN M K, BARKER C A, et al. Immunologic correlates of the abscopal effect in a patient with melanoma. The New England Journal of Medicine, 2012, 366(10):925-931.

[6] DONG H, STROME S E, SALOMAO D R, et al. Tumor-associated B7-H1 promotes T-cell apoptosis: a potential mechanism of immune evasion. Nature medicine, 2002, 8(8):793-800.

[7] PARDOLL D M. The blockade of immune checkpoints in cancer immunotherapy. Nature Reviews Cancer, 2012, 12(4):252-264.

[8] WEST E E, JIN H T, RASHEED A U, et al. PD-L1 blockade synergizes with IL-2 therapy in reinvigorating exhausted T cells. The Journal of clinical investigation, 2013, 123(6):2604-2615.

[9] WOO S R, TURNIS M E, GOLDBERG M V, et al. Immune inhibitory molecules LAG-3 and PD-1 synergistically regulate T-cell function to promote tumoral immune escape. Cancer research, 2012, 72(4):917-927.

[10] BRAHMER J R, TYKODI S S, CHOW L Q,et al. Safety and activity of anti-PD-L1 antibody in patients with advanced cancer. The New England Journal of Medicine, 2012, 366(26):2455-2465.

[11] CHEN D S, IRVING B A, HODI F S. Molecular Pathways: Next Generation Immunotherapy: Inhibiting Programmed Death-Ligand 1 and Programmed Death-1. Clinical Cancer Research, 2012, 18(24):6580-6587.

[12] TOPALIAN S L, HODIFS, BRAHMER J R, et al. Safety, Activity, and Immune Correlates of Anti-PD-1 Antibody in Cancer. The New England Journal of Medicine, 2012, 366(26): 2443－2454.

[13] BRAHMER J R, TYKODI S S, CHOW L Q, et al. Safety and activity of anti-PD-L1 antibody in patients with advanced cancer. The New England Journal of Medicine, 2012, 366(26):2455-2465.

[14] HAMID O, ROBERT C, DAUD A, et al. Safety and tumor responses with lambrolizumab (anti-PD-1) in melanoma. The New England Journal of Medicine, 2013, 369(2):134-144.

[15] ROBERT C, RIBAS A, WOLCHOK J D, et al. Anti-programmed-death-receptor-1 treatment with pembrolizumab in ipilimumab-refractory advanced melanoma: a randomised dose-comparison cohort of a phase 1 trial. Lancet, 2014, 384(9948):1109-1117.

[16] HERBST R, SORIA J, KOWANETZ M, et al. Predictive correlates of response to the anti-PD-L1 antibody MPDL3280A in cancer patients. Nature, 2014, 515(7528):563-567.

[17] ROBERT C, LONG G V, BRADY B, et al. Nivolumab in previously untreated melanoma without BRAF mutation. The New England Journal of Medicine, 2015, 372(4):320-330.

[18] WEBER J S, D'ANGELO S P, MINOR D, et al. Nivolumab versus chemotherapy in patients with advanced melanoma who progressed after anti-CTLA-4 treatment (CheckMate 037): a randomised, controlled, open-label, phase 3 trial. Lancet Oncology, 2015, 16(4):375 - 384.

[19] SHARON E, STREICHER H, GONCALVES P, et al. Immune checkpoint inhibitors in clinical trials. Chinese Journal of Cancer, 2014, 33(9):434-444.

[20] POWLES T, EDER J P, FINE G D, et al. MPDL3280A (anti-PD-L1) treatment leads to clinical activity in metastatic bladder cancer. Nature, 2014, 515(7528):558-562.

[21] ANSELL S M, LESOKHIN A M, BORRELLO I, et al. PD-1 blockade with nivolumab in relapsed or refractory Hodgkin's lymphoma. The New England Journal of Medicine, 2015, 372(4):311-319.

[22] CHA E, WALLIN J, KOWANETZ M. PD-L1 inhibition with MPDL3280A for solid tumors. Seminars in Oncolog, 2015, 42(3): 484-487.

[23] CARBOGNIN L, PILOTTO S, MILELLA M, et al. Differential Activity of Nivolumab, Pembrolizumab and MPDL3280A according to the Tumor Expression of Programmed Death-Ligand-1 (PD-L1): Sensitivity Analysis of Trials in Melanoma, Lung and Genitourinary Cancers. PloS One, 2015, 10(6):130-142.

[24] SUNSHINE J, TAUBE J M. PD-1/PD-L1 inhibitors. Current Opinion in Pharmacology, 2015, 23:32-38.

[25] GANGADHAR T C, VONDERHEIDE R H. Mitigating the toxic effects of anticancer immunotherapy. Nature Reviews Clinical Oncology, 2014, 11(2):91-99.

[26] ALEXANDROVL B, NIKZAINAL S, WEDGE D C,et al. Signatures of mutational processes in human cancer. Nature, 2013, 500(7463):415-421.

[27] HOMET M B, RIBAS A. Anti-programmed cell death protein-1/ligand-1 therapy in different cancers. British Journal of Cancer, 2015, 112(9):1421-1427.

[28] ROBERT C, SCHACHTER J, LONG G V, et al. Pembrolizumab versus Ipilimumab in Advanced Melanoma. The New England Journal of Medicine, 2015, 372(26):2521-2532.

[29] SIBAUD V, MEYER N, LAMANT L, et al. Dermatologic complications of anti-PD-1/PD-L1 immune checkpoint antibodies. Current Opinion in Oncology, 2016, 28(4):254.

[30] WEBER J S, YANG J C, ATKINS M B, et al. Toxicities of Immunotherapy for the Practitioner. Journal of Clinical Oncology, 2015, 33(18):2092-2099.

[31] RIBAS A, WOLCHOK J D. Cancer immunotherapy using checkpoint blockade. Science, 2018, 359(6382):1350-1355.

[32] DRAKE C G, LIPSON E J, BRAHMER J R. Breathing new life into immunotherapy: review of melanoma, lung and kidney cancer. Nat Rev Clin Oncol, 2014, 11(1):24-37.

[33] POSTOW M A, SIDLOW R, Hellmann M D.Immune-Related Adverse Events Associated with Immune Checkpoint Blockade. N Engl J Med, 2018, 378(2):158-168.

[34] CLARKE J M, GEORGE D J, LISI S, et al. Immune Checkpoint Blockade: The New Frontier in Cancer Treatment. Targeted Oncology, 2018, 13(2):1-20.

[35] GONG J, CHEHRAZIRAFFLE A, REDDI S, et al. Development of PD-1 and PD-L1 inhibitors as a form of cancer immunotherapy: a comprehensive review of registration trials and future considerations. Journal for Immunotherapy of Cancer, 2018, 6(1):8.

[36] SCHADENDORF D, WOLCHOK J D, HODI F S, et al. Efficacy and Safety Outcomes in Patients With Advanced Melanoma Who Discontinued Treatment With Nivolumab and Ipilimumab Because of Adverse Events: A Pooled Analysis of Randomized Phase II and III Trials. Journal of Clinical Oncology, 2017, 35(34):3807.

[37] XU X, HUANG Z, ZHENG L, et al. The efficacy and safety of anti-PD-1/PD-L1 antibodies combined with chemotherapy or CTLA4 antibody as a first-line treatment for advanced lung cancer. International Journal of Cancer, 2018, 142(11):2344-2354.

[38] GANDHI L, RODRÍGUEZ-ABREU D, GADGEEL S, et al. Pembrolizumab plus Chemotherapy in Metastatic Non-Small-Cell Lung Cancer. The New England Journal of Medicine, 2018, 378(22):2078-2092.

[39] BAXI S, YANG A, GENNARELLI R L, et al. Immune-related adverse events for anti-PD-1 and anti-PD-L1 drugs: systematic review and meta-analysis. BMJ, 2018, 360:k793.

[40] BÜTTNER R,GOSNEY J R, SKOV B G, et al. Programmed Death-Ligand 1 Immunohistochemistry Testing: A Review of Analytical Assays and Clinical Implementation in Non-Small-Cell Lung Cancer. Journal of Clinical Oncology, 2018, 35(34):3867-3876.

（杨 黎 曹 玲 尹 婕）

第五节　肿瘤基因治疗的临床应用

基因治疗是通过直接在基因水平上进行操作和介入来干预疾病的发生和发展，从而达到治疗疾病的目的。遗传信息传输技术作为临床应用工具的想法源于20世纪70年代基因克隆技术的产生。目的基因的复制和分离技术的产生，使临床应用纯化基因成为可能。而运用重组技术在细菌中生产人复合生物分子的生物技术产业的发展则进一步推动了这项技术的实际应用。肿瘤基因治疗发展到今天，受到了较多的关注。目前，这些过多的关注被一些现实问题所缓和，比如如何准确而有效地将基因转移到目的位置，这是基因治疗的一个难题。迄今为止，基因治疗的效能无法得到充分发挥，这是因为基因修饰的细胞到达靶细胞的能力不足。但是，至少在临床前期试验中，基因治疗可以通过与其他治疗方案，例如化疗、放疗、生物治疗相结合来实现对肿瘤的治疗。基因治疗将成为联合治疗中不可或缺的一部分，并且在不久的将来，基因治疗有望被研究清楚、开发出完全的治疗潜能而运用于临床。

肿瘤基因治疗临床试验的数据非常珍贵，利用这些数据来评估这些基因和载体的有效性是研究初期的主要方法。同样，这些数据反映了肿瘤基因治疗中存在的问题，并且这些问题会将基因治疗带入一个新的时代。我们已知的基因有许多，如果它们可以正确地表达在靶点位置，并释放水平适当，就可以有效地杀死靶细胞。靶向载体构建成功后，基因的选择就非常重要，如何消除载体的缺陷是肿瘤基因治疗比较重要的问题。通过基因的效能和提高传送的准确性来精准地杀死肿瘤细胞，可提高临床治疗的成功率。人们的目标主要是减少基因和载体导致的准确性缺失，更多地积累有效用的抗肿瘤免疫反应（图2-9）。

基因治疗的成功与否主要取决于其在临床上应用的广泛程度和治疗方式。例如，免疫基因治疗只对于那些肿瘤负荷程度低的患者的免疫系统有疗效，从早期临床试验 I / II 期到 III/IV 期，我们需要大量患者来证明基因治疗的有效性。并且，基因治疗与一些已有的临床治疗方法，如化疗和放疗相结合之后，疗效会更加明显。大量的临床试验证实，基因治疗与药物、免疫、放射相关的治疗方法相结合之后，对于肿瘤细胞的杀伤能力会更强。因此近几年，单独的基因治疗不太可能成为有效的治疗肿瘤的方法，它更多的是作为辅助方法。基因治疗在临床应用中的最终地位将在未来得到认定。

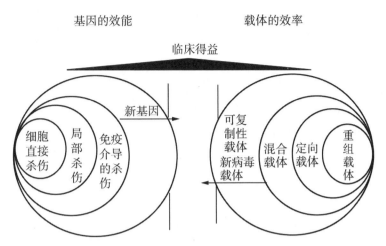

图 2-9　基因治疗的临床效用取决于治疗基因的效能和传送这些基因到达肿瘤细胞的准确性

一、直接靶向肿瘤的治疗方法——前药新陈代谢酶

通过修饰肿瘤细胞的编码酶基因，将无害的前药转变为致死性的细胞毒素，这种做法可以提高基因转染到肿瘤细胞的效率。超过 20 种的前药新陈代谢酶涉及其中，以单纯疱疹病毒来源的胸苷激酶（HSV-TK）基因研究最多。该酶主要被基因磷酸化前药所调控，然后对核苷产生毒性，如伐昔洛韦。针对肿瘤细胞的选择性，研究人员使用只表达在特定细胞中的载体（如伽马逆转录酶病毒载体），或者是可以靶向肿瘤细胞的载体，通过表达靶细胞上的配体相关的受体来进行靶向作用。尽管近 20 年人们一直致力于使用 HSV-TK 基因转染来治疗中枢神经系统恶性肿瘤，在胶质瘤患者的随机Ⅲ期临床试验中显示了令人欣喜的结果，但是 HSV-TK 基因治疗产品并没有得到相关机构的批准。在很多临床试验中，治疗的低效率主要表现为转染的低效率、低靶向率和活化前药的低抗肿瘤能力。未来的临床试验亟待取得更进一步的进展。

二、病毒疗法

溶瘤病毒可以在肿瘤细胞中选择性复制，从而造成细胞凋亡。20世纪的一些案例报道过，在病毒感染后，肿瘤有很大程度的衰退，这给复制病毒在肿瘤治疗中的应用提供了有力的证据。更多的肿瘤和病毒的细胞生物学研究显示溶瘤病毒只可以在肿瘤细胞中复制，这些病毒来源于腺病毒、单纯疱疹病毒、西尼罗河病毒、牛痘病毒、风疹病毒和新城疫病毒，这些均经过体内临床试验的验证。这些病毒的启动子区域加入了只在恶性细胞中起作用的关键病毒复制基因，或者有缺陷作用的基因（如缺失转录调节因子），其可以在恶性细胞中被补充。例如，溶瘤腺病毒dl1520（ONYX-015）有病毒 *E1B* 基因的缺失，这种缺失造成P53通路的缺陷从而限制肿瘤细胞的复制。ONYX-015已经进行了一些Ⅰ、Ⅱ期的临床试验，不论是单独还是与化疗联合应用，均会增强头颈部癌症患者的免疫反应。37例患者中，8例出现完全反应，11例出现部分反应。由于多种商业原因，这项技术在美国并没有进一步发展。但是在中国，*E1B* 敲除的腺病毒在头颈部癌症患者中的治疗取得了成功并且在2005年获准商业生产。接下来的试验，使用其他溶瘤病毒也得到了预期结果，但是在关键的临床试验中还没有取得成功。主要原因可能是肿瘤转化和复制较少发生在宿主的固有和获得免疫反应终止这一进程之前。其他的溶瘤病毒主要通过加入免疫刺激因子，如GM-CSF、IL-12来有效地将感染靶细胞转变为肿瘤疫苗，引起免疫反应，从而识别并且杀死没有感染的肿瘤靶细胞。

三、肿瘤微环境

肿瘤微环境为肿瘤细胞提供了支持其生长的细胞基质，比如，血管生成是肿瘤生长的先决条件，药物可以阻止这种过程从而达到治疗效果。基因治疗可以很好地抑制血管生成，避免间歇注射产生的不规则给药，并且可以通过靶向肿瘤血管来集中抑制血管生成。在动物模型中，注射有血管生成抑制素和内皮抑素的腺病毒或者有其基因的腺病毒可以抑制肿瘤的生长。早期临床试验显示，利用带有内皮抑素基因（*E10A*）的腺病毒可以降低血清中的促血管新生因子从而达到良好的临床效果。

四、基因治疗的抗细胞毒性

基因修饰后的造血干细胞移植方法已经进行了很多研究，但是很少取得成功。在早期的试验中，基因修饰的细胞并没有分选，因此，转基因效率较低，表达量也并不高。然而，科学的进步使这一问题得到了解决，但是针对造血系统，没有把基因转移至其他的重要器官，意味着当骨髓排斥增加，同时细胞毒性增加时，对于这些器官的毒性也随之增加。耐药基因治疗在将基因转染进恶性细胞的同时也冒着抵消潜在益处的危险。临床试验显示，将甲基鸟嘌呤DNA转甲基酶基因体外转染进自体骨髓细胞可以造成对烷化剂的抵抗，例如卡莫司汀可以促进患者抗肿瘤反应。然而，细胞毒性药物的大范围应用并不那么简单，在临床试验中，使用小分子靶向药物可以增强细胞毒性药物的效用。

五、肿瘤疫苗

疫苗是一种保护人类和动物不受细菌和病毒感染的治疗方式，但是只有一部分疫苗对现有的疾病有效。在过去的20年，基因转染被用于制作肿瘤疫苗虽然在临床前试验中取得了喜人的成绩，但是接下来的临床试验因为各种原因而失败，仅有少于10%的肿瘤疫苗显示了有效性。

六、研究最新进展

最近，动物实验研究显示，利用 *tRNase* 基因联合聚b-氨基酯能够明显降低恶性黑色素瘤的生长，延缓肿瘤复发。一项关于重组腺病毒p53（rAd-p53，Gendicine）基因治疗的临床前及临床试验显示，该方法是一种很有前途的肿瘤治疗方法。

七、转基因提高安全性

转基因的目的是修饰健康细胞或者恶性细胞的功能，每种方法均有可能出现一些危险影响，包括细胞不受控制地增殖、组织受损或者广泛的细胞因子释放综合征。不同于小分子药物的毒性，药物清除毒性也会减退，当转基因修饰细胞在体内增殖后，转基因产生的毒性会持续加重。肿瘤基因治疗逐渐受到重视，且被广泛肯定，其安全性需要提高，并且需要一些自杀基因来控制不良反应。

八、总结

虽然在过去的 20 年里，只有两种肿瘤基因治疗产品得到批准，但在未来的 5 年，相关阻力将会成为推动肿瘤基因治疗成功的动力。商业团队意识到我们对于肿瘤生物学认识的进步是发展靶向治疗的关键，这样能够提高针对患者个体的特异性。一些基因修饰细胞治疗，例如 CAR-T 细胞治疗，可以在恶性肿瘤早期临床试验中产生 25%~50% 完整而持续的反应，预示着采用这一方法来治疗恶性肿瘤将有广阔的前景。这些免疫细胞治疗与已改良的疫苗技术（包括病毒治疗）、单克隆抗体联合应用可以有效阻断免疫反应的降低，其可以在体内从基因层面修饰细胞，并且可以通过抗体阻断对于免疫的抑制。研究人员发现肿瘤基因治疗的联合应用不论在研究还是临床试验方面均有良好的进展，期待这项技术在未来的应用前景。

参考文献

［1］RAM Z, CULVER K W, OSHIRO E M, et al. Therapy of malignant brain tumors by intratumoral implantation of retroviral vector–producing cells. Nature Med, 1997, 3(12):1354–1361.

［2］SOIFFER R. Vaccination with irradiated autologous melanoma cells engineered to secrete human granulocyte–macrophage colony–stimulating factor generates potent antitumor immunity in patients with metastatic melanoma. Proc Natl Acad Sci U S A, 1998, 95(22):13141–13146.

［3］PALÙ G, CAVAGGIONI A, CALVI P, et al. Gene therapy of glioblastoma multiforme via combined expression of suicide and cytokine genes: a pilot study in humans. Gene Therapy, 1999, 6(3):330–337.

［4］ROTH J A, NGUYEN D, LAWRENCE D D, et al. Retrovirus–mediated wild–type p53 gene transfer to tumors of patients with lung cancer. Nature Med, 1996, 2(9):985–991.

［5］HEISE C, SAMPSON–JOHANNES A, WILLIAMS A, et al. ONYX–015, an E1B gene–attenuated adenovirus, causes tumor–specific cytolysis and antitumoral efficacy that can be augmented by standard chemotherapeutic agents. Nature Med, 1997, 3(6):639–645.

［6］PENG K W, VILE R. Vector development for cancer gene therapy. Tumor Targeting, 1999, 4:3–11.

［7］VERMA I M, SOMIA N. Gene therapy–promises, problems and prospects. Nature, 1997, 389(6648):239–242.

［8］NICULESCU–DUVAZ I, SPRINGER C J. Introduction to the background, principles, and state of the art in suicide gene therapy. Molecular Biotechnology, 2005, 30(1):71–88.

［9］WESTPHAL M, YLÄ–HERTTUALA S, MARTIN J, et al. Adenovirus–mediated gene therapy with sitimagene ceradenovec followed by intravenous ganciclovir for patients with operable high–grade glioma (ASPECT): a randomised, open-label, phase 3 trial. Lancet Oncol, 2013, 14(9):823-833.

[10] CHIOCCA E A. Oncolytic viruses. Nature Reviews Cancer, 2002, 2(12):938-950.

[11] LIN E, NEMUNAITIS J. Oncolytic viral therapies. Cancer gene therapy, 2004, 11(10):643-664.

[12] LIU T C, GALANIS E, KIRN D, et al. Clinical trial results with oncolytic virotherapy: a century of promise, a decade of progress. Nat Clin Pract Oncol, 2007, 4(2):101-117.

[13] HEISE C, SAMPSON-JOHANNES A, WILLIAMS A, et al. ONYX-015, an E1B gene-attenuated adenovirus, causes tumor-specific cytolysis and antitumoral efficacy that can be augmented by standard chemotherapeutic agents. Nat Med, 1997, 3(6):639-645.

[14] O'SHEA C C, JOHNSON L, BAGUS B, et al. Late viral RNA export, rather than p53 inactivation, determines ONYX-015 tumor selectivity. Cancer Cell, 2004, 6(6):611-623.

[15] PATEL M R, KRATZKE R A. Oncolytic virus therapy for cancer: the first wave of translational clinical trials. Translational Research, 2013, 161(4):355-364.

[16] KHURI F R, NEMUNAITIS J, GANLY I, et al. A controlled trial of intratumoral ONYX-015, a selectively-replicating adenovirus, in combination with cisplatin and 5-fluorouracil in patients with recurrent head and neck cancer. Nat Med, 2000, 6(8):879-885.

[17] HEO J, REID T, RUO L, et al. Randomized dose-finding clinical trial of oncolytic immunotherapeutic vaccinia JX-594 in liver cancer. Nat Med, 2013, 19(3):329-336.

[18] TANDLE A, BLAZER D G 3rd, LIBUTTI S K, et al. Antiangiogenic gene therapy of cancer: recent developments. J Transl Med, 2004, 2(1):22.

[19] PONNAZHAGAN S, MAHENDRA G, KUMAR S, et al. Adeno-associated virus 2-mediated antiangiogenic cancer gene therapy: long-term efficacy of a vector encoding angiostatin and endostatin over vectors encoding a single factor. Cancer Res, 2004, 64(5):1781-1787.

[20] HANANIA E G, GILES R E, KAVANAGH J, et al. Results of MDR-1 vector modification trial indicate that granulocyte/macrophage colony-forming unit cells do not contribute to posttransplant hematopoietic recovery following intensive systemic therapy. Proc Natl Acad Sci U S A, 1996, 93(26):15346-15351.

[21] HESDORFFER C, AYELLO J, WARD M, et al. Phase I trial of retroviral-mediated transfer of the human MDR1 gene as marrow chemoprotection in patients undergoing high-dose chemotherapy and autologous stem-cell transplantation. J Clin Oncol, 1998, 16(1):165-172.

[22] ADAIR J E, BEARD B C, TROBRIDGE G D, et al. Extended survival of glioblastoma patients after chemoprotective HSC gene therapy. Sci Transl Med, 2012, 4(133):133-157.

[23] BERZOFSKY J A, TERABE M, OH S, et al. Progress on new vaccine strategies for the immunotherapy and prevention of cancer. J Clin Invest, 2004, 113(11):1515-1525.

[24] RIDGWAY D. The first 1000 dendritic cell vaccinees. Cancer invest, 2003, 21(6):873-886.

[25] NENCIONI A, GRÜNEBACH F, SCHMIDT S M, et al. The use of dendritic cells in cancer immunotherapy.

Crit Rev Oncol Hematol, 2008, 65(3):191-199.

［26］GOLDMAN B, DEFRANCESCO L. The cancer vaccine roller coaster. Nat Biotechnol, 2009, 27(2):129-139.

［27］HACEIN-BEY-ABINA S, VON KALLE C, SCHMIDT M, et al. A serious adverse event after successful gene therapy for X-linked severe combined immunodeficiency. N Engl J Med, 2003, 348(3):255-256.

［28］CAVAZZANA-CALVO M, FISCHER A, HACEIN-BEY-ABINA S, et al. Gene therapy for primary immunodeficiencies: part 1. Curr Opin Immunol, 2012, 24(5):580-584.

［29］MIN S, JIN Y, HOU C Y, et al. Bacterial tRNase-Based Gene Therapy with Poly(β-Amino Ester) Nanoparticles for Suppressing Melanoma Tumor Growth and Relapse. Adv Healthc Mater, 2018, 10:e1800052.

［30］LI Y, LI B, LI C J, et al. Key points of basic theories and clinical practice in rAd-p53 (Gendicine™) gene therapy for solid malignant tumors. Expert Opin Biol Ther, 2015, 15(3):437-454.

［31］WANG D, GAO G. State-of-the-art human gene therapy: part Ⅱ. Gene therapy strategies and clinical applications. Discov Med, 2014, 18(98):151-161.

（杨　黎　　李桉琪）

第六节　肿瘤分子靶向药物治疗的临床应用

随着肿瘤分子生物学技术水平的发展和对肿瘤发病机制的深入认识，以细胞受体、关键基因和调控分子为靶点来抑制肿瘤细胞生长的治疗，即肿瘤分子靶向治疗得到广泛开展。1997年，第一个分子靶向药物利妥昔单抗（美罗华）被批准用于治疗CD20阳性的B细胞淋巴瘤，获得了满意的治疗效果，自此针对不同分子靶点的抗肿瘤新药不断涌现，蓬勃发展。自2015年1月至2018年6月美国FDA批准的首次上市和增加适应证的靶向药物约77种。目前美国FDA注册的临床试验约27万项，其中与肿瘤分子靶向治疗有关的约2万项。

一、靶向药物的分类

靶向药物的分类目前尚无统一分类标准。按照相对分子质量大小可分为：①小分子化合物：如厄洛替尼、吉非替尼等；②大分子药物：如利妥昔单抗、曲妥珠单抗等。根据作用机制可分为：①单克隆抗体：如利妥昔单抗（图2-10）；②酪氨酸激酶抑制剂：如厄洛替尼、索拉非尼；③血管生成抑制剂：如贝伐珠单抗、重组人血管内皮抑制素（恩度）；④免疫检查点抑制剂：如PD-1单抗；⑤其他：蛋白酶体抑制剂硼替佐米等。

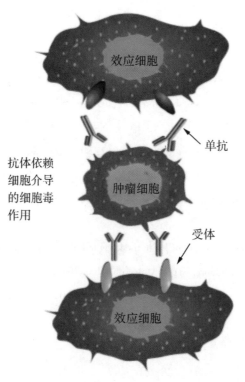

效应细胞

单抗

抗体依赖
细胞介导
的细胞毒
作用

肿瘤细胞

受体

效应细胞

图 2-10　单克隆抗体杀伤肿瘤细胞的机制

二、临床应用的形式

1. 分子靶向药物单独应用　单独应用，客观疗效有限，但在某些肿瘤的治疗上有了新的突破，有改善生活质量、延长生存期的作用。应用小分子酪氨酸激酶抑制剂（TKI）治疗抗拒传统化疗的肿瘤如胃肠道间质肿瘤、肾细胞癌及肝细胞癌等，与传统化疗相比，疗效相近，毒副反应降低。

2. 分子靶向药物与放疗联合应用　EGFR 过度表达使肿瘤对放疗敏感性下降，在动物实验中应用 EGFR-TKI 或 EGFR 单克隆抗体能够使肿瘤对放疗敏感性增强，目前相关临床试验正在进行中；抗血管生成药物具有改建肿瘤紊乱的血管网，使之结构、功能趋向正常化，从而改善局部血液循环，提高局部氧分压的作用。另有研究表明，放疗能够增加 VEGFR 表达，放疗与抗血管生成药物联合治疗具有客观的必要性。

3. 分子靶向药物与化疗联合应用　抗 EGFR 单克隆抗体与抗肿瘤血管生成药物联合应用，可以提高肿瘤治疗的客观疗效，延长生存期，在大肠癌、乳腺癌、非小细胞肺癌、多发性骨髓瘤治疗中取得了令人鼓舞的疗效；应用 CPT-11 联合 EGFR 单抗治疗耐 CPT-11 的转移性结直肠癌后，可以使其重新获取治疗敏感性。

4. 不同靶点药物的联合应用　如贝伐珠单抗与 EGFR 抑制剂厄洛替尼联合应用，显示出强有力的肿瘤生长抑制效应，可显著延长晚期 NSCLC 患者的 PFS。

三、临床应用情况

针对肿瘤治疗的分子靶点不同，分子靶向药物可分为：①抗 EGFR 药物；②抗 HER-2 药物；③抗 VEGF 及 VEGFR 药物；④多靶点酶抑制剂；⑤抗 PI3K/AKT/mTOR 信号通路药物。临床上可以通过多种途径抑制这些靶点：①利用单克隆抗体等主要作用于胞外途径的大分子物质（相对分子质量通常约为 150 000）与靶点结合，阻断胞外信号分子与靶点的结合；②利用小分子抑制物（相对分子质量约为 500）直接进入细胞内封闭受体，干扰细胞内信号的传递（图 2-11）。

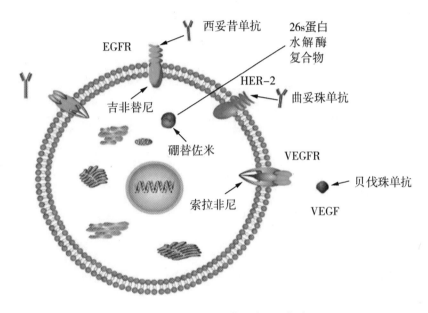

图 2-11　不同靶向药物的作用靶点

1. 抗 EGFR 药物　EGFR 在许多类型的肿瘤组织中都呈异常高表达，是肿瘤分子靶向治疗一个较理想的靶点。EGFR 是相对分子质量为 170 000 的细胞膜糖蛋白，含有一个胞外配基结合位点、一个跨膜亲脂部分和一个胞内蛋白酶结合位点。当信号分子与胞外配基结合后，EGFR 出现二聚体现象，使配基的亲和力增强，激活内部酪氨酸激酶活性，诱导酪氨酸磷酸化，导致一系列生化和生理反应，促使肿瘤细胞增殖分裂和永生化。目前，已有多个针对 EGFR 的靶向治疗药物被批准上市并应用于临床。

（1）抗EGFR单克隆抗体（monoclonal antibody against EGFR）：西妥昔单抗为人鼠免疫球蛋白 IgG 抗体，它与EGFR 细胞外结合域有着高度的亲和性，可竞争性抑制内源性配体的结合，从而阻止受体自身磷酸化（图2-11）。2004 年被美国FDA 批准用于晚期结肠癌的治疗。TBCRC001 是一项关于治疗三阴性转移性乳腺癌的研究，其研究结果显示，西妥昔单抗联合卡铂的临床受益率和客观缓解率（objective response rate，ORR）分别为27%和18%。多项关于西妥昔单抗联合化疗或放疗治疗局部晚期或转移性食管癌Ⅱ期的研究表明，西妥昔单抗的加入可以提高ORR及疾病控制率（disease control rate，DCR），分别为17.6%~97.7%和35.3%~100%，且其毒副作用在可接受范围内。两项关于西妥昔单抗联合化疗或放疗作为食管癌新辅助化疗的Ⅱ期研究同样显示了有效性及安全性，ORR分别为54%和68%，DCR分别为84%和71%。相比于西妥昔单抗，帕木单抗的不良反应发生率更低，一项Ⅲ期临床试验将帕木单抗用于接受伊立替康或奥沙利铂治疗失败的结直肠癌患者，共入组473例患者，与最佳治疗进行对照，两组的总生存率（OS）无明显差异，但帕木单抗治疗组的PFS有所延长（13.8周 vs 8.5周），且疾病进展率降低46%。

（2）EGFR酪氨酸激酶抑制剂（EGFR tyrosine kinase inhibitor，EGFR-TKI）：吉非替尼为第一代EGFR-TKI，主要通过竞争EGFR-TK催化区域上Mg-ATP结合位点，阻断其信号传递，抑制有丝分裂原活化蛋白激酶的活化，促进细胞凋亡（图2-11）。2002年7月，美国FDA批准吉非替尼单药治疗铂类和多西他赛治疗失败的局部晚期或转移性NSCLC。IPASS研究纳入了1217例初治的非吸烟或轻度吸烟的东亚肺癌患者，1∶1随机分组，接受吉非替尼或卡铂＋紫杉醇治疗，结果发现吉非替尼组和化疗组1年疾病无进展生存率（PFSR）分别为24.9%和6.7%，ORR分别为43%和32.2%；并且，在261例携有EGFR突变的亚组患者中，吉非替尼组患者PFS显著长于化疗组（$P<0.001$），ORR也显著提高（71.2% vs 47.3%，$P<0.001$），而对于EGFR野生型的患者，效果不佳。阿法替尼为第二代EGFR-TKI，ARCHER 1050 Ⅲ期临床试验表明，阿法替尼治疗后的肺癌患者PFS及OS均要优于吉非替尼。奥希替尼为第三代EGFR-TKI，Ⅲ期临床试验研究表明对于经其他EGFR-TKI治疗后病情进展的EGFR T790M阳性、局部晚期或转移性非小细胞肺癌患者，与顺铂/卡铂联合培美曲塞治疗效果相比，奥希替尼具有显著疗效。

2. 抗HER-2药物　HER-2（相对分子质量185 000）也是一种受体型的酪氨酸激酶，通常位于表皮细胞的细胞膜表面，通过结合特异的生长因子调节细胞的生长与分裂，主要定位于人染色体长臂17q11-q12上。其中原癌基因 *HER-2/neu* 是 *HER* 基因家族中的一员，通常情况下这类原癌基因不会影响细胞的正常生长，但受到外界条件刺激发生基因突变时，就会引起细胞癌变。在许多正常细胞中，*HER-2/neu* 的表达水平较低，而在许多肿瘤组织（如乳腺癌、卵巢癌、小细胞肺癌、胰腺癌、胃癌等）中很多时候为过表达，因此，HER-2也可作为肿瘤分子靶向治疗的理想靶点。另外，由于HER-2受体在近30%的乳腺癌组织中呈过表达，因此，HER-2也已经成为乳腺癌特异性治疗的靶分子之一。

（1）曲妥珠单抗（Trastuzumab）：曲妥珠单抗是一种将人 IgG1 稳定区和针对 HER-2 胞外区的鼠源单抗的抗原决定簇嵌合在一起的人源化单克隆抗体，干扰 HER-2 的自身磷酸化，阻碍异源二聚体形成，抑制信号传导系统的激活，抑制肿瘤细胞的增殖（图 2-11）。1998 年美国 FDA 批准其上市。研究表明，曲妥珠单抗治疗 HER-2 阳性转移乳腺癌患者出现进展时，联合使用曲妥珠单抗与卡培他滨与单独使用卡培他滨相比，曲妥珠单抗在提高客观缓解率同时将 PFS 延长 12.6 周。近年来，曲妥珠单抗在胃癌治疗中的应用也逐渐增多，研究提示，曲妥珠单抗在 HER-2 阳性晚期胃癌治疗中优势大，其 ORR 达 32%，DCR 达 64%，初步证实曲妥珠单抗在晚期胃癌治疗中的应用前景。ToGA 研究评价了曲妥珠单抗联合标准的氟尿嘧啶或卡培他滨 + 顺铂一线治疗 HER-2 阳性晚期胃癌的疗效，结果证实，HER-2 阳性晚期胃癌患者接受曲妥珠单抗联合化疗，死亡风险降低 26%，OS 延长 2.7 个月，ORR 从 35% 提高到 47%（$P=0.0017$）。

（2）帕妥珠单抗（Pertuzumab）：帕妥珠单抗是一种新型的抗 HER-2 治疗药物，在 2012 年 6 月被美国 FDA 批准用于 HER-2 阳性晚期乳腺癌的一线治疗；2013 年 9 月又被加速批准作为新辅助治疗用于高风险的 HER-2 阳性早期乳腺癌。许多研究证实帕妥珠单抗与曲妥珠单抗联合应用治疗乳腺癌具有协同作用。一项多中心的Ⅲ期临床试验表明，808 例初治的 HER-2 阳性晚期乳腺癌患者被随机分为 2 组，一组接受抗 HER-2 两药（帕妥珠单抗 + 曲妥珠单抗）+ 多西他赛（$n=402$），另一组接受安慰剂 + 曲妥珠单抗 + 多西他赛（$n=406$）。结果显示帕妥珠单抗组的 PFS 竟超过了 1 年半（18.5 个月），较安慰剂组延长了 6 个月。

3. 抗 VEGF 及 VEGFR 药物　研究表明，实体瘤的发生、发展和转移均依赖于血管生成，以新生血管为靶点抑制肿瘤血管生成，阻断肿瘤的营养来源和迁移通道，已成为近年来肿瘤治疗的新策略。特别是针对 VEGF 及 VEGFR 的靶点治疗最引人关注，因为 VEGF 及 VEGFR 在血管生成过程中发挥着至关重要的调控作用，同时二者在许多肿瘤细胞及肿瘤血管内皮细胞中均呈高表达，也是抗肿瘤血管生成理想的靶点。

（1）贝伐珠单抗（Bevacizumab）：贝伐珠单抗是重组人免疫球蛋白 IgG 单克隆抗体，具有高度的亲和性，可选择性地与人 VEGF 各种主要亚型相结合（图 2-11）。2004 年 2 月 26 日获得美国 FDA 的批准，是美国第一个获得批准上市的抑制肿瘤血管生成的药。根据 AVAGAST 研究，贝伐珠单抗对晚期胃癌的治疗并未能显著延长患者的 OS，但 PFS 显著延长。贝伐珠单抗与以氟尿嘧啶为基础的化疗药物联用治疗结直肠癌的临床研究显示，贝伐珠单抗能提高患者的 PFS，但 OS 没有明显提高。

（2）雷莫芦单抗（Ramucirumab）：雷莫芦单抗是一种新型的单克隆抗体，可与 VEGFR-2 特异性结合，并抑制其活化，抑制肿瘤血管生成。目前已经被美国 FDA 批准用于胃癌、非小细胞肺癌、结直肠癌的二线治疗。一项纳入 1072 例患者的 Ⅲ 期临床试验表明雷莫芦单抗联合亚叶酸钙 + 氟尿嘧啶 + 伊立替康（FOLFIRI）可用于治疗贝伐珠单抗、奥沙利铂和氟嘧啶类药物化疗失败的转移性结肠癌，并且雷莫芦单抗联合给药组患者的 OS、PFS 较安慰剂组明显延长 13.3、5.7 个月，患者病死率降低 16%。

4. 多靶点酶抑制剂

（1）索拉非尼（Sorafenib）：索拉非尼可以抑制 RAF 激酶活性，还能抑制几种受体酪氨酸激酶活性，包括 VEGFR、血小板源性生长因子受体（PDGFR）、干细胞因子受体（C-KIT）（图 2-11），2005 年 12 月经美国 FDA 批准作为治疗晚期肾癌的一线药物上市。一项索拉非尼 + 卡培他滨联合治疗 16 例中晚期 HCC 患者的 Ⅱ 期试验，以 OS 为首要观察终点。在 12 个月的随访中 DCR 达到了 77%，其中完全缓解率（CR）、部分缓解率（PR）、疾病稳定率（SD）分别为 8%、8%、61%，中位 OS 为 12.7 个月。这是世界上第一项索拉非尼 + 卡培他滨联合治疗 HCC 的试验，其 OS 要长于卡培他滨（10 个月）单药。

（2）安罗替尼（Anlotinib）：安罗替尼是一种新型小分子多靶点酪氨酸激酶抑制剂，能有效抑制 VEGFR、PDGFR、FGFR 等激酶，具有抗肿瘤血管生成和抑制肿瘤生长的作用。2018 年美国临床肿瘤学会（ASCO）大会报告显示，应用安罗替尼或安慰剂治疗软组织肉瘤患者，其 PFS 分别为 10.13 个月和 1.33 个月，DCR 分别为 55.7% 和 22.67%。此外，和安慰剂组相比较，安罗替尼组疾病进展风险降低了 67%。在不良反应方面，除高血压之外，安罗替尼其他三四级不良反应发生率均小于 3%，与安慰剂组无显著统计学差异。

5. 抗 PI3K /AKT /mTOR 信号通路药物　磷脂酰肌醇 3 激酶 / 蛋白激酶 B/ 哺乳动物雷帕霉素靶蛋白（PI3K/AKT/mTOR）是细胞内存在的一个重要的信号通路，在肿瘤细胞增殖、血管新生和转移以及对放化疗的拮抗中发挥重要作用。研究发现，PI3K /AKT /mTOR 信号通路在乳腺癌的发生发展过程中担任重要角色。坦西莫司（Temsirolimus）是第一个 mTOR 抑制剂，Ⅱ 期临床试验证实了坦西莫司联合来曲唑治疗转移性乳腺癌的疗效，研究结果表明，90 名乳腺癌患者的临床获益率均大于 75%。

四、展望

肿瘤的分子靶向治疗主要是通过干预肿瘤发生发展相关的分子通路，激活或恢复宿主对肿瘤的免疫反应等方式治疗肿瘤，在肿瘤的临床治疗过程中发挥着重要的作用。随着医学、重组化学、生物技术的快速发展，有价值的靶点及有效的拮抗剂将不断被开发，可供利用的新型靶向治疗药物也将不断出现，从而进一步提高肿瘤的治疗效果。那些已进入临床治疗的靶向药物仍需要扩大适应证和扩展应用形式，使患者有更多的机会去选择更多的治疗方式，以获得最大的临床效益。

参考文献

[1] TSIMBERIDOU A M. Targeted therapy in cancer. Cancer chemotherapy and pharmacology, 2015, 76(6):1113-1132.

[2] GARINET S, LAURENT-PUIG P. Current and Future Molecular Testing in NSCLC, What Can We Expect from New Sequencing Technologies? J Clin Med, 2018, 7(6), pii: E144.

[3] JUNG K H, LEE J H, PARK J W, et al. Targeted therapy of triple negative MDA-MB-468 breast cancer with curcumin delivered by epidermal growth factor-conjugated phospholipid nanoparticles. Oncology letters, 2018, 15(6):9093-9100.

[4] CARLOMAGNO N, INCOLLINGO P. Diagnostic, Predictive, Prognostic, and Therapeutic Molecular Biomarkers in Third Millennium: A Breakthrough in Gastric Cancer. Bio Med Res Int, 2017, 2017:786-802.

[5] BASELGA J, BRADBURY I, EIDTMANN H, et al. Lapatinib with trastuzumab for HER2-positive early breast cancer (NeoALTTO): a randomised, openlabel, multicentre, phase 3 trial. Lancet, 2012, 379(9816):633-640.

[6] KIM M M, ALLEN P, GONZALEZ-ANGULO A M, et al. Pathologic complete response to neoadjuvant chemotherapy with trastuzumab predicts for improved survival in women with HER2-overexpressing breast cancer. Ann Oncol, 2013, 24(8):1999-2004.

[7] COSTAR L B, HAN H S, GRADISHAR W J. Targeting the PI3K/AKT/mTOR pathway in triple-negative breast cancer: a review. Breast cancer research and treatment, 2018, 169(3):397-406.

（黄建敏　沈志博）

第七节　溶瘤病毒的临床应用

使用病毒治疗肿瘤的方法具有悠久的历史。在过去的 20 多年，肿瘤分子生物学和分子病毒学的快速发展，特别是 DNA 重组技术的进展，使人们能够鉴定或改造野生型病毒。经过改造的病毒能够在肿瘤细胞中选择性复制并裂解肿瘤细胞，而在正常细胞中不复制或低水平复制（图 2-12），此类病毒被称为肿瘤靶向性溶瘤病毒（tumour-targeted oncolytic virus，TOV）。迄今为止，20 多种溶瘤病毒已经被鉴定，而新型溶瘤病毒仍不断涌现。在针对头颈部肿瘤、恶性黑色素瘤、神经胶质瘤、肝癌、胰腺癌以及卵巢癌等的临床试验中已经评估了数十种溶瘤病毒治疗恶性肿瘤的安全性与效果。用于治疗的病毒包括腺病毒（adenovirus，AdV）、呼肠孤病毒（reovirus）、单纯疱疹病毒（herpes simplex virus，HSV）、新城疫病毒（newcastle disease virus，NDV）、痘苗病毒（vaccinia virus，VV）和水疱性口膜炎病毒（vesicular stomatitis virus，VSV）等。这些病毒已经在临床试验中被证实安全，并显示了不同程度的抗肿瘤效果。随着研究的深入，越来越多的证据显示溶瘤病毒具有较好的肿瘤治疗潜能，因为其具有以下突出优点：①通过多种方式诱导免疫原性的细胞死亡（immunogenic cell death，ICD）；②靶向肿瘤细胞的多个信号转导途径，而非单一途径；③破坏免疫抑制的肿瘤微环境，刺激机体诱导长期持续的肿瘤特异性免疫反应；④可靶向血管内皮细胞，切断肿瘤细胞的营养来源；⑤递送相关治疗基因，使该基因的表达随着溶瘤病毒在肿瘤细胞中的复制而显著增加，从而发挥更好的抗肿瘤效果；⑥可与传统的放化疗相结合产生协同作用；⑦产生肿瘤特异性的细胞毒性T淋巴细胞和肿瘤特异性抗体介导的补体依赖的细胞毒性，从而靶向杀伤肿瘤细胞。基于上述特点，溶瘤病毒将成为肿瘤治疗新方向。本节从溶瘤病毒的研究现状、开发策略、免疫治疗、临床进展及发展方向等方面进行讨论。

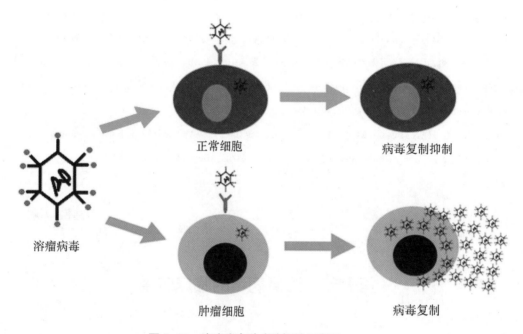

正常细胞　　病毒复制抑制

溶瘤病毒

肿瘤细胞　　病毒复制

图 2-12　溶瘤病毒肿瘤选择性示意图

一、肿瘤靶向性溶瘤病毒概述

溶瘤病毒疗法代表一类独特的具有多种不同作用机制的肿瘤治疗模式。溶瘤病毒分为两大类：①天然来源病毒。这类病毒自身能优先在肿瘤细胞中复制，对人类是非致病的，主要是由于这类病毒对人类天然抗病毒信号的高度敏感或依赖于癌基因信号所致。这类病毒包括细小病毒、黏液瘤病毒、NDV、呼肠孤病毒以及塞内加谷病毒（Seneca valley virus）等。②通过基因工程手段改造的病毒，包括麻疹病毒、脊髓灰质炎病毒和 VV。同时，还包括通过基因工程改造使其在正常细胞中复制需要的关键基因突变或缺失，但在肿瘤细胞中能大量复制的病毒，这类病毒包括 AdV、HSV、VV 以及 VSV。近 20 年中，基因工程加速了溶瘤病毒的发展，使得大量致病病毒成为安全有效的溶瘤病毒。许多溶瘤病毒的改造遵循肿瘤的六大生物学特征：持续增殖能力、抵抗细胞死亡、逃避增殖抑制、基因组不稳定性、DNA 损伤的应激能力以及避免免疫系统损伤。

野生型或基因工程改造的溶瘤病毒感染正常细胞和肿瘤细胞，通过细胞表面受体黏附受体细胞。但是，由于溶瘤病毒的肿瘤选择性，其在正常细胞中不复制或低水平复制，在肿瘤细胞中能大量复制，从而裂解肿瘤细胞，发挥抗肿瘤效果。

溶瘤病毒具有许多优点，使其具有独特的治疗模式：①溶瘤病毒能靶向多种不同癌基因信号途径，利用多种方式产生细胞毒作用，从而达到更好的治疗效果。②溶瘤病毒以肿瘤选择性的方式在肿瘤细胞中大量复制，是非致病性的，仅有少量的全身毒性。③肿瘤中的病毒剂量随着时间延长不断增加，这是由于病毒在肿瘤细胞中能够大量扩增，刚好与经典药物动力学作用模式相反。④很多溶瘤病毒适合静脉给药，这比肿瘤内给药更容易，而且能靶向不同的肿瘤。这些特征导致溶瘤病毒具有更好的治疗效果。但是溶瘤病毒也存在一些缺点，包括非免疫的人类血清中具有抗溶瘤病毒的抗体，具有肝毒性以及肿瘤受体的选择性等。细胞载体（如间充质干细胞、髓源抑制细胞、神经干细胞、T 细胞、细胞因子诱导的杀伤细胞等）能防止病毒被中和，便于病毒递送至肿瘤内部。此外，为了防止病毒被抗体中和消除，提高其在血液循环中的作用效果，也可以采用纳米颗粒包裹的方法。上述方法均为提高溶瘤病毒在肿瘤治疗中作用效果的手段，更加有效的方法尚待进一步发展。

二、溶瘤病毒的开发策略

溶瘤病毒是一类十分有用的抗肿瘤病毒，能选择性感染和损伤肿瘤组织，并对正常组织无损伤或损伤轻微。研究表明，每一种病毒都具有特定的细胞趋向性，从而决定哪些组织优先被感染，进而导致相应疾病，如狂犬病毒（rabies virus，RV）损伤神经元，乙型肝炎病毒（hepatitis B virus，HBV）损伤肝细胞，人类免疫缺陷病毒（human immunodeficiency virus，HIV）损伤辅助性 T 细胞以及流感病毒感染气道上皮细胞。在过去的 20 年中，许多策略已经被用来改善天然病毒的嗜瘤性，或将其他非特异性的病毒株改变成具有肿瘤靶向性溶瘤潜能的病毒株。这些策略主要通过基因工程方法实现，实现的途径主要包括以下几个方面：①转导水平：通过修饰病毒表面蛋白使新病毒特异结合肿瘤细胞表面特殊分子。②转录水平：采用仅仅在肿瘤细胞特异性激活的启动子来控制关键病毒基因的表达。③转录后和翻译水平：在关键病毒基因的非编码区插入 microRNA 结合元件，使得改造后的病毒仅能在不表达这些 microRNA 的肿瘤细胞中扩增。④翻译后水平：以不稳定结构域为基础，使关键病毒蛋白在无特定稳定剂存在的情况下变得不稳定。⑤肿瘤细胞内关键信号途径的调控水平：如 VSV 溶瘤效果取决于干扰素信号途径的缺失；信号转导子和转录激活子 3（signal transducer and activator of transcription 3，STAT3）活化能促进 HSV-1 在神经胶质瘤细胞中的复制；删除 γ34.5 区的 HSV-1 突变体在胰腺癌细胞系中不依赖 RAS 激活，而取决于 PI3K 途径；人类呼肠孤病毒对肿瘤的杀伤取决于 RAS 途径的激活等。

三、溶瘤病毒的免疫治疗

病毒的感染和致病性是人类免疫系统进化的主要驱动力，针对病毒的免疫是开创适应性免疫的经典途径。溶瘤病毒介导的免疫治疗的主要目标是激活针对肿瘤的天然免疫反应和适应性免疫反应。天然免疫和适应性免疫反应与信号因子（细胞因子、趋化因子）之间的相互作用常常牵涉到病毒的感染，在抗肿瘤免疫中发挥重要作用（图 2-13）。病毒感染诱导炎症反应导致适应性抗病毒免疫反应。因此，免疫细胞最初被认为是溶瘤病毒治疗中的一个负面因子，包括限制病毒的有效感染和递送，这可能是由于机体预先存在的或治疗后诱导的免疫系统作用的结果：由于天然抗病毒免疫反应从而限制病毒的复制；同时由于天然免疫细胞的浸润，阻止了病毒播散。随着免疫全能小鼠的同源肿瘤模型的应用，研究显示，尽管免疫系统十分复杂，但是诱导抗肿瘤免疫反应是可行并且有效的。许多溶瘤病毒发挥原位疫苗作用，诱导强大且特异的适应性抗肿瘤免疫反应，其中常见的是 CD8⁺ T 细胞介导的免疫反应，并且能长时间发挥作用。有趣的是，适应性抗病毒免疫反应能够增强 HSV 的抗肿瘤免疫，但对 VSV 不起作用，表明溶瘤病毒可能与机体免疫系统之间存在复杂关系。

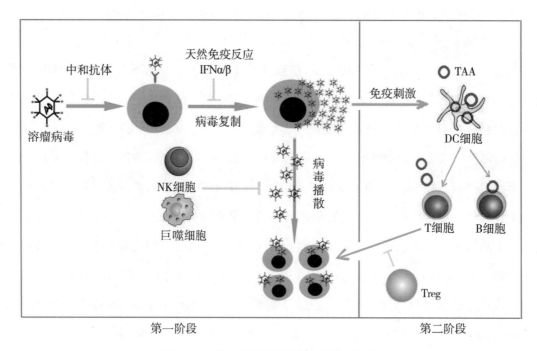

图 2-13　溶瘤病毒抗肿瘤的多重作用机制

溶瘤病毒感染肿瘤组织诱导的炎症级联反应和 ICD 使得溶瘤病毒成为抗肿瘤免疫反应中极其强大的诱导剂（图 2-14）。细胞发生 ICD 后，释放大量损伤相关的分子模式（damage associated molecular patterns，DAMP），包括钙网织蛋白、高迁移率族蛋白 B1（high-mobility group protein B1，HMGB1）、ATP 以及肿瘤相关抗原等。溶瘤病毒（AdV、VV、HSV、柯萨奇病毒）感染肿瘤细胞后能观察到多种 ICD 形式。然而，对于溶瘤病毒介导的细胞死亡机制以及如何利用其增强免疫原性还有待进一步探讨。炎症，特别是慢性炎症能促进肿瘤发生和抑制 T 细胞抗肿瘤活性。抑制抗病毒免疫反应，同时促进抗肿瘤免疫反应是一个十分复杂的过程，二者之间的平衡显得极其重要，这将直接决定溶瘤病毒的临床治疗结果。

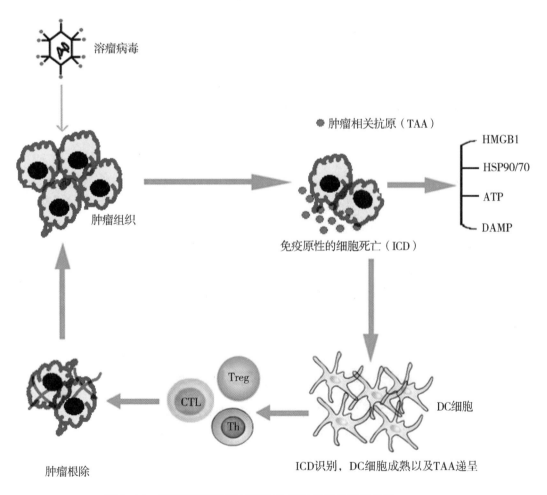

图 2-14　溶瘤病毒诱导肿瘤细胞的 ICD 导致抗肿瘤免疫

许多病毒能表达免疫逃避基因，从而使得它们实现感染，并在宿主细胞中播散。许多基因的突变或删除可能增强免疫诱导和肿瘤相关抗原的交叉递呈，如 PKR 的抑制子：HSV Us11，VV E3L，

MYXV M156R，AdV VAI 和 reovirus σ2/σ3；IRF3 的抑制子：HSV ICP0，VV N2，NDV V 和 MV V；NFκB 的抑制子：HSV ICP0，MYXV M13L，MV V，PV 3C 和 VSV M；IFN-γ 的抑制子：VV B8R 和 MYXV MT-7；Ⅰ类 MHC 递呈的抑制子：HSV ICP47 和 Ad E3-19K；T 细胞的抑制子：MV gp；CD46 的抑制子：MYXV M128L 和 MV H。这些突变能增强溶瘤病毒的安全性，从而增强其抗肿瘤免疫反应。

溶瘤病毒的肿瘤治疗过程分为两个阶段。第一阶段：溶瘤病毒感染肿瘤细胞（体外中和抗体能阻止溶瘤病毒在肿瘤细胞中的复制），并在肿瘤细胞中复制（能被天然免疫反应所阻止，如 IFN-α、IFN-β），进而裂解肿瘤细胞，释放出病毒粒子（能被天然免疫细胞吞噬，如 NK 细胞和巨噬细胞），感染邻近的肿瘤细胞；第二阶段：溶瘤病毒介导抗肿瘤免疫反应，肿瘤裂解释放出的肿瘤相关抗原（TAA）以及炎症反应招募抗原呈递细胞，抗原呈递细胞将识别的抗原信息传递给 T 细胞和 B 细胞，产生肿瘤特异的效应细胞，进而发挥抗肿瘤作用。

溶瘤病毒感染肿瘤细胞并诱导 ICD，释放大量免疫原性死亡相关分子高迁移率族蛋白 B1（HMGB1）、热休克蛋白 HSP70/90、ATP 和 DAMP 等，这些分子能提高树突状细胞对肿瘤细胞的识别能力，激活肿瘤特异性的细胞毒性 T 淋巴细胞，从而杀伤肿瘤。

四、溶瘤病毒的临床应用

溶瘤病毒的临床前研究近几年快速发展，数种病毒已经进行了一系列的临床试验研究。在此主要讨论临床显示有一定意义的几种病毒。

（一）腺病毒

在 2005 年，一个由 5 型腺病毒改造而来的溶瘤病毒 H101（E1B 55K 基因删除）作为世界上第一例溶瘤病毒制品被我国国家食品药品监督管理总局批准作为头颈部肿瘤治疗药物。另外一种相似的腺病毒 ONYX-015，被认为只在缺乏功能性 P53 途径的细胞中复制，因而能特异地杀伤肿瘤细胞，后来的研究表明肿瘤选择性是通过影响病毒 RNA 向细胞核外转运来实现的。采用肺癌细胞系和原代培养细胞，结果发现 ONYX-015 与传统的 NSCLC 化疗药物联合比单独的 ONYX-015 具有更好的抗肿瘤效果。研究表明，腺病毒 E1A 基因的表达能激活细胞周期，能以 P53 非依赖的方式增加其对化疗药物的敏感性。临床前动物研究表明肿瘤内注射 ONYX-015 能显著降低皮下接种的宫颈癌肿瘤的大小，并且 60% 肿瘤消退，当与化疗药物（氟尿嘧啶和顺铂）或放疗联用时，可增强抗肿瘤效果。在临床试验中，ONYX-015 已经用于晚期的难治性头颈部肿瘤、胰腺癌和结肠癌以及肝转移的治疗。迄今为止，ONYX-015 已经用于 300 多个肿瘤病人。这些研究证实了这种治疗方法的安全性。尽管该病毒与化疗结合在头颈部肿瘤病人身上获得令人鼓舞的抗肿瘤效果，但对难治的胰腺癌效果甚微，即便是与化疗相结合。其根本原因之一是该病毒存在根本的结构缺陷，如 E3B 区基因缺失，该区域基因缺失导致大量巨噬细胞浸润，加速了病毒的清除。因此新一代病毒应该保留腺病毒 E3B 区基因。

为了提高抗肿瘤效果，其他的溶瘤腺病毒相继被开发。一般而言，大多数新开发的肿瘤选择性的腺病毒包含了关键病毒基因的缺失，或插入了肿瘤特异性的启动子（如 E2F）。例如，ONYX-411 通过基因工程改造使其能选择性地在 Rb 失活的肿瘤细胞中复制，这主要通过缺失 E1A 保守区域 2（E1A CR2）实现，该区域能结合 Rb，并使之失活，同时采用肿瘤选择性 E2F 启动子替换 E1A 和 E4 的启动子。该病毒被证实比 ONYX-015 具有更高的细胞毒性作用，当全身性给药时，表现出更强的体内抗肿瘤效果。

尽管 5 型腺病毒表现出一定的治疗效果，但对相当数量的肿瘤细胞感染力较弱，不能静脉给药等，尚不能满足临床的需要。在此基础上，研究发现另外一种 B 亚群腺病毒 Ad11 可能具有更大的优势：① Ad11 能通过补体调节受体 CD46 感染细胞，该受体在人类恶性肿瘤细胞中广泛高表达，Ad11 也能利用受体 X、免疫调节分子 CD80（B7-1）和 CD86（B7-2）以及桥粒核心糖蛋白 2（desmoglein 2）作为受体黏附细胞；②人群中 Ad11 中和抗体的出现率较低；③对表达人 CD46 的转基因小鼠进行静脉注射治疗，几乎完全缺乏肝转导和肝毒性，因此，Ad11 对于系统性给药具有更大的优越性；④ Ad11 比 Ad5 具有更少的炎症反应；⑤静脉注射后，Ad11 比 Ad5 在体内持续时间更长，能持久发挥抗肿瘤效果。经过改造的腺病毒能够经静脉给药，一项 I 期临床试验验证了这一发现。而且经静脉注射的腺病毒主要在肿瘤部位感染与复制，而在正常组织中的感染较弱，展示了较好的组织特异性与治疗安全性。因此，通过基因工程改造而制备的肿瘤靶向性溶瘤病毒 Ad11 突变体将成为下一代肿瘤生物治疗的新型溶瘤病毒。

（二）单纯疱疹病毒

单纯疱疹病毒 1（HSV-1）是一种双链的 DNA 病毒，经过基因工程改造能选择性地在人的肿瘤细胞中复制。HSV-1 通过结合病毒表面蛋白（HSV 糖蛋白 D）至细胞内受体（HSV 介导子 C 或 nectin-1）感染细胞，由于其具有较大的外源基因承载容量，成为研究者关注的焦点。HSV-1 的主要缺点是人群多数已产生免疫反应，不适合静脉注射。与溶瘤 AdV 类似，改造 HSV-1 的主要方法是删除病毒复制必需基因。这些基因的缺失使得病毒不能在非分裂细胞中复制。例如，HSV-1 感染激活蛋白激酶 R（PKR），活化的 PKR 通过 eIF-2α 的磷酸化关闭蛋白质的合成。HSV-1 γ34.5 与蛋白磷酸酶 1α（PP1α）相互作用导致 eIF-2α 去磷酸化，使得蛋白质连续合成，从而使 HSV-1 既能在分裂的细胞中复制，也能在非分裂的细胞中复制。具有 γ34.5 缺失的 HSV-1 只能在分裂的细胞中复制并杀伤该细胞，包括肿瘤细胞。在临床前试验中，具有 γ34.5 和 ICP6 缺失的突变的溶瘤病毒 G207 已经在脑肿瘤的动物模型中显示出显著的抗肿瘤效果。化疗和放疗能进一步增强突变的 HSV-1 对非小细胞肺癌的抗肿瘤效果。在临床研究中，突变的 HSV-1 在恶性胶质母细胞瘤和恶性黑色素瘤治疗中具有明显的安全性。目前，安进（Amgen）公司采用表达 GM-CSF 的溶瘤病毒 HSV-1（T-Vec）治疗恶性黑色素瘤，已完成Ⅲ期临床试验。在该试验中，治疗组随机采用 T-Vec 和单独的 GM-CSF，研究结果显示 T-Vec 具有 16% 的持续反应率，而单独的 GM-CSF 仅为 2%，T-Vec 的总缓解率为 26%，而 GM-CSF 仅为 6%。基于该项研究，美国 FDA 于 2015 年 10 月批准 T-Vec 用于术后复发的恶性黑色素瘤患者的治疗。当 T-Vec 与免疫检查点抑制剂（阻断 CTLA-4）联合使用时，临床反应进一步改善。客观缓解率达到 50%，67% 患者总生存期达到 18 个月，且受试者对联合治疗耐受良好。另外一种表达 GM-CSF 的单纯疱疹病毒制剂拉他莫基（Talimogene laherparepvec）在恶性黑色素瘤治疗中也取得了较好效果。在晚期患者中持续反应率达到 36.1%，29.5% 患者出现了完全缓解。需要注意的是，溶瘤病毒治疗具有很强的免疫增强效应。因此，溶瘤病毒与免疫治疗联合成为了研究热点。在一项针对恶性黑色素瘤患者的Ⅰb临床试验中，拉他莫基联合抗 PD-1 取得了令人惊喜的结果，62% 的患者治疗后出现了客观临床反应，其中 33% 的患者为完全缓解。尽管在恶性黑色素瘤治疗中取得了较好成绩，但是 HSV-1 病毒用于其他实体瘤治疗的效果不是十分理想，仍然需要更加深入的探索。

（三）痘苗病毒

痘苗病毒是一种双链的 DNA 病毒，是一种预防天花的疫苗。野生型的痘苗病毒既能感染正常细胞也能感染肿瘤细胞，并均能在这些细胞中很好地复制，而通过基因工程改造的痘苗病毒仅能在肿瘤细胞中复制。与突变的 AdV 和 HSV-1 改造方法类似，痘苗病毒也需要删除在正常细胞中复制必不可少，但对于肿瘤细胞不需要的关键病毒基因。病毒的胸苷激酶基因（*TK*）是痘苗病毒感染正常细胞所必需的，这是由于正常细胞中具有低浓度的胞内核苷酸，但对于肿瘤细胞是不需要的，因为肿瘤细胞中具有相对更高浓度的胞内核苷酸。*TK* 基因的缺失能创造肿瘤特异性的病毒。一种突变的溶瘤痘苗病毒（*TK* 基因的缺失和 GM-CSF 的插入）能在体外选择性地在恶性黑色素瘤细胞中复制。在临床试验中，进入Ⅰ期临床试验的痘苗病毒注射在恶性黑色素瘤患者病灶内，共有 7 个患者参与，其中 2 个患者表现出完全缓解，3 个患者表现部分缓解。在病灶中也发现了病毒的复制和相应免疫反应的出现。最近，由 Jennerex 公司开发的表达 GM-CSF 的溶瘤痘苗病毒（Pexa-Vec，JX-594）用于肝癌的治疗，在临床前研究中显示出了肿瘤部位特异性的血管生成抑制，并且在Ⅰ期和Ⅱ期临床试验中展示出类似效果，显著抑制了肿瘤进展。更为欣喜的是，该病毒静脉注射后能特异性感染肿瘤细胞并表达治疗基因。在多种儿童高发肿瘤中，JX-594 病毒治疗的安全性也有所保障。另外一种痘苗病毒vvDD也在多种实体肿瘤治疗中体现出较好的安全性与有效性。而且，vvDD能够经静脉注射，拓宽了溶瘤病毒的使用范围。因此，痘苗病毒具有更多的优势，在肿瘤治疗中发挥更重要的作用。

（四）呼肠孤病毒

呼肠孤病毒是无囊膜的双链RNA病毒，它的肿瘤选择性是自身生物学特点所决定的。RAS途径的激活对于呼肠孤病毒逃避细胞的抗病毒防御系统是必需的，因此，呼肠孤病毒能选择性地在RAS途径激活的细胞中复制。30%的人类肿瘤具有 *RAS* 基因的突变（如30%的肺腺癌病人具有 *K-RAS* 突变），其他一些肿瘤也有活化的RAS途径，在RAS的上游或下游存在基因的突变。其缺点是不能有效杀伤无RAS途径激活的肿瘤细胞。在临床前研究中，呼肠孤病毒能引起具有激活RAS途径的小鼠肿瘤模型中的肿瘤消退。该病毒也能逃避小鼠的免疫系统，促使免疫全能小鼠中具有活化的RAS途径的肿瘤的消退。研究表明，呼肠孤病毒静脉给药能有效治疗Lewis肺癌的转移，同时呼肠孤病毒也能体外裂解人结肠癌和卵巢癌细胞（具有激活的RAS突变）。此外，呼肠孤病毒也能促使来源于这些细胞系的裸鼠肿瘤消退。由于这些令人鼓舞的临床前研究结果，呼肠孤病毒目前正在用于临床试验治疗多种实体瘤病人。目前溶瘤呼肠孤病毒通过静脉给药治疗转移性恶性黑色素瘤已完成Ⅱ期临床研究，在21个患者治疗中没有发现客观缓解率，对治疗后的其中13个患者的手术标本进行检测，发现仅有2个标本检测到病毒粒子的复制，其原因可能是中和抗体的产生。环磷酰胺预处理有可能提高呼肠孤病毒治疗效果。环磷酰胺预处理不能降低中和抗体浓度，但是能够提高病毒逃避中和抗体的能力和时间。然而，其机制尚不清楚。此外，呼肠孤病毒不仅能够直接裂解肿瘤细胞，还能够活化NK细胞，进一步增强肿瘤治疗效果。在一项针对转移性胰腺癌的Ⅱ期临床试验中，与单纯化疗组相比，呼肠孤病毒制剂（Pelareorep）联合治疗未能有效改善无进展生存期，但是显著提高了NK细胞和T细胞活性。而在针对晚期恶性黑色素瘤的Ⅱ期临床试验中，Pelareorep联合化疗取得了较好效果。中位无进展生存期和总生存期分别达到5.2个月和10.9个月。

（五）新城疫病毒

NDV是一种具有囊膜的RNA病毒，其肿瘤选择性是由于在人类肿瘤细胞中缺乏干扰素途径。NDV能诱导细胞因子如干扰素的产生，但肿瘤选择性复制的机制尚不清楚。NDV的一个缺点是外源基因的插入能降低其复制能力，包装能力有限。对于天然减毒的NDV PV701的临床前研究结果令人鼓舞。PV701导致体外肿瘤细胞的敏感性裂解，静脉注射PV701能引起肿瘤的消退，并且具有最小的毒副作用。在最近的Ⅰ期临床试验中，PV701通过静脉注射用于多种不同实体瘤患者，62个病例中有14例在4~30个月内没有肿瘤复发，患者对PV701具有很好的耐受性。

（六）其他病毒

除了上述病毒种类外，还有多种病毒被制备成溶瘤病毒，例如麻疹病毒（measles virus）与细小病毒（parvovirus）。在一项针对多发性骨髓瘤患者的 I 期临床试验中，经改造表达碘化钠转运蛋白的麻疹病毒被单独或与环磷酰胺联合用于治疗。在 32 位患者中，1 位治疗后完全缓解。重要的是，全部患者均能耐受麻疹病毒治疗，说明此类病毒治疗的安全性较好。细小病毒在临床前研究中展示出较强的抗肿瘤活性，在临床试验中也展示出较好的安全性与抗肿瘤能力。

五、前景与展望

溶瘤病毒作为一种新型肿瘤治疗药物，已在大量临床试验中显示出很好的安全性，更为重要的是，溶瘤病毒由于其对肿瘤细胞的选择性杀伤及其所诱导的系统性、可持续性存在的肿瘤特异性免疫反应而备受关注。未来的研究可能集中于如何提高疗效方面。溶瘤病毒的抗肿瘤作用取决于病毒、肿瘤细胞和机体免疫反应之间的相互作用。对溶瘤病毒的改造是一个系统性工程，需要多个方面兼顾才能制备出理想的具有临床应用前景的溶瘤病毒，在这个过程中，溶瘤病毒载体的选择、肿瘤类型的选择、病毒与肿瘤内在基因之间的相互作用的研究以及病毒在肿瘤组织微环境中的作用等一系列问题的综合判定可能是研发新一代溶瘤病毒的关键。此外，溶瘤病毒联用免疫调节因子可能在未来的肿瘤治疗中发挥重要的作用，如将溶瘤病毒与多种免疫调节因子联用可能对于 T 细胞活化介导的肿瘤免疫治疗发挥极其重要的作用。另外值得强调的是，溶瘤病毒治疗与免疫检查点 PD-1 或 PD-L1 抗体治疗结合可能是肿瘤免疫治疗的未来，该联合治疗有可能会给肿瘤免疫治疗带来突破性进展。因此，溶瘤病毒在肿瘤靶向治疗中的应用前途光明，但许多关键性问题还需要深入系统的研究，尤其是在临床试验研究方面。

参考文献

［1］STRONG J E, COFFEY M C, TANG D, et al. The molecular basis of viral oncolysis: usurpation of the Ras signaling pathway by reovirus. EMBO J, 1998, 17(12):3351-3362.

［2］MARKERT J M, GILLESPIE G Y, WEICHSELBAUM R R, et al. Genetically engineered HSV in the treatment of glioma: a review. Rev Med Virol, 2000, 10(1):17-30.

［3］MASTRANGELO M J, EISENLOHR L C, GOMELLA L, et al. Poxvirus vectors: orphaned and underappreciated. J Clin Invest, 2000, 105(8):1031-1034.

［4］RIES S J, BRANDTS C H, CHUNG A S, et al. Loss of p14ARF in tumor cells facilitates replication of the adenovirus mutant dl1520 (ONYX-015). Nat Med, 2000, 6(10):1128-1133.

［5］KIRN D, MARTUZA R L, ZWIEBEL J. Replication-selective virotherapy for cancer: Biological principles, risk management and future directions. Nat Med, 2001, 7(7):781-787.

［6］NORMAN K L, COFFEY M C, HIRASAWA K, et al. Reovirus oncolysis of human breast cancer. Hum Gene Ther, 2002, 13(5):641-652.

［7］PECORA A L, RIZVI N, COHEN G I, et al. Phase Ⅰ trial of intravenous administration of PV701, an oncolytic virus, in patients with advanced solid cancers. J Clin Oncol, 2002, 20(9):2251-2266.

［8］GARBER K. China approves world's first oncolytic virus therapy for cancer treatment. J Natl Cancer Inst, 2006, 98(5):298-300.

［9］WONG H H, LEMOINE N R, WANG Y. Oncolytic Viruses for Cancer Therapy: Overcoming the Obstacles. Viruses, 2010, 2(1):78-106.

［10］HANAHAN D, WEINBERG R A. Hallmarks of cancer: the next generation. Cell, 2011, 144(5):646-674.

［11］MELCHER A, PARATO K, ROONEY C M, et al. Thunder and lightning: immunotherapy and oncolytic viruses collide. Mol Ther, 2011, 19(6):1008-1016.

［12］GALANIS E, MARKOVIC S N, SUMAN V J, et al. Phase Ⅱ trial of intravenous administration of Reolysin (Reovirus Serotype-3-dearing Strain) in patients with metastatic melanoma. Mol Ther, 2012, 20(10):1998-2003.

［13］BARTLETT D L, LIU Z, SATHAIAH M, et al. Oncolytic viruses as therapeutic cancer vaccines. Mol Cancer, 2013, 12(1):103.

［14］KIM M K, BREITBACH C J, MOON A, et al. Oncolytic and immunotherapeutic vaccinia induces antibody-mediated complement-dependent cancer cell lysis in humans. Sci Transl Med, 2013, 5(185):185ra163.

［15］LIIKANEN I, AHTIAINEN L, HIRVINEN M L, et al. Oncolytic adenovirus with temozolomide induces autophagy and antitumor immune responses in cancer patients. Mol Ther, 2013, 21(6):1212-1223.

［16］TANABE K K, CHIOCCA E A. "Infectious" optimism for treatment of hepatocellular carcinoma. Mol Ther, 2013, 21(4):722-724.

［17］INOUE H, TANI K. Multimodal immunogenic cancer cell death as a consequence of anticancer cytotoxic treatments. Cell Death Differ, 2014, 21(1):39-49.

［18］RUSSELL S J, PENG K W, BELL J C. Oncolytic virotherapy. Nature biotechnology, 2012, 30(7):658-670.

［19］BREITBACH C J, ARULANANDAM R, DE SILVA N, et al. Oncolytic vaccinia virus disrupts tumor-associated vasculature in humans. Cancer Res, 2013, 73(4):1265-1275.

［20］ELINAV E, NOWARSKI R, THAISS C A, et al. Inflammation-induced cancer: crosstalk between tumours, immune cells and microorganisms. Nature Reviews Cancer, 2013, 13(11):759-771.

［21］KASUYA H, KODERA Y, NAKAO A, et al. Phase Ⅰ Dose-escalation Clinical Trial of HF10 Oncolytic Herpes Virus in 17 Japanese Patients with Advanced Cancer. Hepatogastroenterology, 2014, 61(131):599-605.

［22］ANDTBACKA R H, KAUFMAN H L, COLLICHIO F, et al. Talimogene Laherparepvec Improves Durable Response Rate in Patients With Advanced Melanoma. J Clin Oncol, 2015, 33(25):2780-2788.

［23］CRIPE T P, NGO M C, GELLER J I, et al. Phase 1 study of intratumoral Pexa-Vec (JX-594), an oncolytic and immunotherapeutic vaccinia virus, in pediatric cancer patients. Mol Ther, 2015, 23(3):602-608.

［24］EL-SHERBINY Y M, HOLMES T D, WETHERILL L F, et al. Controlled infection with a therapeutic virus defines the activation kinetics of human natural killer cells in vivo. Clin Exp Immunol, 2015, 180(1):98-107.

［25］ROULSTONE V, KHAN K, PANDHA H S, et al. Phase Ⅰ trial of cyclophosphamide as an immune modulator for optimizing oncolytic reovirus delivery to solid tumors. Clin Cancer Res, 2015, 21(6):1305-1312.

［26］ZEH H J, DOWNS-CANNER S, MCCART J A, et al. First-in-man study of western reserve strain oncolytic vaccinia virus: safety, systemic spread, and antitumor activity. Mol Ther, 2015, 23(1):202-214.

［27］ANDTBACKA R H, AGARWALA S S, OLLILA D W, et al. Cutaneous head and neck melanoma in OPTiM, a randomized phase 3 trial of talimogene laherparepvec versus granulocyte-macrophage colony-stimulating factor for the treatment of unresected stage Ⅲ B/ Ⅲ C/ Ⅳ melanoma. Head Neck, 2016, 38(12):1752-1758.

［28］DOWNS-CANNER S, GUO Z S, RAVINDRANATHAN R, et al. Phase 1 Study of Intravenous Oncolytic Poxvirus (vvDD) in Patients With Advanced Solid Cancers. Mol Ther, 2016, 24(8):1492-1501.

［29］NOONAN A M, FARREN M R, GEYER S M, et al. Randomized Phase 2 Trial of the Oncolytic Virus Pelareorep (Reolysin) in Upfront Treatment of Metastatic Pancreatic Adenocarcinoma. Mol Ther, 2016, 24(6):1150-1158.

［30］PUZANOV I, MILHEM M M, MINOR D, et al. Talimogene Laherparepvec in Combination With Ipilimumab in Previously Untreated, Unresectable Stage Ⅲ B- Ⅳ Melanoma. J Clin Oncol, 2016, 34(22):2619-2626.

［31］DISPENZIERI A, TONG C, LAPLANT B, et al. Phase Ⅰ trial of systemic administration of Edmonston strain of measles virus genetically engineered to express the sodium iodide symporter in patients with recurrent or refractory multiple myeloma. Leukemia, 2017, 31(12):2791-2798.

［32］GARCIA-CARBONERO R, SALAZAR R, DURAN I, et al. Phase 1 study of intravenous administration of the chimeric adenovirus enadenotucirev in patients undergoing primary tumor resection. J Immunother Cancer, 2017, 5(1):71.

［33］HAJDA J, LEHMANN M, KREBS O, et al. A non-controlled, single arm, open label, phase Ⅱ study of intravenous and intratumoral administration of ParvOryx in patients with metastatic, inoperable pancreatic cancer: ParvOryx02 protocol. BMC Cancer, 2017, 17(1):576.

［34］MAHALINGAM D, FOUNTZILAS C, MOSELEY J, et al. A phase Ⅱ study of REOLYSIN (pelareorep) in combination with carboplatin and paclitaxel for patients with advanced malignant melanoma. Cancer Chemother Pharmacol, 2017, 79(4):697-703.

［35］RIBAS A, DUMMER R, PUZANOV I, et al. Oncolytic Virotherapy Promotes Intratumoral T Cell Infiltration and Improves Anti-PD-1 Immunotherapy. Cell, 2017, 170(6):1109-1119.

［36］WATERS A M, JOHNSTON J M, REDDY A T, et al. Rationale and Design of a Phase 1 Clinical Trial to Evaluate HSV G207 Alone or with a Single Radiation Dose in Children with Progressive or Recurrent Malignant Supratentorial Brain Tumors. Hum Gene Ther Clin Dev, 2017, 28(1):7–16.

（刘红涛　　王尧河　　李　峰）

第八节　肿瘤囊泡治疗的临床应用

进入 21 世纪，由于环境污染、饮食改变、精神压力等一系列因素，当前社会肿瘤发病率日益升高，而传统手术、放疗、化疗在近 20 年来对肿瘤患者存活率的提高极其有限，因此，临床迫切需要新型的肿瘤治疗策略和手段。2010 年美国 FDA 批准首例治疗性肿瘤疫苗 Sipuleucel-T（Provenge）用于前列腺癌的治疗；2011 年美国 FDA 批准了用于治疗恶性黑色素瘤的单克隆抗体，即抗 CTLA-4 的抗体伊匹木单抗；2014 年美国 FDA 批准了用于治疗晚期恶性黑色素瘤的单克隆抗体，即抗 PD-1 的抗体帕博利珠单抗；溶瘤病毒作为新型肿瘤免疫治疗制剂，已进入临床试验，并有望通过美国 FDA 的批准。尽管近来大量的免疫治疗手段被应用于临床，并取得了一定疗效，但我们必须承认，这与人们所期待的理想状态仍有较大的差距，临床迫切需要更有效的生物治疗手段。

一、抗肿瘤化疗药物的新型载体

化疗是临床肿瘤治疗的主要手段之一，但因毒副作用大和肿瘤细胞的耐药而广受诟病。其实，如果能够让足够量的化疗药物进入肿瘤细胞内，化疗药物的确能够杀灭所有的肿瘤细胞，但这需要非常有效的靶向化疗药物的手段。因此，人们开始寻求靶向化疗药物的相关技术手段。伴随材料科学、合成化学的发展，新型纳米材料交叉学科近年来得到飞速发展。研究人员利用大分子的聚合物制备出纳米载体对化疗药物进行包裹，选择性投递给肿瘤细胞，提高化疗药物对肿瘤细胞的靶向性并降低化疗药物对正常细胞的杀伤。目前已经有大量的纳米类抗肿瘤药物进入临床试验阶段，部分药物已经正式应用于临床。现已进入临床市场的纳米类化疗药物包括脂质体类药物和白蛋白载体类药物。脂质体是一种人工膜。在水中磷脂分子亲水头部插入水中，脂质体疏水尾部伸向空气，搅动后形成双层脂分子的球形脂质体，直径 25~1000 nm 不等。临床上应用的脂质体类化疗药物，是利用人工合成的脂质体将化疗药物包裹在脂质体封闭的腔内，一般直径小于 100 nm。虽然脂质体类化疗药物在一定程度上降低了对机体的副作用，然而其化疗的副作用仍然存在。其主要的副作用为由于人工合成的脂质体表面携带的电子活性位点可与氧分子相互作用，产生大量的超氧阴离子，对机体的正常组织产生损伤。白蛋白聚合物载体也同样存在着合成类纳米载体的弊端，诸如合成材料的毒副作用、免疫排斥、体内难以被降解等。近些年来，随着研究的更加深入，处于研究和临床试验阶段的载药纳米材料种类繁多，包括碳纳米、金纳米、银纳米、铁纳米及多聚物纳米等。然而，这些合成类颗粒进入体内后往往会改变机体的正常运转系统，包括酶反应系统、氧化还原系统等，使其成为理想的载药系统前景依然困难重重。

那么是否存在天然的低毒的微载体可以作为化疗药物的新载体呢？

2013 年诺贝尔生理学或医学奖颁发给致力于研究细胞内部囊泡运输体系的三位科学家。他们所研究的介于细胞与分子之间的亚类结构即囊泡在细胞内部的物质运输，引起了全世界科学家的关注。除细胞内囊泡分子运输的体系外，其实细胞间同样存在囊泡的运输，并且细胞外囊泡的尺寸要远大于细胞内囊泡。那么这种细胞外囊泡是否可以作为天然的化疗药物载体对肿瘤细胞产生精准的杀伤呢？

二、细胞释放的囊泡

真核细胞通过不同的途径释放大小不一的囊泡，外排体（exosome）是其中的一种，是当前肿瘤、免疫等领域研究的热点。细胞通过胞吞胞饮的途径将外源性物质摄入胞内，形成早期内吞体（early-endosome），早期内吞体向晚期内吞体（late-endosome）转变的过程中，内吞体腔内形成多囊泡小体（multivesicular body，MVB）。经细胞骨架运动介导，内吞体迁移到细胞膜附近时，内吞体质膜与细胞膜融合将囊状小泡释放到细胞外，这种囊状小泡即为外排体。外排体的直径一般小于100nm，其内容物包括各类生物活性分子。除此之外，细胞还可以释放另外一类囊状小体，其由细胞膜起泡（budding）、脱落（shedding）形成，被称为微颗粒（microparticle）。一般认为微颗粒是一种直径 100~1000nm 的球状结构，其通过母体细胞的胞膜向外凸起将胞内的物质包裹后释放出来，表面为磷脂结构并且表达其母体细胞所表达的特殊抗原。微颗粒与外排体在形态大小、形成机制以及包含的内容物成分方面均有明显的差别，目前也成为细胞生物学领域中密切关注的对象。

三、微颗粒囊泡的形成

（一）囊泡形成的膜重构

微颗粒的外膜由细胞膜的成分组成，但是其组成结构与细胞膜存在很大差别。Triton-X100 作为生物活性剂对脂筏结构无效，而前期实验发现，微颗粒可以抵抗 Triton-X100，但经 Triton-X100 处理后的细胞，其膜的完整性发生破裂。以上的研究表明，细胞在形成微颗粒的过程中，细胞膜上面所分布的脂筏结构可能向囊泡形成的部位迁移、聚集，表现出细胞膜结构的重构过程。现已知，胞内钙增加会导致磷脂双分子层的不对称重排并且导致磷脂酰丝氨酸从膜内侧翻转到膜外侧。这种膜的重构涉及钙离子依赖的一种特殊的氨基磷脂转移酶和脂质爬行酶，但微颗粒在形成的过程中细胞膜发生了何种重构，具体机制尚有待深入研究。

（二）囊泡形成的骨架 – 机械力调节

多种化学信号均可导致细胞产生微颗粒囊泡，不仅包括化学刺激信号如炎症信号，也包括凋亡信号以及细胞分化和衰老信号，但囊泡的形成和释放还是一个物理过程，受到细胞骨架 – 机械力的调控。近年来，生命科学领域一个重大发现是认识到细胞内存在力，细胞骨架是其承载体。细胞膜下面的骨架形成一种向心的拉力，细胞膜则受到一种向外的反作用力以制衡，这种作用力和反作用力恰好维持了细胞的正常形状。在微颗粒囊泡形成过程中，不仅细胞膜成分发生了重构，细胞骨架也发生了重构，这种重构导致局部的向心的力消失，而相应的反作用力仍然存在，导致细胞膜向外凸出。在细胞凋亡时，凋亡信号通过 caspase 途径激活依赖小 G 蛋白 Rho 相关的激酶 ROCK Ⅰ，活化的 ROCK Ⅰ通过磷酸化肌球蛋白轻链（myosin light chain）激活马达蛋白 myosin Ⅱ，从而促进细胞骨架肌动蛋白微丝的重构和凋亡微颗粒的释放。人们前期研究发现，肿瘤细胞 TLR4 活化后，其信号可传递到细胞骨架，同样影响 myosin Ⅱ，导致肿瘤细胞释放肿瘤微颗粒。因此，细胞内的激活信号和凋亡信号传递，对细胞骨架能够产生影响时，均有可能导致囊泡微颗粒的形成和释放。对于细胞骨架的重构是否与细胞膜重构偶联，以及是否存在相互作用，尚不清楚。

四、囊泡的信息与传递

虽然微颗粒最初被认为是无生物学功能的细胞碎片，但目前的大量研究已经证实微颗粒可以作为真实的赋形体来传递细胞间的生物信号和信息。目前认为微颗粒介导的细胞间信号传递有两种主要的机制。第一，微颗粒作为循环的信号模块，可通过呈递膜相关的生物活性分子来影响细胞的性质和靶细胞受体激活时的反应。第二，微颗粒可以介导信号通路，可直接通过传递其内容物包括蛋白质、具有生物活性的脂类或者 RNA 到受体细胞，潜在影响细胞的活化、表型修饰和功能重构。这种转变在短暂的相互作用时会充分加强，或者需要牢固的接触，如膜的同化或者微颗粒直接与靶细胞的整合。

微颗粒在其表面表达着大量的范围广泛的生物活性物质、膜嵌合受体以及黏附分子，为其与不同的靶细胞进行特定的相互作用和信息交换提供基础。当微颗粒形成时，微颗粒的膜卷入了部分细胞质成分，因而微颗粒中还包含了丰富的细胞因子、趋化因子、酶、生长因子和信号蛋白等。最近还发现在某些特定的微颗粒中含有 mRNA 和 microRNA。虽然微颗粒表面的抗原以及其包含的内容物与母体细胞类似，但是其并不仅仅是母细胞的缩小版。微颗粒中的包含物与其母体细胞相比往往会被选择性富集。这个富集的过程不仅仅取决于母体细胞的类型，也受微颗粒形成时细胞所受的刺激以及细胞的微环境所影响。正因囊泡包裹大量生物内容物以及其在母体细胞释放后被受体细胞摄取的特点，囊泡成了细胞与细胞间信号交换和传递的载体。这种机体内天然存在的信息携带体和载体为化疗药物的靶向运输提供了独特的条件。

五、微颗粒囊泡可以作为天然的药物载体

大量的研究发现，囊泡在机体内可以在细胞与细胞间运输各种生物活性物质，包括蛋白质分子、脂类分子、RNA甚至DNA分子。那么是否可以利用囊泡来作为载体将化疗药物传送给肿瘤细胞？

研究者通过肿瘤细胞释放的囊泡将化疗药物进行包裹，包括使用小鼠的肝癌腹水细胞H22，人源的卵巢癌细胞A2780等对甲氨蝶呤、顺铂、紫杉醇进行包裹，在体内和体外对肿瘤均有良好的杀伤效果（图2-15）。用化疗药物处理肿瘤细胞，在紫外线诱导凋亡的情况下，肿瘤细胞释放大量的微颗粒，对微颗粒内容物通过高效液相色谱法检测其药物浓度，发现微颗粒包裹了化疗药物。之后的研究发现H22细胞对H22细胞来源的微颗粒有着较强的摄取作用，8 h和24 h摄取率分别达到45%和100%。而CD3$^+$T细胞对H22细胞来源的微颗粒的摄取率在8 h时不到5%，CD19$^+$B细胞的摄取率在8 h时也不到20%。但是，是否同源的微颗粒可以被同种细胞更好地摄取，尚需进一步证实。

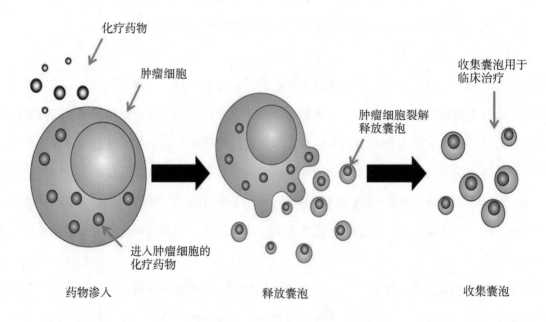

图2-15 载药囊泡治疗肿瘤流程图

后续的研究还发现，装载化疗药物的囊泡可以明显地杀伤肿瘤部位的巨噬细胞而对 T 细胞和 B 细胞杀伤不明显。之后我们将载药囊泡应用于小鼠肿瘤模型的治疗。在 BALB/c 小鼠腹水癌模型和裸鼠人卵巢癌模型中，载有化疗药物的囊泡均表现出明显的抑癌效果，明显地延长了小鼠的生存期。

更为重要的是在囊泡治疗的过程中没有产生明显的副作用，包括小鼠的一般活动情况、毛发情况、进食情况和肝肾功能等方面，均未发生明显变化。这些实验结果充分说明了载药囊泡在发挥化疗药物抗肿瘤作用的同时大大降低了其对正常组织的毒副作用。

肿瘤细胞来源的装载甲氨蝶呤的囊泡已经开展了临床试验，临床上采用的囊泡给药方式包括口服、局部灌注以及静脉给药三种。其中口服主要用于上消化道肿瘤导致的梗阻患者，局部灌注则针对肺癌导致的胸腔积液，静脉给药则针对各类实体肿瘤。口服和局部灌注的囊泡可以直接与肿瘤组织进行接触，被肿瘤细胞摄取。静脉给药的途径则利用肿瘤部位的毛细血管的特点：由于肿瘤部位炎性刺激和各类细胞因子的释放，最终导致其毛细血管通透性（100~780 nm）远远大于正常组织中毛细血管的通透性（5~8 nm）。囊泡的大小与肿瘤部位毛细血管的通透性相当，载药囊泡经过静脉给药后穿过肿瘤部位的毛细血管，进入肿瘤组织。当载药囊泡与肿瘤细胞接触后，囊泡是如何进入肿瘤细胞发挥作用的呢？

六、载药微颗粒囊泡进入细胞存在经典和非经典途径

体内的细胞通常通过一种被称为内吞作用的经典途径，摄取细胞外的物质，包括液体、蛋白质和其他分子。在内吞过程中，细胞膜变形向内弯曲，依靠能量将胞外物质包裹转运入细胞。细胞外物质内化入胞形成早期内吞体，然后通过晚期内吞体运送至溶酶体降解代谢，在这一过程中，"小体"内的pH值逐渐降低。为了阐明囊泡入胞的途径和方式，研究人员将肿瘤细胞来源的囊泡染色后和不同类型的细胞（巨噬细胞、树突状细胞和肿瘤细胞）进行共孵育，同时对细胞的早期内吞体、晚期内吞体和溶酶体进行标记，在共聚焦显微镜下观察到囊泡和巨噬细胞及树突状细胞的早期内吞体、晚期内吞体和溶酶体都存在明显的共定位现象，而令人意想不到的是，囊泡和肿瘤细胞的早期内吞体、晚期内吞体并没有共定位，只和溶酶体有明显的共定位，这提示囊泡进入不同类型细胞的途径是不同的：巨噬细胞和树突状细胞是通过经典内吞途径摄取囊泡的，而肿瘤细胞摄取囊泡却是一种未知的非经典途径，其机制目前还不是十分清楚。尽管如此，微颗粒囊泡对于肿瘤细胞亚群却有不同的喜好。囊泡似乎更喜欢未分化的肿瘤干细胞，对于已分化的肿瘤细胞却不甚喜好。这与肿瘤细胞的物理特征有关。通过研究发现，肿瘤干细胞比分化的肿瘤细胞更软，其细胞膜更容易变形，从而有利于摄取囊泡。增加细胞骨架的量，可使肿瘤干细胞的硬度增加，但其摄取微颗粒的能力却下降；相反，抑制细胞骨架，降低分化了的肿瘤细胞的硬度，却能够增强其摄取微颗粒的能力。微颗粒对肿瘤干细胞的这种选择性，使其作为药物载体更具有优越性。

七、载药微颗粒囊泡通过溶酶体途径投递药物进入细胞核

通过在显微镜下对载药囊泡运动轨迹的观察，发现在胞浆内经过至少 30 min 的运动后囊泡最终

定位于溶酶体。细胞器间的物质传递常常通过膜泡运输的方式进行，如从内质网到高尔基体，从高尔基体到溶酶体等细胞器。细胞器依赖于其特殊的膜标志蛋白沿微管或微丝定向运行，动力来自马达蛋白。与膜泡运输有关的马达蛋白有：动力蛋白（dynein），可向微管负极（细胞核）移动；驱动蛋白（kinesin），可向微管正极（细胞膜）移动；肌球蛋白（myosin），可向微丝的正极运动。在细胞器识别机制中，GTP 结合蛋白是重要的识别元件，其本身是可溶的，存在于胞浆中，结合 GTP 处于失活状态，而结合 GTP 激活后可锚定到细胞器的膜上，并且可募集特异的效应蛋白到膜上并与之结合；同时，GTP 结合蛋白可募集马达分子到细胞器，再由马达蛋白驱动相应细胞器的转运。介导溶酶体转运的 GTP 结合蛋白有两种，分别介导溶酶体向正极或负极的运输。一种是在胞浆中存在的游离 Rab7 蛋白，其结合 GTP 激活后锚定在溶酶体膜上，并通过它的效应分子 Rab7 相关的溶酶体蛋白（Rab7-interacting lysosomal protein，RILP) 将动力蛋白募集到溶酶体，从而使这些细胞器向微管负极运动。相反的，胞浆中游离的 Arl8 蛋白结合 GTP 激活后锚定在溶酶体膜上，通过其效应分子 SKIP 募集微管驱动蛋白到溶酶体，介导溶酶体向微管正极运动。溶酶体通过这两种转运系统可将其负载的生物分子沿微管运输到细胞内各处，从而影响细胞的多种生物学功能。研究还发现，囊泡和肿瘤细胞共孵育后 Rab7 蛋白和溶酶体特异性膜蛋白 LAMP-2 的共定位明显增加，意味着更多的 Rab7 锚定在溶酶体膜上；同时发现，动力蛋白和 LAMP-2 及 Rab7 的共定位均明显增加，说明载药囊泡处理后肿瘤细胞的溶酶体沿微管移动并聚集在细胞核周围。另外,溶酶体膜上存在多种转运蛋白，能将酸性水解酶的降解产物转运出溶酶体，供细胞重新利用或排出细胞外。前期研究发现，载药囊泡相比于单种化疗药物处理的肿瘤细胞有更多的化疗药物聚集于细胞核，于是推测，当负载化疗药物的溶酶体到达细胞核附近时，化疗药物通过溶酶体膜上的转运蛋白排出，穿过核孔进入细胞核，从而发挥杀伤肿瘤细胞的作用。

溶酶体作为真核细胞的细胞器，一直被认为专司分解各种外源和内源的大分子物质。但是随着研究的深入，人们对溶酶体的功能有了许多新认识，比如其在能量代谢、细胞耐药、自噬和抗原呈递中均发挥重要作用。而在相关研究中已证明溶酶体在囊泡介导的化疗药物的核转运中发挥重要作用。溶酶体的 pH 值为 4.5~5.0，其酸性环境的维持主要依赖于膜上的质子运输泵（V 型 H^+-ATP 酶）将细胞质中的 H^+ 转运入溶酶体而引起 pH 值下降。另外，溶酶体的合成以及功能受一个基因网路的调控，这些基因间的协调表达受转录因子 TFEB 的调控。TFEB 本身可以在溶酶体功能障碍时被激活，它可调节细胞中溶酶体的丰富程度以及其降解复杂分子的能力。研究发现，囊泡定位于溶酶体内可以上调 TFEB 的表达，引起溶酶体数量增加，另外引起溶酶体的 pH 值升高，使溶酶体碱性化，因此推测其 pH 值的变化不仅影响了化疗药物的降解，同时还影响了溶酶体在细胞内的运动方向，但是其具体机制还不十分清楚。

八、载药囊泡用于肿瘤的治疗

（一）恶性胸腔积液的治疗

恶性胸腔积液是肺癌进展后最为常见的并发症之一，临床最常用的处置手段为置管引流，并无其他有效的干预手段，引流后复发概率高。胸腔内灌注装载甲氨蝶呤的囊泡后，可以明显减少胸腔积液的复发，肺癌患者胸痛、气短、咳嗽的症状均得到缓解。研究发现，载药的囊泡灌注胸腔后，胸腔内肿瘤细胞被快速杀灭，并募集大量的免疫细胞，包括中性粒细胞和单核细胞等，进而抑制肺癌细胞朝胸腔转移，最终修复胸腔内因肿瘤细胞侵袭导致的炎症，进而抑制胸腔积液的复发。

（二）梗阻性肿瘤的治疗

肿瘤进展到晚期，往往会导致严重的并发症。消化系统的肿瘤在进展后经常会出现消化道梗阻。在食管癌梗阻和胃癌贲门部梗阻的肿瘤患者中，口服载药囊泡可以快速缓解上消化道梗阻情况，患者由不能进食到可以进流食，最终正常饮食。胆管癌患者病情进展到晚期，会因肿瘤向管腔侵袭或炎症导致的管腔狭窄造成胆管的完全梗阻，严重影响胆汁的排放，患者出现黄疸和白陶土样便等症状及体征。在这样的患者中，通过局部导管灌注载药囊泡可以快速杀伤胆管癌细胞并缓解胆管梗阻症状，缓解黄疸和改善患者基础状况。载药囊泡有望在上述的肿瘤治疗中得到广泛的应用。

（三）溶瘤病毒的应用

研究者也将肿瘤细胞来源的囊泡用于装载溶瘤病毒对肿瘤进行治疗。经过20余年的大量研究，溶瘤病毒的研究逐渐趋于成熟，然而，机体对溶瘤病毒的清除机制、肿瘤细胞下调其表面溶瘤病毒受体的表达等仍是溶瘤病毒在应用中的瓶颈。研究发现，肿瘤细胞来源的囊泡可以有效地对溶瘤病毒进行包裹，有效地避开了机体产生的抗体对溶瘤病毒的清除，被囊泡装载后的溶瘤病毒也直接通过膜的转运而不依赖于肿瘤细胞表面的病毒受体发挥作用。利用肿瘤细胞来源的微颗粒装载溶瘤病毒有望用于临床上各类肿瘤的治疗。

（四）与其他手段的联合应用

载药的囊泡灌注到胸腔后，胸腔内肿瘤细胞被快速杀灭，引起癌性胸腔积液消退。值得注意的是，部分患者的原发肿瘤如肺癌的生长受到抑制，甚至部分出现缩小，提示特异性抗肿瘤免疫反应被激发或增强。尽管这种内在的抗肿瘤免疫的力量尚不足以完全对抗原发肿瘤，但如果与目前的肿瘤免疫治疗如PD-1抗体或肿瘤特异性T细胞回输联合，有望取得意想不到的效果。

（五）肿瘤疫苗的应用

在肿瘤治疗和预防的过程中，抗肿瘤疫苗的研究也一直是关注的热点，然而大量的临床试验表明，目前尚无有效的抗肿瘤疫苗面世。大部分抗肿瘤疫苗的基础为肿瘤的抗原，然而肿瘤抗原的非特异性和异质性往往导致肿瘤抗原疫苗的失效。

前期的研究发现，除了装载化疗药物的囊泡具有良好的抗肿瘤效果外，空载的肿瘤细胞来源的囊泡可以作为预防性和治疗性抗肿瘤疫苗，在小鼠肿瘤模型中产生良好的抗肿瘤效应。采用肿瘤细胞来源的微颗粒免疫小鼠，发现小鼠肿瘤的成瘤率较瘤细胞裂解物组、外排体组及对照组明显降低。原因在于其包裹了细胞的DNA并携带了大量的肿瘤抗原。进一步研究发现肿瘤细胞来源的微颗粒介导的抗肿瘤免疫应答是T细胞依赖的。树突状细胞在T细胞的激活中起着抗原呈递的作用。研究显示肿瘤细胞来源的微颗粒能够通过肿瘤细胞来源的DNA分子激活cGAS-STING信号通路诱导树突状细胞产生Ⅰ型干扰素，从而诱导树突状细胞的激活成熟。肿瘤细胞来源的微颗粒中携带着大量的肿瘤抗原，然而肿瘤抗原只有被树突状细胞通过交叉呈递途径以MHC-Ⅰ-抗原肽的形式呈递至细胞表面才能激活抗肿瘤CTL。肿瘤囊泡被树突状细胞以内吞途径摄取并最终定位在溶酶体，溶酶体的pH值影响着肿瘤抗原的降解及交叉呈递的效率。研究发现，树突状细胞摄取肿瘤囊泡后pH值升高，溶酶体中酸性酶的活性下降，肿瘤抗原的降解不完全，导致更多抗原肽被呈递至细胞表面激活CTL，从而特异性杀伤肿瘤细胞。囊泡作为抗肿瘤疫苗的优势在于其作为一个混合的群体，其中包含激活抗肿瘤免疫的两大核心因素：第一，通过携带的DNA激活抗原呈递细胞（树突状细胞）；第二，通过大量携带母体细胞的混合性抗原，包括膜抗原和胞浆抗原为树突状细胞将抗原呈递给T细胞提供物质基础，其丰富的抗原谱避免了肿瘤抗原非特异性和异质性的弊端。在个体化治疗手段日益凸显的今天，肿瘤细胞来源的囊泡可以有效预防肿瘤的复发，联合树突状细胞的治疗则有望成为肿瘤免疫治疗的新手段。

（六）诊断指标的应用

囊泡是机体正常代谢的产物，在生理状态下起着重要的生理作用。当机体发生疾病处于病理状态时，机体内不同种类的微颗粒也会发生异常，其介导了重要的病理过程。在前期研究较多的血液系统疾病中，血小板来源的微颗粒的变化提示凝血功能的改变以及血栓形成的风险。研究也发现血小板来源的微颗粒介导了肿瘤的转移。大量的研究已经提示微颗粒在机体的生理病理过程中发挥了重要的作用。根据不同的病理状态的发生，微颗粒的表型和数量会发生变化，依照这样的变化可以对疾病的状态进行预测，特别是在肿瘤的进展和转移的过程中，各类囊泡释放的数量，以及囊泡类型的转变都有可能发生明显的变化，因而可以通过囊泡来预测肿瘤的预后情况。

参考文献

[1] VAN DER MEEL R, FENS M H, VADER P, et al.Extracellular vesicles as drug delivery systems: lessons from the liposome field. J Control Release,2014,195:72–85.

[2] MOCAN T, CLICHICI S, AGOSTON-COLDEA L,et al. Implications of oxidative stress mechanisms in toxicity of nanoparticles (review). Acta Physiol Hung, 2010,97(3):247–255.

[3] VANWIJK M J, VANBAVEL E, STURK A, et al. Microparticles in cardiovascular diseases. Cardiovasc Res, 2003,59(2):277–287.

[4] HU Y L, GAO J Q.Potential neurotoxicity of nanoparticles. Int J Pharm, 2010,394(1–2):115–121.

[5] HUGEL B, MARTÍNEZ M C, KUNZELMANN C, et al. Membrane microparticles: two sides of the coin. Physiology,2005,20:22–27.

[6] MAUSE S F, WEBER C. Microparticles: protagonists of a novel communication network for intercellular information exchange. Circ Res,2010, 107(9):1047–1057.

[7] HORSTMAN L L, AHN Y S. Platelet microparticles: a wide-angle per-spective. Crit Rev Oncol Hematol, 1999,30(2):111–142.

[8] HOLME P A, ORVIM U, HAMERS M J,et al. Shear-induced platelet activation and platelet microparticle formation at blood flow conditions as in arteries with a severe stenosis. Arterioscler Thromb Vasc Biol, 1997, 17(4):646– 653.

[9] VIKKULA M, BOON L M, CARRAWAY K L Ⅲ, et al. Vascular dysmorphogenesis caused by an activating mutation in the receptor tyrosine kinase TIE2. Cell, 1996, 87(7):1181–1190.

[10] COLEMAN M L, SAHAI E A, YEO M, et al. Membrane blebbing during apoptosis results from caspase-mediated activation of ROCK I. Nat Cell Biol, 2001,3(4):339–345.

[11] LI D, JIA H, ZHANG H, et al. TLR4 signaling induces the release of microparticles by tumor cells that regulate inflammatory cytokine IL-6 of macrophages via microRNA let-7b. Oncoimmunology, 2012, 1(5):687–693.

[12] THÉRY C, OSTROWSKI M, SEGURA E. Membrane vesicles as conveyors of immune responses. Nat Rev Immunol, 2009,9(8):581–593.

[13] RATAJCZAK J, WYSOCZYNSKI M, HAYEK F, et al. Membrane-derived microvesicles: important and undera-ppreciated mediators of cell-to-cell communication.Leukemia, 2006, 20(9):1487–1495.

[14] DELCONDE I, SHRIMPTON C N, THIAGARAJAN P, et al. Tissue-factor-bearing microvesicles arise from lipid rafts and fuse with activated platelets to initiate coagulation. Blood, 2005, 106(5):1604–1611.

[15] OBREGON C, ROTHEN-RUTISHAUSER B, GITAHI S K, et al. Exovesicles from human activated dendritic cells fuse with resting dendritic cells, allowing them to present alloantigens.Am J Pathol, 2006, 169(6):2127–2136.

[16] GARCIA B A, SMALLEY D M, CHO H, et al. The platelet microparticle proteome.J Proteome Res, 2005,4(5):1516–1521.

153

［17］DEAN W L, LEE M J, CUMMINS T D, et al. Proteomic and functional characterisation of platelet microparticle size classes. Thromb Haemost, 2009, 102(4):711–718.

［18］RATAJCZAK J, MIEKUS K, KUCIA M, et al. Embryonic stem cell–derived microvesicles reprogram hemato- poietic progenitors: evidence for horizontal transfer of mRNA and protein delivery. Leukemia, 2006, 20(5):847– 856.

［19］HUNTER M P, ISMAIL N, ZHANG X, et al. Detection of microRNA expression in human peripheral blood microvesicles. PLoS One, 2008,3(11):e3694.

［20］TANG K, ZHANG Y, ZHANG H, et al. Delivery of chemotherapeutic drugs in tumour cell–derived microparticles. Nat Commun, 2012, 3:1282.

［21］ROBERTS A J, KON T, KNIGHT P J, et al. Functions and mechanics of dynein motor proteins. Nat Rev Mol Cell Biol, 2013, 14(11):713–726.

［22］HIROKAWA N, NODA Y. Intracellular transport and kinesin superfamily proteins, KIFs: structure, function, and dynamics. Physiol Rev, 2008,88(3):1089–1118.

［23］PU J, SCHINDLER C, JIA R, et al.BORC, a multisubunit complex that regulates lysosome positioning. Dev Cell, 2015,33(2):176–188.

［24］CANTALUPO G, ALIFANO P, ROBERTI V, et al. Rab–interacting lysosomal protein (RILP): the Rab7 effector required for transport to lysosomes. EMBO J, 2001,20(4):683–693.

［25］JORDENS I, FERNANDEZ–BORJA M, MARSMAN M, et al. The Rab7 effector protein RILP controls lysosomal transport by inducing the recruitment of dynein–dynactin motors. Curr Biol, 2001,11(21):1680–1685.

［26］MARTUZA R L, MALICK A, MARKERT J M, et al. Experimental therapy of human glioma by means of a genetically engineered virus mutant.Science, 1991,252(5007):854–856.

［27］ZHANG H, TANG K, ZHANG Y, et al. Cell–free tumor microparticle vaccines stimulate dendritic cells via cGAS/STING signaling.Cancer Immunol Res, 2015,3(2):196–205.

［28］BURNOUF T, GOUBRAN H A, CHOU M L, et al. Platelet microparticles: detection and assessment of their paradoxical functional roles in disease and regenerative medicine. Blood Rev, 2014,28(4):155–166.

（唐　科　马婧薇　黄　波）

第九节　肿瘤免疫治疗的疗效评价

近年来，随着对机体免疫系统认识的不断深入以及生物技术的迅速发展，免疫治疗已成为肿瘤治疗的重要手段，被越来越多的临床医生所认可，并广泛应用于多种恶性肿瘤的治疗。与传统治疗方法相比，免疫治疗发生严重毒性反应的概率更低，患者耐受性更好，对患者生活质量的改善作用更明显，在肿瘤综合治疗体系中占据着越来越重要的位置。

针对肿瘤治疗的疗效评估，由于相关研究的深入和精准化，诊断性影像学反应评估也不断修改完善，同时多种多样的新型反应评估模式也正在探索中。WHO标准是第一个标准化的评估模式，引入了基于肿瘤径线乘积（即肿瘤最大长径乘以与之垂直的最长径）评估肿瘤负荷以及通过治疗过程中从基线开始的变化来确定治疗效果的概念。但受到若干因素的限制，在临床应用中出现了弊端。因此，美国国家癌症研究所、欧洲癌症研究与治疗组织和WHO于2000年提出了实体瘤疗效评价标准（response evaluation criteria in solid tumor，RECIST）。2009年，基于约6500名患者的数据库统计学分析，发布了修订版RECIST，即RECIST1.1。该标准是目前用于评估化疗药物对实体瘤的细胞毒性作用的最佳方案，并且通常可在数周内通过影像成像分析确定治疗效果。肿瘤负荷的减少和新病灶的消失提示治疗有效，而肿瘤生长的显著增加和（或）新病灶的出现则表明疾病进展。

基于免疫治疗不同的作用机制，其治疗效果的评价不能简单套用传统实体瘤的治疗评价方法，但目前临床仍以传统的评价体系如WHO标准或RECIST标准去评价免疫治疗的治疗效果，致使部分Ⅲ期临床试验的免疫治疗项目宣告失败。因此，纽约纪念斯隆－凯特琳（Memorial Sloan-Kettering）癌症中心沃夏克（Wolchok）教授等在《针对实体瘤免疫治疗疗效评价指南：免疫相关疗效评价标准》一文中深入探讨了肿瘤免疫治疗疗效评价新标准的意义和应用前景，并发布了免疫相关反应标准。

一、肿瘤免疫治疗疗效的特点

与传统肿瘤治疗如化疗等直接作用于肿瘤细胞本身不同，肿瘤免疫治疗一方面可以直接杀伤肿瘤细胞，更为重要的是通过作用于免疫系统，增强机体的免疫应答，达到延长患者生存期的目的。免疫治疗发挥作用主要通过以下3步：

（1）治疗后即出现免疫细胞活化和T细胞增殖。

（2）数周或数月后产生由活化免疫细胞介导的临床可测量的抗肿瘤效应。

（3）治疗几个月后对患者生存期产生影响。

正是由于上述的区别，使得肿瘤免疫治疗的疗效与化疗药物相比出现客观缓解的比例较低。

另外，化疗药物效应发挥迅速，在临床上给予1～2个周期化疗药物后依据看到的临床疗效可以直接预测完成全部化疗方案后的治疗效果。因此，在首次化疗给药几周后可出现明显的客观效应，如原位病灶的缩小和渗出液的减少，提示患者在该治疗方案结束时会收到较好的客观疗效。相反，如果在早期化疗后出现肿瘤增大或新病变则意味着疾病进展，说明治疗失败，理论上必须停止现有化疗方案并更换新的治疗方案。肿瘤免疫治疗疗效的出现时间相比于化疗一般较晚，有时可观察到已评定为肿瘤进展的患者在继续接受免疫治疗后出现疾病的改善，这种情况被称为肿瘤免疫治疗的延迟效应。

二、建立适用于肿瘤免疫治疗的新型评价体系

（一）免疫相关反应标准

针对肿瘤免疫治疗的特点，对现有 WHO 标准进行了相应修改并升级为免疫相关反应标准（immune-related response criteria，irRC）。irRC 中的疗效评定是根据观察点比较总肿瘤负荷相对于基线肿瘤负荷增加或减少的程度，并通过间隔不少于 4 周的两个连续观察点进行重复确认来划分。具体分为以下四类：irCR——所有病变完全消失；irPR——在连续的检测中，与基线肿瘤负荷相比降低 ≥ 50%；irSD——不符合 irCR 和 irPR 的标准，并未出现 irPD；irPD——与基线肿瘤负荷相比增加 ≥ 25%，出现新病灶。需要 ≥ 4 周后再次评估。

irRC 概念已被纳入美国 FDA 和欧洲药品管理局的监管指导文件，其应用范围包括恶性黑色素瘤、肺癌、肾癌和淋巴瘤等。该标准是免疫制剂研发早期阶段的主要支柱，但尚未被批准用于 III 期试验。尽管 irRC 在评估免疫疗法治疗患者的疗效反应方面具有一定的优势，强调了治疗反应和更长时间的患者随访，但存在不可忽视的局限性。例如，irRC 没有提供具体评估病变数量和淋巴结疾病的标准，且肿瘤负荷二维评估的重现性也低于单维评估。

（二）免疫相关实体瘤疗效评价标准

在 irRC 的基础上，波士顿达娜 – 法伯 / 布列根（Dana-Farber/Brigham）和妇女癌症研究中心在伊匹木单抗单药治疗恶性黑色素瘤患者的临床试验中提出了免疫相关实体瘤疗效评价标准（immune-related RECIST，irRECIST）用于评估治疗疗效。irRECIST 依据 RECIST1.1 确定了评估病变数量、淋巴结疾病标准，并单维测量肿瘤负荷，结果发现单维测量重现性较高，且与 irRC 的二维测量结果高度一致。与 irRC 类似，基于测量靶病变（基线病变和新病灶）的肿瘤负荷变化，irRECIST 的总体反应类别包括 irCR，irSD，irPR 和 irPD。irCR——非淋巴结病变完全消失，淋巴结短轴 ≤ 10 mm，无新病灶；irPR——在连续的检测中，与基线肿瘤负荷相比降低 ≥ 30%；irSD——不符合 irCR 和 irPR 的标准，并未出现 irPD；irPD——与基线肿瘤负荷相比增加 ≥ 20%，病灶直径增加 ≥ 5 mm，出现新病灶，需要 ≥ 4 周后再次评估。目前 irRECIST 还未被广泛推广应用，也尚未引起临床医生和研究员的关注，因此相关数据的重复性和可靠性还需进一步的试验验证。

（三）免疫实体瘤疗效评价标准

为了确保免疫治疗疗效评估的标准化，RECIST 工作组收集了开展免疫治疗和使用 RECIST1.1 进

行数据分析的前瞻性临床试验的数据结果，结果发现涉及免疫治疗的大多数临床试验以 RECIST1.1 定义初级和次级疗效反应，以 irRC 或改良 RECIST 作为观察点，但其临床上组别纳入的标准存在显著差异，导致数据无法合并分析。针对这一情况，RECIST 工作组制定了免疫实体瘤疗效评价标准（immune RECIST，iRECIST），以确保一致的设计和数据收集，并促进正在进行的临床试验数据的收集和最终验证。

iRECIST 在成像方式、可测量和不可测量疾病的定义以及新病灶目标和非目标病变的标准方面与 RECIST 1.1 和 irRECIST 非常类似。与 irRECIST 相比，不同之处在于目标和非目标病灶是单独记录的，不包括在所有目标病变的最大尺寸的总和中。iRECIST 的总体反应类别包括 iCR、iSD、iPR、未经证实的进行性疾病（unconfirmed progressive disease，iUPD）和确诊的进行性疾病（confirmed progressive disease，iCPD）。iCR——非淋巴结病变完全消失，淋巴结短轴 ≤ 10 mm，无新病灶，需要 ≥ 4 周后再次确认；iPR——在连续的检测中，与基线肿瘤负荷相比降低 ≥ 30%；iSD——不符合 iCR，iPR，iUPD 和 iCPD 的标准；iUPD——存在新的或者可测量 / 不可测量的病变，与基线肿瘤负荷相比增加 ≥ 20%；iCPD——确认 iUPD 后靶标直径增加 ≥ 5 mm 或出现新靶标，非靶标或新非靶标增加或新病灶数量增加。

各型疗效评价标准的比较见表 2-14。

表 2-14 新型免疫治疗疗效评价标准与传统 WHO/RECIST 标准的比较

项目	WHO 标准	irRC	RECIST	RECIST1.1	irRECIST	iRECIST
CR	所有病变消失（≥ 4 周后再次确认）	所有病变消失（≥ 4 周后再次确认）	所有病变消失	非淋巴结病变完全消失，淋巴结短轴 ≤ 10 mm	非淋巴结病变完全消失，淋巴结短轴 ≤ 10 mm，无需再次确认	非淋巴结病变完全消失，淋巴结短轴 ≤ 10 mm，无新病灶（≥ 4 周后再次确认）
PR	肿瘤负荷减少 ≥ 50%（≥ 4 周后再次确认）	肿瘤负荷减少 ≥ 50%（≥ 4 周后再次确认）	肿瘤负荷减少 ≥ 30%	肿瘤负荷减少 ≥ 30%	肿瘤负荷减少 ≥ 30%，未见新病灶或其他病变进展	肿瘤负荷减少 ≥ 30%，未见新病灶或其他病变进展
SD	不符合 CR/PR/PD 标准	不符合 irCR/irPR/irPD 标准	不符合 CR/PR/PD 标准	不符合 CR/PR/PD 标准	不符合 irCR/irPR/irPD 标准	不符合 iCR/iPR/iUPD/iCPD 标准
PD	肿瘤负荷较基线增加 ≥ 25%；出现新病灶或其他病变进展	肿瘤负荷较基线增加 ≥ 25%（≥ 4 周后再次确认）	肿瘤负荷较基线增加 ≥ 20%；出现新病灶	肿瘤负荷较基线增加 ≥ 20% 或绝对值增加 ≥ 5 mm；出现新病灶	肿瘤负荷较基线增加 ≥ 20% 或绝对值增加 ≥ 5 mm，出现新病灶（≥ 4 周后再次确认）	iUPD：肿瘤负荷增加 ≥ 20%，出现新的或者可测量 / 不可测量的病变；iCPD：确认 iUPD 后靶标直径增加 ≥ 5 mm 或出现新靶标，非靶标或新非靶标增加或新病灶数量增加

三、肿瘤患者免疫功能测定

测定肿瘤患者免疫功能对了解病情、评价疗效、判断肿瘤的发展及预后有重要价值。下面具体介绍评价机体免疫功能状态的常用检测。

（一）T 细胞及其亚群测定、T 细胞增殖试验和 T 细胞介导的细胞毒性（LMC）测定

机体抗肿瘤效应主要通过免疫细胞介导的细胞免疫来实现，因而细胞免疫的状态可以直接反映机体抗肿瘤免疫功能，常作为肿瘤患者术后重要的预后指标。$CD4^+$ T 细胞为辅助 T 细胞亚群，既可以产生 IL-2、IFN 等细胞因子介导免疫效应细胞的细胞毒作用和吞噬功能，又可以辅助 B 细胞产生抗体而参与体液免疫。$CD8^+$ T 细胞为 T 杀伤细胞 / 抑制细胞亚群，是机体抗肿瘤的主要效应细胞。因此外周血 T 细胞亚群的变化可作为反映机体抗肿瘤免疫能力的一个指标。在化疗联合免疫治疗中，早期外周血 $CD4^+/CD8^+$ T 淋巴细胞比值升高可作为一项独立的预后因素。

（二）巨噬细胞功能测定

巨噬细胞是固有免疫系统中重要的细胞组成部分，以显著的表型异质性及功能多样性而著称。巨噬细胞参与组织重建、炎症和免疫，具有多种功能，包括吞噬作用、抗原呈递、防御微生物的细胞毒作用，以及分泌生长因子、细胞因子、补体成分、溶菌酶、蛋白酶、凝血因子和前列腺素等功能。巨噬细胞既是免疫系统的正向调控因素，又可发挥负向调控作用。作为正向调控的效应细胞，巨噬细胞直接介导细胞毒作用或参与肿瘤相关抗原的呈递，以清除肿瘤，另一方面，在肿瘤细胞的诱导下，起源于骨髓的白细胞可分化形成具有独特表型的巨噬细胞，这些巨噬细胞可促进肿瘤细胞的增殖、抑制 T 细胞和 NK 细胞的抗肿瘤活性。这些细胞被称为肿瘤相关巨噬细胞（tumor-associated macrophage，TAM）。TAM 的广泛浸润与乳腺癌、宫颈癌及膀胱癌的不良预后相关。

（三）NK 细胞活性测定

近年来，NK 细胞在抗肿瘤免疫中的作用越来越受到关注。 NK 细胞不仅能够同 $CD8^+CTL$ 一样分泌颗粒酶、穿孔素和 IFN-γ 作用于肿瘤细胞，而且可以直接靶向识别并以抗体依赖细胞介导的细胞毒作用攻击肿瘤细胞，促使肿瘤细胞裂解死亡。最近一项研究表明，NK 细胞在胃癌患者中的分布、受体表达及功能特征与健康人明显不同，与健康人外周血 NK 细胞相比，胃癌患者外周血 NK 细胞低表达活化型受体 NKG2D、NKp30 和 DNAM-1。而与癌旁组织和正常组织中的 NK 细胞相比，胃癌组织浸润的 NK 细胞低表达 CD16，而 NKp44 和 2B4 的表达则有所增加。

（四）血清中抗体、补体和某些细胞因子测定

研究表明，多种细胞因子与肿瘤的发生发展有关，并在肿瘤的诊断、治疗中发挥作用。细胞因子种类繁多，功能复杂。 Th 细胞是产生细胞因子的重要细胞，根据其分泌细胞因子的不同分为 Th1

和 Th2 两个亚型。Th1 细胞分泌 IL-2、IFN-γ 和 TNF-β，可促进细胞介导的免疫应答；而 Th2 细胞分泌 IL-4、IL-5、IL-6、IL-10 和 IL-13，可增强机体介导的体液免疫应答，抑制细胞免疫应答，从而在肿瘤的发生发展中起着不可或缺的作用。因此，通过在血清中检测抗体、补体及一些细胞因子来判断肿瘤预后具有一定意义。

目前，已经建立了多种用于检测患者免疫反应的方法，主要分为特异性和非特异性免疫反应两类检测方法。特异性免疫反应检测方法主要包括：以迟发型超敏反应法检测治疗后患者体内是否存在抗原特异性 T 细胞；以 ELISPOT 和 MHC-肽复合物四聚体法检测特异性 T 细胞数量；此外，还可通过检测外周血淋巴细胞的体外杀伤活性评价抗原特异性T细胞的功能。非特异性免疫反应的检测方法包括：以流式细胞术检测外周血淋巴细胞亚群，以 ELISA 或 CBA 法检测血清细胞因子分泌水平等。

四、评价肿瘤治疗的免疫指标（细胞／分子水平）

（一）CD8⁺ T 细胞

杰克逊基因医学实验室研究人员在体外实验中证实，用灭活的同种异体恶性黑色素瘤细胞刺激树突状细胞（DC）可交叉致敏肿瘤特异性的 CD8⁺ T 细胞。这个成果将克服肽类疫苗本身具有的 HLA 限制性，从而可以出现包括致敏 CD8⁺ 和 CD4⁺ T 细胞在内的免疫反应多样性。用 MART-1、酪氨酸激酶、MAGE-3、gp100 肽刺激的源自 CD34⁺ 祖细胞的 DC，治疗有转移的患者可以导致广泛的恶性黑色素瘤特异性的 CD8⁺ T 细胞免疫反应，延长相当数量患者的生存期。近期有研究表明恶性黑色素瘤患者应用伊匹木单抗 90 d 后，肿瘤明显缩小，同时，CD8⁺T 细胞浸润程度明显增加。

（二）中性粒－淋巴细胞比值

中性粒－淋巴细胞比值在肾癌、肺癌和结直肠癌中已被用作预后指标。最近波兰卢布林医科大学开展的一项研究中评价了中性粒－淋巴细胞比值在术前预测脑胶质瘤分级中的作用。研究回顾性分析了 424 例脑胶质瘤患者，将其术前中性粒－淋巴细胞比值按 WHO 脑胶质瘤分级（G1、G2、G3、G4）进行分组分析，结果发现 G4 组中性粒－淋巴细胞比值显著高于 G3 组，同样 G3 组中性粒－淋巴细胞比值显著高于 G2 组。更重要的是，研究分析了 ROC 曲线后认为中性粒－淋巴细胞比值 2.579 是诊断脑胶质瘤的一个临界点。

（三）CD163⁺ 肿瘤相关巨噬细胞

研究发现，CD163⁺ 肿瘤相关巨噬细胞可以作为恶性胸腔积液的诊断指标；同时，CD163⁺ 肿瘤相关巨噬细胞与恶性胸腔积液患者的预后及治疗效果呈明显相关，可以作为评估恶性胸腔积液患者预后及疗效的指标。相关研究已发表在 2015 年的《肿瘤靶点》及《癌症免疫及免疫治疗》上。

（四）髓源抑制细胞

最近一篇公开发表的文章介绍了利用 computational algorithm-driven 方法分析恶性黑色素瘤与正常人外周血中髓源抑制细胞（MDSC）的频率分布，发现转移性恶性黑色素瘤患者在治疗前 MDSC 的频率已经显著高于正常人，并且其指标可以作为免疫靶向药物伊匹木单抗使用的一个适应证。

（五）PD-L1/2⁺ DCs

研究人员发现，接受恩扎鲁胺（Enzalutamide）治疗的前列腺癌患者外周血中 PD-L1/2⁺ DCs 频率分布在去势抵抗性前列腺癌患者组明显高于对照组，并且去势抵抗性前列腺癌患者应用恩扎鲁胺后 5.5 个月比 3.5 个月时外周血中 PD-L1/2⁺ DCs 比例明显提高。一系列数据表明 PD-L1/2⁺ DCs 在外周血中的频率分布可以作为恩扎鲁胺治疗前列腺癌患者的预后指标。

（六）CD44 与肺癌

CD44 是属于黏附因子家族的跨膜糖蛋白，它广泛表达于多种内皮细胞、间充质细胞、造血干细胞及中胚层来源的细胞和组织。其最初作用被描述为介导淋巴细胞归巢到外周淋巴组织；进一步研究发现 CD44 蛋白在多种生理学和病理学进程中，比如造血、免疫反应（淋巴细胞活化和归巢）、发育、创伤愈合、炎症、肿瘤等，发挥着重要作用。有研究发现，CD44 的表达和肿瘤的分级有一定的相关性：肺腺癌随着分级的增加阳性率下降，而肺鳞癌随着分级的增加阳性率上升。近期研究发现 CD44 的表达与 NSCLC 分化程度、分型、TNM 分期及淋巴结转移有关。

另外，还有多种免疫细胞及因子的检测在肿瘤免疫治疗疗效评估中有重要的价值。比如，肿瘤实质和间质中 CXCL16 表达与 NSCLC 患者的预后呈明显相关性。靶向 IL-13、IL-13R 的相关临床试验研究发现，IL-13、IL-13R 与患者总生存期呈明显负相关等。

总之，目前的研究提示，除传统的临床指标外，免疫反应也应被纳入肿瘤免疫治疗的疗效评价体系中；传统的 WHO 或 RECIST 标准不能适应肿瘤免疫治疗的评价，新型评价体系正在逐步建立并通过临床研究的验证。患者的生存期和无进展生存期是评价肿瘤免疫治疗疗效的最重要指标之一；在设计肿瘤免疫治疗的临床研究时，除考虑近期疗效以外，更重要的是考虑中远期疗效。肿瘤免疫治疗的临床疗效评价是从事此领域研究的学者们必须面对的一个新课题，科学评价体系的建立对于肿瘤免疫治疗的发展和临床应用具有重要的意义。

参考文献

［1］ ZADORA P, DABROWSKI W, CZARKO K, et al. Preoperative neutrophil-lymphocyte count ratio helps predict the grade of glial tumor - a pilot study. Neurol Neurochir Pol, 2015, 49(1):41-44.

［2］KITANO S, POSTOW M A, ZIEGLER C G,et al. Computational algorithm-driven evaluation of monocytic myeloid-derived suppressor cell frequency for prediction of clinical outcomes. Cancer Immunol Res, 2014, 2(8):812-821.

［3］KUNWAR S, PRADOS M D, CHANG S M, et al. Direct intracerebral delivery of cintredekin besudotox (IL13-PE38QQR) in recurrent malignant glioma: a report by the Cintredekin Besudotox Intraparenchymal Study Group. J Clin Oncol，2007, 25(7):837-844.

［4］SAMPSON J H, ARCHER G, PEDAIN C, et al. Poor drug distribution as a possible explanation for the results of the PRECISE trial. J Neurosurg, 2010, 113(2):301-309.

［5］BISHOP J L, SIO A, ANGELES A, et al. PD-L1 is highly expressed in Enzalutamide resistant prostate cancer. Oncotarget, 2015, 6(1):234-242.

［6］HALD S M, KISELEV Y, AL-SAAD S, et al. Prognostic impact of CXCL16 and CXCR6 in non-small cell lung cancer: combined high CXCL16 expression in tumor stroma and cancer cells yields improved survival. BMC Cancer, 2015, 15:441.

［7］SIMS J S, UNG T H, NEIRA J A, et al. Biomarkers for glioma immunotherapy: the next generation. J Neurooncol, 2015, 123(3):359-372.

［8］SALAMA P, STEWART C, FORREST C, et al. FOXP3$^+$ cell density in lymphoid follicles from histologically normal mucosa is a strong prognostic factor in early stage colon cancer. Cancer Immunol Immunother, 2012, 61(8):1183-1190.

［9］LUO Z, WU R R, LV L, et al. Prognostic value of CD44 expression in non-small cell lung cancer: a systematic review. Int J Clin Exp Pathol, 2014, 7(7):3632-3646.

［10］FRIDLENDER Z G, BUCHLIS G, KAPOOR V, et al. CCL2 blockade augments cancer immunotherapy. Cancer Res, 2010, 70(1):109-118.

［11］HAMID O, ROBERT C, DAUD A, et al. Safety and tumor responses with lambrolizumab (anti-PD-1) in melanoma. N Engl J Med, 2013, 369(2):134-144.

［12］BECKER A, HOKAMP N G, ZENKER S, et al. Optical in vivo imaging of the alarmin S100A9 in tumor lesions allows for estimation of the individual malignant potential by evaluation of tumor-host cell interaction. J Nucl Med, 2015, 56(3):450-456.

［13］YANG L, WANG F, WANG L, et al. CD163$^+$ tumor-associated macrophage is a prognostic biomarker and is associated with therapeutic effect on malignant pleural effusion of lung cancer patients. Oncotarget, 2015, 6(12):10592-10603.

［14］WANG F, YANG L, GAO Q, et al. CD163$^+$CD14$^+$ macrophages, a novel diagnostic biomarker for malignant pleural effusion. Cancer Immunol Immunother, 2015, 64(8):965-976.

［15］CARTER B W, BHOSALE P R, YANG W T. Immunotherapy and the role of imaging. Cancer, 2018, 15;124(14):2906-2922.

［16］SOMAROUTHU B, LEE S I, URBAN T, et al. Immune–related tumour response assessment criteria: a comprehensive review. Br J Radiol, 2018, 91(1084):20170457.

［17］任秀宝，于津浦 . 肿瘤免疫治疗疗效评价的新标准 . 中国肿瘤生物治疗杂志，2011，18（4）：351-354.

（杨　黎　　乔亚敏）

第三章

肿瘤的联合治疗

第一节 手术联合生物治疗

一、手术治疗的现状

治疗肿瘤的传统方法以手术为主，手术切除的优点主要包括：能够预防或降低肿瘤发展的危险，有助于肿瘤的诊断或分期，清除原发灶等。随着科学技术的发展，手术方式的选择也趋向多元化，如胸腔镜、腹腔镜等微创手术逐渐取代传统手术方式，从而降低手术本身给患者带来的内环境紊乱和免疫功能失衡等副反应。但是随着对肿瘤这一项世界难题的认识加深，手术的局限性也逐渐显露，其中最重要的包括残留病灶的复发转移等，所以术后早期根据患者病情应联合化疗、放疗等辅助治疗以消除术后残余病灶，改善肿瘤患者的预后。免疫治疗是继上述三大治疗手段后的第四种治疗方法，具有安全性高、副反应小等特点。所以手术联合免疫治疗已成为肿瘤治疗的发展方向之一。

二、手术与肿瘤患者免疫状态的关系

研究数据显示机体免疫功能状态决定了肿瘤的发生发展，肿瘤患者术后免疫功能的状态为术后的辅助治疗提供了可靠的依据。资料显示，肺癌患者术后第 2 天和第 7 天 CD8$^+$T 细胞较术前有明显的升高，但是第 14 天及第 28 天均呈现下降的趋势，并且低于术前的比例，而 CD4$^+$/CD8$^+$ 细胞比值术后早期达到最低值，之后呈现升高的趋势。上述研究表明，手术能够减小肿瘤患者的肿瘤负荷，使免疫功能得到短暂的恢复，但是长时间过后，由于肿瘤的存在，机体会再次进入免疫抑制状态。在一项对肝癌患者术后免疫功能检测的研究中也发现，术后 5 d 左右，手术本身及麻醉等会影响机体免疫功能，术后第 15 天时其他免疫指标虽有恢复，但是 CD8 与 CD28 恢复不太满意，这说明免疫抑制是肿瘤源性的。另外，关于食管癌患者术后免疫状态的评估显示，术后第 10 天 CD3$^+$、NK 细胞较术前及术后第 3 天明显升高，CD4$^+$ 细胞及 CD4$^+$/CD8$^+$ 比值较术前明显升高，术后第 10 天 CD8$^+$ 细

胞水平较术前、术后第 3 天明显降低；肾脏肿瘤、脑胶质瘤、恶性骨肿瘤等实体瘤的研究也显示术后肿瘤患者仍然处于免疫抑制的状态。以上数据表明，手术对肿瘤患者免疫功能的影响具有双面性：一方面手术减小了患者肿瘤负荷，减弱了肿瘤源性的免疫抑制；但是另一方面，手术、麻醉等使患者体内微环境失衡，免疫功能降低，维持并加重了免疫抑制的存在。

免疫抑制的存在给肿瘤治疗带来了极大的困难，这种抑制能够减弱患者自体的抗肿瘤能力，同时能够减弱回输的效应性细胞杀伤肿瘤的作用。肿瘤患者免疫抑制机制主要包括两方面：一方面，外科手术及其他类型的创伤均可引起机体免疫功能紊乱，手术所引起的应激、疼痛、出血及患者对手术的恐惧或焦虑等心理活动均可使体内免疫微环境失衡，出现免疫功能抑制；另一方面，肿瘤患者免疫抑制的主要机制是肿瘤源性的，肿瘤细胞持续存在并能够分泌具有免疫抑制性的细胞因子如 IL-10、IL-6、TGF-β 等，并且可以招募髓源抑制细胞及调节性 T 细胞等进一步抑制效应性细胞的功能，增加免疫抑制，促进肿瘤的发展，所以术后免疫状态与复发有密切的关系。一项关于肝癌术后辅助治疗的研究显示，121 例肝癌患者术后细胞免疫功能均有不同程度的下降，4 周后部分恢复，其中术后 8 周免疫功能仍未恢复者 1 年复发率达到 65.0%，而术后免疫功能恢复正常者 1 年复发率仅为 25.9%，两组患者差异非常显著，提示机体免疫功能在抗肝癌术后复发方面起着重要的作用。所以迅速提高免疫功能或加快术后免疫功能恢复有助于降低术后复发率。在术后的早期给予免疫支持治疗，能及时改善肿瘤患者机体免疫功能，这对于防止由于免疫功能的进一步下降而导致存在于体内的微小病灶迅速生长及转移是有益的。

三、手术联合免疫治疗为肿瘤患者带来新的希望

国内外近期研究表明，免疫治疗联合手术、化疗及放疗等手段在恶性黑色素瘤、肾癌、肺癌、结直肠癌、肝癌和乳腺癌等治疗中取得了良好的效果。21 世纪初，医学界权威杂志《柳叶刀》发表了关于手术联合生物免疫治疗的临床试验，该研究以 150 例手术肝癌患者为研究对象，其中行过继免疫细胞回输组 76 例（体外利用重组 IL-2 扩增患者来源的 T 淋巴细胞，并给予患者 CD3 单抗注射辅助治疗），在对患者长达 7 年的随访中发现，免疫治疗组早期及总的复发率均明显低于对照组（单独手术组），且与复发相关的死亡率明显较低，这表明手术联合免疫治疗能够有效降低肿瘤的复发率，提高患者生存率，改善肿瘤患者的预后。在近期一项关于肾癌患者术后行免疫治疗的研究中发现，免疫治疗组中患者的 3 年无病生存率达 96.7%，而对照组为 57.7%，并且 3 年的总生存率也明显高于对照组。在一项肾癌患者回顾性研究中发现，与单纯手术治疗组相比，生物治疗联合手术治疗能提高肾癌患者 3 年和 5 年生存率。此外，国外多个实验室对恶性黑色素瘤、肺癌等肿瘤患者在手术后行免疫治疗的随访均显示，免疫治疗与手术结合能够有效延长肿瘤患者生存期，改善生活质量。

近年来，关于肺癌、结直肠癌术后结合免疫治疗的研究同样表明术后早期结合免疫治疗，能够有效抑制肿瘤的复发与转移，延长患者的生存期并改善生活质量（图 3-1）。

目前手术联合免疫治疗主要有以下几种方案：①与新辅助治疗相似，患者术前行免疫细胞回输治疗。针对发现较晚、错失手术切除机会的肿瘤患者，先行免疫细胞治疗，能有效缩小肿瘤体积，防止肿瘤细胞扩散及转移，为手术治疗提供条件。②术后结合免疫治疗，能够有效杀伤患者体内残存的肿瘤细胞，提高机体免疫力，防止肿瘤的复发与转移，改善肿瘤病人的预后。③术前术后均行免疫治疗。该方案将免疫治疗列为常规辅助治疗，在肿瘤患者与肿瘤病魔抗战中长期利用免疫疗法，为改善预后提供进一步的支持。

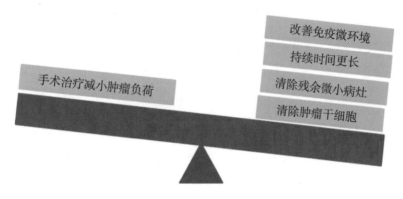

图 3-1　手术联合生物治疗的优势

首先，随着"新辅助治疗"概念的提出，毒副作用最小的免疫治疗可被作为常规术前辅助治疗手段。与原发肿瘤切除术后辅助免疫治疗根除远处转移相比，新辅助治疗的疗效显著提高，即术前给予中和 Treg 细胞（CD25 抗体）或者应用 PD-1 抗体联合 CD137 抗体，与术后给予干预相比，能明显延长荷瘤模型的生存期，且分析外周血发现抗原特异性 CD8⁺T 细胞浸润及 IFN-γ 分泌水平均明显升高。以白血病和乳腺癌模型为基础的研究提示，于围手术期给予免疫佐剂如前列腺素阻断剂等可以优化对术后残余病灶的控制，从而改善临床治疗效果。许多实体肿瘤经影像学等检查手段发现时已经发展至中期或中晚期，甚至部分患者已经出现远处转移现象，并且机体一般情况较差，无法进行手术或者放、化疗等其他辅助治疗。免疫治疗不仅能够阻止肿瘤细胞自身的生长而且可以调节患者体内的免疫平衡状态，起到改善一般情况的作用，为中晚期患者争取手术治疗的机会。

其次，术后联合免疫治疗已经成为目前临床应用较广泛的治疗选择。以间皮瘤模型为基础的研究提示，术后辅助 TLR7 激动剂咪喹莫特（IMQ）联合 CD40 单抗治疗可促进全身系统抗肿瘤活性，并且由于这两种佐剂均已用于临床试验，因此这种治疗方案具有明显的临床转化的可能。手术切除肿瘤是非小细胞肺癌的最佳治疗策略，但是术后辅助化疗和放疗，40% 的患者会发生局部或系统性复发合并其他并发症，而术后给予免疫治疗如疫苗及 MAGE-A3 抗原特异性 T 细胞过继回输等手段，可明显减小肿瘤残余灶，阻止肿瘤的术后复发。在一项Ⅰ/Ⅱ期临床试验中发现，给予接受根治性或者姑息性手术的结直肠癌患者回输T细胞（自身来源，于体外扩增后回输）可明显改善转移性结直肠癌患者的远期生存率。我国在21世纪初也开展了关于手术联合免疫治疗的临床试验研究。其中一项关于肝癌术后辅助治疗方案选择的研究中，选取了121例肝癌术后患者，随机分为手术组、手术加化疗组、手术加免疫治疗组和手术与化疗及免疫治疗联合组；其中三种治疗手段联合组的治疗方案为术后1周开始免疫细胞治疗，细胞回输结束2周后开始化疗，第二次细胞回输在化疗结束2周后进行，并且在化疗期间继续肌注IL-2及IFN-γ。结果显示：首先，在细胞免疫学功能变化方面，手术加免疫治疗组和三种治疗手段联合组中NK细胞及CD8$^+$T细胞的活性均高于其他两组；其次，对术后复发率的观察发现，手术加化疗组1年复发率虽然较单纯手术组低，但差异无统计学意义，而2、3年的复发率则明显低于单纯手术组，但是手术加免疫治疗组及三种治疗手段联合组1、2、3年复发率均明显低于单纯手术组，而且三种治疗手段联合组复发率最低。所以这项研究也突显了术后化疗联合免疫治疗的重要性。

研究显示术后化疗能够降低复发率，但也有研究显示术后化疗并不能降低复发率，这种不一致的结论可能与用药剂量、给药途径及疗程相关，还可能与肿瘤类型及机体免疫功能相关。手术及其他因素可能使肿瘤诱导的免疫抑制进一步加强，术后给予化疗使机体的免疫功能长期无法恢复，降低患者本身抵抗肿瘤能力的同时也增加了感染等并发症发生的可能性。而术后早期给予积极的免疫治疗，即使未行化疗其术后复发率也明显降低，提示肿瘤术后早期给予免疫支持治疗能尽快恢复宿主抵抗肿瘤的能力。在提高免疫功能的基础上再进行化疗，与免疫治疗起到协同的作用，有助于杀死残余肿瘤细胞，降低术后复发率，对术后生存期的延长有重要意义。

最后一种免疫治疗联合手术的方案为术前术后均行免疫治疗。由于手术创伤、麻醉及相关因素能够影响宿主的免疫功能，所以部分研究结果建议术前开始给予免疫治疗，增强机体免疫反应，之后行手术治疗等；而在术后继续给予免疫支持治疗，可及时恢复患者体内的抗肿瘤能力，清除残留病灶及微小转移灶，降低肿瘤复发与转移的可能性，改善肿瘤患者的生活质量，延长肿瘤患者的生存期。

四、以免疫指标为基础开发新的手术治疗手段

手术治疗中准确识别微小肿瘤残留的技术可以降低手术切缘复发的风险。随着PD-1单克隆抗体在肿瘤中的开发和应用，目前以乳腺癌模型为基础的一项发明（PD-1-IRDye800CW）通过荧光分子成像监测探针的生物分布和术中成像，即与IgG相比，PD-1-IRDye800CW在肿瘤区域表现出特异性信号。此外，PD-1-IRDye800CW引导的手术结合PD-1抗体免疫疗法抑制肿瘤再生和微肿瘤转移，提高了存活率。但目前此项技术仅用于基础研究，需要通过完善该技术的使用条件，加快临床转化

的应用。

　　总之，手术对肿瘤患者免疫状态的影响是双面的，手术能够减轻患者的肿瘤负荷，解除肿瘤源性的免疫抑制，但是其本身所带来的应激及创伤等可能使免疫功能紊乱。所以对于肿瘤患者，术后应该早期结合免疫治疗，恢复机体抗肿瘤能力，调节自身免疫功能，提高生活质量，延长生存期。

参考文献

［1］崔玉，赵斌，韩培立，等.肺肿瘤患者围手术期细胞免疫功能的动态变化.陕西医学杂志，2007，2（2）：155-158.

［2］周伟平，吴孟超，陈汉，等.肝癌切除加免疫化疗对术后复发的影响.肝胆外科杂志，2001，9（6）：414-416.

［3］李晓东.食管癌患者手术前后外周血T淋巴细胞亚群、NK细胞及IL-12测定的临床意义.皖南医学院，2014.

［4］LLOVET J M, VILLANUEVA A, LACHENMAYER A, et al. Advances in targeted therapies for hepatocellular carcinoma in the genomic era. Nat Rev Clin Oncol, 2015, 12(8):408-424.

［5］TAKAYAMA T, SEKINE T, MAKUUCHI M, et al.Adoptive immunotherapy to lower postsurgical recurrence rate of hepatocellular carcinoma: a randomized trial.Lancet, 2000, 356(9293):802-807.

［6］ZHAO X, ZHANG Z, LI H,et al. Cytokine induced killer cell-based immunotherapies in patients withdifferent stagesofrenal cell carcinoma. Cancer Lett,2015,362(2):192-198.

［7］郭毛毛，邱慧，程乾，等.生物联合手术治疗肾癌远期疗效的Meta分析.临床泌尿外科杂志，2016（4）：340-343

［8］LIU J, BLAKE S J, YONG M C, et al. Improved efficacy of neoadjuvant compared to adjuvant immunotherapy to eradicate metastatic disease.Cancer Discov, 2016, 6(12):1382-1399.

［9］AVRAHAM R, BENISH M, INBAR S, et al. Synergism between immunostimulation and prevention of surgery-induced immune suppression: An approach to reduce post-operative tumor progression. Brain Behav Immun, 2010, 24(6):952-958.

［10］KHONG A, CLEAVER A L, FAHMIALATAS M, et al. The efficacy of tumor debulking surgery is improved by adjuvant immunotherapy using imiquimod and anti-CD40. BMC Cancer, 2014, 14:969.

［11］TUCKER Z C, LAGUNA B A, MOON E, et al. Adjuvant immunotherapy for non-small cell lung cancer. Cancer Treat Rev, 20, 38(6):650-661.

［12］ZHEN Y H, LIU X H, YANG Y, et al. Phase Ⅰ/Ⅱ study of adjuvant immunotherapy with sentinel lymph node T lymphocytes in patients with colorectal cancer. Cancer Immunol Immunother, 2015, 64(9):1083-1093.

［13］DU Y, SUN T, LIANG X. Improved resection and prolonged overall survival with PD-1-IRDye800CW fluorescence probe-guided surgery and PD-1 adjuvant immunotherapy in 4T1 mouse model.Int J Nanomedicine, 2017, 12:8337-8351.

（杨双宁　　秦国慧）

第二节　化疗联合生物治疗

一、化学药物治疗肿瘤的现状

近年来，由于诸多因素的作用，肿瘤的患病率在逐年增高，但是有效治疗手段的开发却进展相对缓慢。随着人们对肿瘤发生发展规律认识的逐步加深，对肿瘤的治疗也从最初以治愈肿瘤为目的，调整为以延长生存为导向，逐渐延伸至使患者带瘤生存、将肿瘤视为慢性疾病进行长期治疗的阶段。同时，肿瘤的治疗手段也在不断发展完善。化疗作为一种古老的治疗手段，早期便被应用于肿瘤的治疗，但是进展缓慢。20 世纪 40 年代氮芥治疗淋巴瘤的应用拉开了现代肿瘤化疗的序幕。20 世纪 60 年代美国国家癌症中心成立了全国肿瘤化疗服务中心。我国抗癌药物的研究于 1958 年启动，之后相继出现环磷酰胺、顺铂、紫杉醇和拓扑异构酶抑制剂等新一代化疗药物。常规化疗方案仅能消灭分化的肿瘤细胞，而残存的肿瘤干细胞是导致肿瘤复发与转移的主要因素。随着抗肿瘤药物研究的深入，21 世纪初分子靶向药物的出现为肿瘤患者带来新的希望（图 3-2）。但是随之出现的肿瘤患者对药物副作用的不可耐受性及对化疗药物包括分子靶向药物的耐药性，使肿瘤治疗面临着巨大的挑战。新的治疗手段与传统的肿瘤治疗方法如化疗相结合，提高抗肿瘤的能力，改善肿瘤患者的生活质量及生存期成为抗肿瘤治疗的发展趋势。免疫治疗作为新兴的肿瘤治疗手段，其疗效已逐渐被国内外医学界所认可。大量研究证实，免疫治疗可与化疗等传统治疗肿瘤手段相结合，达到更好的抗肿瘤效果。

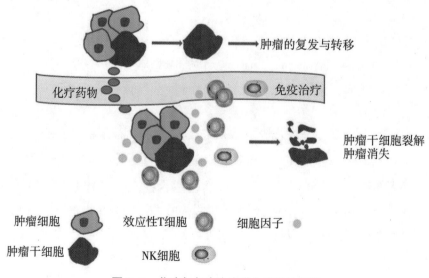

图 3-2　化疗与免疫治疗联合应用的优势

二、化疗对免疫功能的影响

研究表明，肿瘤患者机体免疫功能的改变与肿瘤的复发、转移等有着密切的联系。传统的观念认为，化疗在促进肿瘤细胞凋亡的同时能够抑制患者自身免疫效应性细胞的增殖与功能。一项关于"抗肿瘤化疗对肺癌患者免疫格局与功能的改变"的研究显示，与正常对照组相比，肺癌患者外周血中调节性 T 细胞（Treg）数量明显增加，并且与肿瘤的进展相关，但是在用紫杉醇类药化疗后，发现肺癌患者外周血中调节性 T 细胞的数量明显降低，而 CD8+T 细胞的数量并没有明显改变；并且该研究还证明，化疗药物通过激活 Fas/FasL 通路增加调节性 T 细胞的凋亡，说明紫杉醇类化疗药物对调节性 T 细胞杀伤作用更明显，可增加外周血中 CD8+ T 细胞 /Treg 的比值。另外有文献报道称氟尿嘧啶和吉西他滨能减少肿瘤微环境中髓源抑制细胞（MDSC）的数量并抑制其功能。调节性 T 细胞及 MDSC 的减少削弱了肿瘤细胞免疫逃逸网络，调节了机体免疫格局，为进一步行免疫治疗奠定了基础。并且也有研究显示，化疗药物诱导肺癌患者外周血中 IFN-γ 及 IL-12 的水平明显升高。一项关于"新辅助放化疗对腹腔镜直肠癌根治术患者免疫功能的影响"的研究显示：直肠癌患者免疫力较正常健康对照组明显下降，新辅助放化疗能够在一定程度上促进术后患者免疫功能的恢复，为进一步治疗奠定基础。另外，淋巴瘤和其他消化道肿瘤的相关研究均提示化疗在减轻肿瘤负荷的同时，可一定程度上解除免疫抑制，利于后续免疫治疗疗效的发挥。

化疗药物调节免疫功能的作用机制主要包含以下几项：首先，化疗能够促使肿瘤细胞的凋亡，减轻肿瘤负荷，增加肿瘤免疫原性，从而增加效应性细胞的杀伤功能；其次，化疗能够引起淋巴细胞减少，由于反馈的作用能够使抗原特异性 T 细胞扩增，使免疫功能重建，激活机体免疫系统；最后，化疗药物能够直接对免疫细胞产生影响，如增加树突状细胞的数量并促进其成熟，减少调节性 T 细胞及髓源抑制细胞的数量并抑制其功能，从而维持机体免疫系统的激活状态，为后续的免疫治疗提供基础。但是临床数据却显示，很多肿瘤患者化疗之后机体免疫功能出现了下降的现象，反而加速肿瘤的发展。化疗药物对机体免疫功能的影响与用药剂量和疗程长短是密切相关的。对患者来说，联合生物治疗可增加机体抵抗肿瘤生长的能力，改善患者的生存期及生活质量。

三、生物治疗的应用

生物治疗包含的内容广泛，凡是用生物材料对疾病进行预防和治疗的过程都可以称为生物治疗，而生物材料包括多肽、蛋白质、细胞因子、核酸药物等非细胞类和免疫细胞、干细胞等细胞类。

免疫细胞治疗是近年复兴的、具有显著抗肿瘤作用的较有发展前途的肿瘤治疗方法，被认为是目前唯一有希望完全消灭肿瘤细胞的治疗手段。目前进入临床研究的治疗方法包括细胞因子诱导的杀伤细胞（CIK 细胞）疗法、树突状细胞（DC）疗法、DC-CIK 疗法等。最新的细胞免疫治疗技术有 CAR-T 细胞治疗技术、转基因 TCR-T 细胞治疗技术。特别是近几年来，CAR-T 细胞治疗技术在临床研究中取得的非凡效果使得细胞免疫治疗取得了突破性进展。其原理是将患者来源的 T 细胞经过体外基因改造技术导入特异性识别肿瘤抗原的受体基因，使其能够特异性识别和杀伤表达特异肿瘤抗原的细胞，再将改造后的 T 细胞回输到患者体内，能快速识别并强效杀伤肿瘤细胞。抗 CD19 CAR-T 细胞在血液系统肿瘤的研究中取得了令人瞩目的成绩：最早接受 CAR-T 细胞治疗的 30 例白血病患者，都是历经多种治疗后失败的晚期病例，通常情况下生存期不超过半年。但接受 CAR-T 细胞治疗后，27 例患者获得 CR，20 位患者半年后复查，仍然为 CR。近年来，靶向免疫检查点的治疗逐渐应用于临床，较突出的为抗 PD-1 及 CTLA-4 的单抗，其在恶性黑色素瘤的治疗中取得了良好的效果。基于化疗对机体免疫系统产生的诸多影响，如诱导调节性 T 细胞及 MDSC 的凋亡，减轻肿瘤微环境的免疫抑制状态,化疗联合生物免疫治疗能够使两种治疗手段优势互补,增加抗肿瘤的疗效,改善肿瘤患者的预后及生活质量，在肿瘤治疗中具有良好的应用前景。

四、生物治疗联合化疗的现状

（一）免疫治疗联合化疗的理论基础

传统的概念认为，抗肿瘤化疗仅仅对分裂期肿瘤细胞产生抗增殖和毒性作用，常导致人体组织器官的损伤和耐药肿瘤克隆的产生。但近期研究证实，化疗和免疫治疗的联合应用可提高机体的抗肿瘤免疫反应，增强免疫治疗的疗效。

免疫系统和肿瘤之间相互作用的结果可决定肿瘤的命运。研究表明，免疫系统对肿瘤的反应有三个阶段,即免疫清除期、免疫平衡期和免疫逃逸期。在免疫清除期,免疫系统可识别肿瘤特异性抗原,激发机体天然的和获得性的免疫反应,清除早期的肿瘤侵害;而在免疫平衡期,肿瘤不能被完全清除,但肿瘤也不能进展,与机体免疫系统处于相持状态;至免疫逃逸期,肿瘤与免疫系统之间的平衡被破坏,导致肿瘤逃离免疫系统的监视,进入免疫逃逸期,肿瘤开始进展,并可抵制和抑制免疫系统。肿瘤微环境中有多种因素可协助肿瘤逃避免疫系统的监视,如:MDSC 及其分泌的细胞因子 IL-6、TNF-α、IL-23 等,具有促肿瘤生长活性。这些细胞因子和其他一些细胞因子又可诱导或招募调节性 T 细胞,调节性 T 细胞通过多种机制包括分泌 IL-10 和 TGF-β 等方法来下调抗肿瘤免疫反应。肿瘤免疫治疗的目的是增强免疫系统内在的抗肿瘤能力,克服已然存在的肿瘤微环境免疫抑制状态,这是进行肿瘤有效免疫治疗的第一步。值得注意的是,化疗、放疗等传统治疗方法有增强免疫功能的机制,如可以清除 MDSC、调节性 T 细胞等免疫抑制细胞,增强潜在的抗肿瘤免疫反应;治疗诱导的肿瘤细胞死亡可释放肿瘤抗原,这些抗原被抗原呈递细胞摄取、处理并呈递给 T 细胞,激发抗原特异性 T 细胞抗肿瘤反应,促进肿瘤细胞的清除。容易被忽略的另一个可增强免疫反应的机制是肿瘤负荷的移除。小鼠实验证实，细胞毒性 T 细胞在持续的肿瘤抗原刺激下，可进入耐受状态，而把这些 T 细胞转移到无肿瘤抗原的环境中又可恢复其原有活性。所以任何可以有效移除肿瘤负荷的传统治疗方法理论上都可以与免疫治疗联合，增强抗肿瘤免疫效应。

（二）免疫治疗联合化疗的相关研究

1. 肿瘤疫苗联合化疗　肿瘤疫苗可向免疫系统呈递一种或多种肿瘤抗原，诱导机体产生新的抗肿瘤免疫反应。然而，多个临床试验证实，单独应用肿瘤疫苗并不足以引起肿瘤（尤其是进展期疾病）的消退，因为大多数标准剂量的化疗方案常可导致免疫抑制效应的发生。肿瘤疫苗联合化疗的方案就相对复杂化了。早期研究证实，低剂量的环磷酰胺（CTX）可显著增强疫苗的抗肿瘤反应。更深入的研究揭示，低剂量的环磷酰胺与分泌粒细胞 – 巨噬细胞集落刺激因子（GM-CSF）的肿瘤疫苗联合应用，其效应增强作用尤其显著。德雷克（Drake）运用原发性小鼠前列腺癌模型进行的肿瘤疫苗治疗研究发现，单独应用肿瘤疫苗不足以诱导抗原特异性 T 细胞的扩增或反应；然而，于免疫治疗前一天先给予低剂量的环磷酰胺对小鼠进行联合治疗，显著增强了免疫诱导的细胞毒性 T 细胞的扩增和反应，并使肿瘤缩小。这些研究显示，环磷酰胺的剂量和给药时间都是至关重要的。一项应用 GVAX 肿瘤疫苗治疗乳腺癌的 I 期临床试验证实，环磷酰胺以 200 mg/kg 的剂量于 GVAX 肿瘤疫苗应用前一天应用，可监测到很强的抗肿瘤免疫反应。所以在临床研究中，免疫治疗和化疗联合时，化疗药物应用的剂量、用药时机及其作用机制都是需要慎重考虑的问题。

2. T 细胞功能调节剂联合化疗　目前，针对调节性 T 细胞对肿瘤的反应而设计的治疗方案大大扩展了免疫治疗的潜力。CTLA-4、PD-1 和 LAG3 都是表达在 T 细胞表面的负性调节分子，这三种分子都与外周免疫耐受的调节相关。伊匹木单抗是完全人源化 CTLA-4 单克隆抗体。在一项Ⅲ期临床试验中，伊匹木单抗联合达巴卡嗪治疗转移性恶性黑色素瘤患者，与单独应用达巴卡嗪相比，显著延长了总生存期（11.2 个月 vs 9.1 个月）。另外一项Ⅱ期临床试验，招募Ⅲ - Ⅳ期非小细胞肺癌（NSCLC）或广泛期小细胞肺癌（SCLC）患者，研究应用伊匹木单抗联合标准剂量化疗（卡铂 + 紫杉醇，即 CP 方案）的安全性和优化用药次序。结果显示，伊匹木单抗免疫治疗联合 CP 方案化疗在患者中耐受性良好，而且，免疫治疗在化疗结束后应用可使患者获得更长的疾病无进展生存期（PFS）。该研究没有探讨剂量的效应，但其数据显示，免疫治疗联合化疗的临床治疗效果与治疗的次序紧密相关。

2018 年施贵宝公司公布了以华人为主要用药群体的 PD-1 抗体治疗晚期非小细胞肺癌的三期临床试验数据，最终结果是，相比较于化疗，PD-1 抗体（纳武利尤单抗）有效率是化疗药物（多西他赛）的 4 倍（17% vs 4%），同时死亡风险下降 32%，而且这一研究结果和癌症的分型以及 PD-L1 是否高表达都无关。

2018 年 ASCO 会议中报道，美国 FDA2016 年批准帕博利珠单抗用于 PD-L1 高表达（≥ 50%）的晚期 NSCLC 患者的一线治疗，这类患者约占所有肺癌患者总数的 1/3。帕博利珠单抗是目前唯一批准用于肺癌一线治疗的免疫治疗药物（单独使用或与化疗联用）。PD-L1 常用于预测肿瘤对免疫检查点抑制剂（包括帕博利珠单抗）的反应。通常，PD-L1 表达高的肿瘤对这些治疗反应更好。根据一些研究，这些免疫疗法对 PD-L1 低表达或不表达的肿瘤患者也是有效的。在之前 NSCLC 二线治疗的临床试验中，发现帕博利珠单抗对于 PD-L1 表达评分（TPS）≥ 1% 的肿瘤也有效。在 KEYNOTE-024 中，帕博利珠单抗作为无定向靶点且 PD-L1 TPS ≥ 50% 的转移性 NSCLC 一线治疗，相比化疗显著改善了 PFS（主要终点）和 OS（次要终点）。该研究纳入 1274 名局部晚期或转移性 NSCLC 患者，包括鳞状细胞癌和非鳞状细胞癌，但不包括可用靶向治疗（EGFR 和 ALK 抑制剂）的患者。其中 599 例（47.0%）TPS ≥ 50%，818 例（64.2%）TPS ≥ 20%。中位随访 12.8 个月后，帕博利珠单抗组仍有 13.7% 的患者接受治疗。这些数据证实了帕博利珠单抗单药治疗作为 PD-L1 高表达的晚期 / 转移性 NSCLC 的标准一线治疗的潜力。

同时在会议中公布了以纳武利尤单抗为基础的两种联合治疗方式基于肿瘤突变负荷状态分析的结果。CheckMate227 是一项开放性Ⅲ期临床研究，评估了基于纳武利尤单抗的治疗方案与含铂类的双药化疗方案用于晚期 NSCLC 患者（包括鳞癌和非鳞癌患者）一线治疗的疗效和安全性。数据显示，在 PD-L1 <1% 患者中，与化疗（n=186）相比，纳武利尤单抗联合化疗（n=177）能够延长无进展生存期（HR 0.74；95% CI 0.58 ~ 0.94）。在对高肿瘤突变负荷（TMB ≥ 10 个突变 /Mb）且 PD-L1 <1% 的患者进行探索性分析时，纳武利尤单抗联合低剂量伊匹木单抗组（n=38）的一年无进展生存率为 45%，纳武利尤单抗联合化疗组（n=43）为 27%，化疗组（n=48）为 8%。在低肿瘤突变负荷（TMB <10 个突变 /Mb）且 PD-L1<1% 的患者中，纳武利尤单抗联合低剂量伊匹木单抗组（n=52）和纳武利尤单抗联合化疗组（n=54）的一年无进展生存率均为 18%，化疗组（n=59）为 16%。因此纳武利尤单抗联合化疗用于一线治疗晚期 NSCLC 可延长疾病无进展生存期。

五、化疗联合生物治疗的展望

未来的肿瘤治疗，将从单一治疗方法转向多种疗法相联合的综合治疗策略，其中生物治疗将发挥重要的作用。生物治疗作为肿瘤治疗的新型治疗模式，主要通过肿瘤宿主防御机制或生物制剂的作用调节机体自身的抗肿瘤免疫反应，从而抑制或消除肿瘤。我国生物治疗仍处于初步发展阶段，与化疗的联合应用仍需要进一步的探究。联合化疗的最佳剂量、最佳给药时间及化疗的免疫调节作用，都是下一步研究的重点。随着人们对免疫系统在抗肿瘤中角色的深入理解，以及联合治疗手段的合理应用，免疫治疗必将在肿瘤治疗中发挥更重要的作用。

参考文献

[1] JI D, HONG X, GUO Y, et al. Efficacy and safety of rituximab combined with CHOP or combined with dose fractionated CHOP in the treatment of primary gastric diffuse large B cell lymphoma. Zhonghua zhong liu za zhi [Chinese journal of oncology], 2014, 36(12):939-943.

[2] KAISER W J, UPTON J W, MOCARSKI E S. Recepter-interacting protein homotypic interaction motif-dependent control of NF-kappa B activation via the DNA depengdent activator of IFN regulatory factor. J Immunol, 2008, 181(9):6427-6434.

[3] GALANIS E, HARTMANN L C, CLIBY W A. Phase I trial of intra-peritoneal administration of an oncolytic measles virus strain engineered to express carcino embryonic antigen for recurrent ovarian cancer. Cancer Res, 2010, 70(3):875-882.

[4] EICHHOLZ A, MERCHANT S, GAYA A M. Anti-angiogenesis therapies: their potential in cancer management. Onco Targets Ther, 2010, 3:69-82.

[5] JULIA K, MOSHE S F, MOSHE B, et al. Adverse immunoregulatory effects of 5FU and CPT11 chemotherapy on myeloid-derived suppressor cells and colorectal cancer outcomes. Cancer Res, 2014, 74(21):6022-6035.

[6] MCQUADE J L, DANIEL C R, HESS K R, et al. Association of body-mass index and outcomes in patients with metastatic melanoma treated with targeted therapy, immunotherapy, or chemotherapy: a retrospective, multicohort analysis. Lancet Oncol, 2018, 19(3):310-322.

[7] LIU J, BLAKE S J, YONG M C, et al. Improved efficacy of neoadjuvant compared to adjuvant immunotherapy to eradicate metastatic disease. Cancer Discov, 2016, 6(12):1382-1399.

[8] QUOIX E, LENA H, LOSONCZY G, et al. TG4010 immunotherapy and first-line chemotherapy for advanced non-small-cell lung cancer (TIME): results from the phase 2b part of a randomised, double-blind, placebo-controlled, phase 2b/3 trial. Lancet Oncol, 2016, 17(2):212-223.

（黄建敏 石晓娟 秦国慧）

第三节 放疗联合生物治疗

放射治疗（简称放疗）是利用X射线、电子线、质子束及其他粒子束等对肿瘤进行治疗的一种方法，已经历了一个多世纪的发展。在伦琴发现X线、居里夫人发现镭之后，放疗很快就用于临床治疗恶性肿瘤，直到目前放疗仍是恶性肿瘤重要的局部治疗方法。放疗可以通过电离辐射继发产生的带电粒子和自由基使DNA双链或单链断裂，破坏肿瘤细胞的基因，使肿瘤细胞死亡。局部放疗导致肿瘤细胞快速死亡的同时，残存细胞也会进入休眠，可能是因为肿瘤新生血管减少、DNA破坏、有丝分裂受抑、信号转导通路受阻及炎性微环境改变等。在肿瘤的临床治疗中，约有70%以上的肿瘤患者接受过不同程度的放疗，许多肿瘤患者获得长期生存，甚至得以痊愈，如早期鼻咽癌、淋巴瘤和皮肤癌等。有些肿瘤患者，如中晚期头颈部癌、食管癌、乳腺癌和结直肠癌等，起初不能进行手术治疗或切除困难，但经术前新辅助放疗后，肿瘤缩小，减少了术中播散机会，提高了切除率和术后生存率。还有些肿瘤病人由于体质差、有合并症而不能手术或不愿手术，单纯放疗也能取得不错的效果。放疗虽然可以直接杀死大部分肿瘤细胞，暂时控制病情，在很多早中期甚至晚期恶性肿瘤治疗中都显示很好的疗效，但因肿瘤具有无限的复制潜能、侵袭和转移特性，极易复发并转移至患者其他部位，因此多数患者需要配合手术、化疗或生物治疗以达到局部彻底控制或消除潜在的远处转移病灶，获得更好的疗效。

放疗对免疫系统的影响是多方面的。研究表明，放疗后病人体内血液循环中的转化生长因子-β（TGF-β）显著增加，TGF-β具有抑制免疫功能和促进肿瘤进展的功能。放疗同时也能募集髓源抑制细胞（MDSC）和M2型巨噬细胞到肿瘤部位，并分泌精氨酸酶-1（arginase-1，ARG-1）和环氧合酶-2（cyclooxygenase-2，COX-2），使精氨酸耗竭和前列腺素E_2合成增多，进而抑制抗肿瘤免疫反应。

然而，更多的研究表明，放疗能够促进机体的抗肿瘤免疫系统激活。放疗能够诱导肿瘤特异性细胞毒性T淋巴细胞（CTL）的产生和募集。首先，放疗引起肿瘤免疫原性死亡，进而产生钙网织蛋白、高迁移率族蛋白B1（HMGB1）和ATP等物质。放疗造成的免疫原性死亡，会使CTL募集到肿瘤微环境，捕获肿瘤细胞释放的抗原，进而激发淋巴细胞产生抗肿瘤效应。其次，放疗能够上调肿瘤细胞MHC-I类分子的表达。CTL主要识别肿瘤MHC-I类分子和抗原肽复合物，进而发挥特异性杀伤肿瘤作用，而有些肿瘤细胞低表达MHC-I类分子，造成免疫逃逸。放疗上调MHC-I类分子的表达，有助于CTL识别并杀伤肿瘤细胞。

癌变是人体正常细胞产生基因突变，突变的积累导致细胞复制失去控制而导致的。癌变的细胞由于具备了一些正常细胞没有的特征分子（比如突变的癌基因），能被体内的免疫系统所识别并清除，以防止它们继续在体内扩增。但当机体内识别和杀伤癌变细胞的免疫效应细胞在功能及数量上处于劣势时，癌变细胞就会大量复制，通过伪装来逃避免疫系统的打击，并攻击免疫系统。生物治疗目前被认为是癌症治疗中除手术、放疗、化疗外的第四种治疗手段，主要通过体外扩增自体免疫效应细胞或运用生物制剂来调节机体免疫功能，从而消除肿瘤微小残留病灶或抑制肿瘤细胞增殖。这种治疗方式正被越来越多的患者所接受。生物治疗的最大优势在于对残存癌细胞的杀伤，尤其在癌症术后预防复发方面有一定的作用。因此，免疫治疗可保护机体免疫功能尤其是 T 细胞免疫功能，在一定程度上改善放射线对 T 细胞增殖和活化的抑制作用，使放疗过程中机体的抗肿瘤免疫功能发挥到最佳状态，最终巩固和提高放疗疗效。

一、放疗联合细胞因子治疗

多项动物实验和临床研究均显示，放疗与细胞因子免疫治疗的联合能显著提高肿瘤的治疗效果。IL-2 能够激活和扩增 T 细胞和 NK 细胞，从而产生抗肿瘤的免疫反应。安田浩二等研究发现，在小鼠结肠癌模型中，肿瘤局部放疗（2 Gy×5 d×2 周期）联合 IL-2（20 000 IU）瘤内注射，相比单独局部放疗，肿瘤体积明显缩小。并且，接受放疗联合 IL-2 治疗的小鼠体内 CD4$^+$T 细胞的比例明显上调，CD4$^+$CD25$^+$ 调节性 T 细胞和 CD11b$^+$Gr-1$^+$MDSC 比例下调。更加有趣的是，放疗联合 IL-2 治疗后的小鼠远端非放射区转移肿瘤也明显消退，说明可能是激活了全身系统的 T 细胞免疫反应。史蒂文等在 I 期临床试验中，对 8 例转移的恶性黑色素瘤和 2 例肾癌病人先进行 3 d 的 20 Gy/ 次的立体定向放疗（stereotactic body radiation therapy，SBRT），然后每 8 h 一次静脉注射 IL-2（600 000 IU/ kg）。第二个周期于 2 周后开始。8 例恶性黑色素瘤病人的非放射区完全缓解（CR）2 例，部分缓解（PR）3 例，总反应率 62.5%。2 例肾癌均为 PR。免疫监测结果显示有反应的病人外周血中 CD4$^+$ 效应记忆性 T 细胞比例也明显上调，说明 SBRT 和 IL-2 的联合应用展现出了显著的抗肿瘤疗效和可靠的安全性。最近报道的一项针对转移性 NSCLC 的独立免疫细胞因子加放疗的小型前瞻性试验，迈克尔·霍伊维尔等完成了 I 期研究，入选 13 例一线化疗后的转移性和非进展性 NSCLC 患者，从第一天开始，患者接受 IL-2 融合坏死因子 DNA 的特异性抗体的注射，其选择性地激活高亲和性 IL-2 受体，每 21 d 为一周期，每周期连续使用 3 d，通过静脉注射递增剂量的治疗，直到疾病进展或产生不可耐受的副作用，最终均未达到最大耐受剂量，13 例患者中有 2 例长期疾病控制，副作用较小，包括厌食、乏力、皮疹和甲状腺功能障碍等。当然，除了 IL-2，许多其他细胞因子如 IL-3、IL-12、TNF-α 与放疗联合应用时都显示出良好的抗肿瘤效果。TNF-α 同样也是一种强大的抗肿瘤炎性细胞因子，主要由单核细胞和巨噬细胞产生。它能够抑制肿瘤细胞增殖、诱导肿瘤细胞凋亡，且对正常组织细胞无影响，目前在全球范围已经广泛开展了 I 、II 及 III 期临床试验，被用于胃癌、大肠癌、胆囊癌、B 细胞淋巴瘤、肝癌伴腹水及晚期转移癌等的治疗。放疗联合 TNF-α 治疗已经在原发肿瘤以及转移癌患者中开展了 I 期临床试验，尽管试验发现两者联合应用确实在一些患者中显示出更好的抗肿瘤效果，但 TNF-α 副作用较大，可引起患者发热、头痛、恶心，高剂量甚至会引起休克。为了克服这一难关，使放疗联合 TNF-α 的抗肿瘤效果最大化，拉斯穆森等研制出辐射诱导启动子控制下表达 TNF-α 的腺病毒载体。最新的 I 期临床试验显示，在实体瘤患者中，携带 TNF-α 的腺病毒载体与放疗联合应用，抗肿瘤能力比单独放疗更强且毒副作用降低很多。

二、放疗联合免疫检查点抑制剂

随着肿瘤生物免疫治疗机制的进一步研究，新一代的靶向免疫治疗迅速发展，其中包括两种单克隆抗体：CTLA-4 抗体和 PD-1 抗体。最具代表性的是伊匹木单抗，美国 FDA 于 2011 年 3 月 25 日批准伊匹木单抗（商品名为 Yervoy）用于治疗晚期恶性黑色素瘤。2014 年，美国 FDA 批准 PD-1 抑制剂纳武利尤单抗用于治疗不可切除或转移的恶性黑色素瘤；次年，再次批准其用于晚期恶性黑色素瘤的一线治疗；2016 年批准其用于一线治疗 PD-L1 高表达（≥ 50%）的 NSCLC 患者。伊匹木单抗与 CTLA-4 结合并阻碍后者与其配体（CD80/CD86）的相互作用，阻断 CTLA-4 可增加 T 细胞的活化和增殖。用伊匹木单抗治疗恶性黑色素瘤病人会延缓肿瘤生长。一些研究表明Ⅲ、Ⅳ期恶性黑色素瘤患者接受伊匹木单抗治疗的同时，接受姑息性放疗，在放疗部位的远端可引起远位效应，二者联合治疗的潜在效应增加，肿瘤转移灶缩小，中位生存期从 6.4 个月增加到 10 个月。随后，多数研究报告显示免疫检查点抑制剂联合放疗在不同类型的肿瘤中疗效优于单独治疗。在发现肿瘤经过放疗能够诱导先天和适应性免疫反应，但很少导致远位效应的理论基础上，2014 年，斯坦福大学的研究组在小鼠模型上进行了放疗联合 PD-L1 抗体的抗肿瘤治疗。实验发现，常规分割放疗仅仅能延缓照射部位肿瘤的生长，而在给予 PD-L1 抗体治疗后，远近端肿瘤都有减小；并且联合治疗后，小鼠生存率延长了 50%。此项研究已经进入Ⅱ期临床试验。2017 年，佩尔西等人在一项放疗联合 PD-1 抑制剂帕博利珠单抗治疗晚期 NSCLC 的研究中，将接受过放疗和未接受过放疗的患者分为两组（根据放疗部位还有细分），分别接受 PD-1 抑制剂帕博利珠单抗 2 mg/kg 或 10 mg/kg 三周和 10 mg/kg 两周治疗来保证安全和有效，研究表明，在应用帕博利珠单抗前接受过放疗，效果更好，无进展生存期从 5.3 个月增加到 10.7 个月。克里斯蒂安等人在一项 101 例恶性黑色素瘤患者的治疗的回顾性研究中，运用常规剂量的放疗、3 mg/kg 的伊匹木单抗单独治疗和两者联合治疗，研究显示接受联合治疗的患者总生存期提高了 1 倍（19 个月 vs 10 个月），完全缓解率增加了接近 3 倍（25.7% vs 6.5%）。2018 年 ASCO 会议报告中，有一项单臂的、Ⅱ期的、评估 PD-1 抑制剂帕博利珠单抗联合放疗治疗转移性三阴乳腺癌有效性的临床试验（NCT02730130），研究结果显示，给予病人 5 d 3000 cGy 的分割放疗，在第一次分割放疗后的 3 d 内首次静脉注射帕博利珠单抗（200 mg），然后每三周一次静脉注射帕博利珠单抗直到疾病进展。9 例病人中，3 例病人 PR，1 例疾病稳定（SD），5 例疾病进展（PD），PR 总反应率为 33%。常见的副作用较轻微，主要有疲劳、肌痛和恶心。

关于靶向免疫治疗与放疗联用具有协同作用的可能机制，有以下几点。第一，肿瘤放疗可以诱导"远位效应"，使未受照射的远离原发肿瘤部位的转移病灶得到缓解。"远位效应"可以广泛地定义为同一机体内放射部位之外的反应，在放疗部位的远端引起抗肿瘤效应。尽管临床前试验证据表明放射诱导的免疫反应介导了远位效应，但是临床试验中远位效应仍比较少见，预示单独使用放疗不足以引起系统性的、强大的抗肿瘤效应，单纯放疗很难消退远处转移的肿瘤。然而，小鼠肿瘤模型的实验数据表明，免疫治疗联合放射可以放大辐射诱导的免疫应答，进而足够引起远位效应。第二，放疗杀伤肿瘤细胞时可释放一些肿瘤抗原和"危险信号"，此时给予单克隆抗体可抑制负性调节作用，增强机体抗肿瘤免疫效应。放疗可以引起T细胞启动和效应的不同过程中的免疫调节作用，两者联用在抗肿瘤治疗中表现出天然的合作关系。第三，放疗前已存在的活化免疫微环境能够增强后续放疗的疗效（图3-3）。

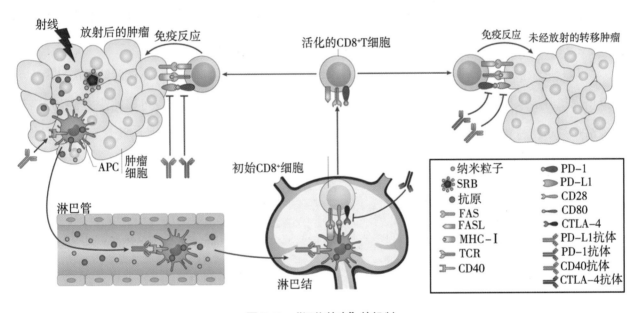

图3-3 "远位效应"的机制

放疗能够使肿瘤细胞产生新抗原，来自损伤肿瘤细胞的抗原被抗原呈递细胞识别，并到达淋巴结部位启动T细胞介导的"远位效应"。活化的T细胞能够直接靶向肿瘤特异性抗原然后浸润到原位瘤和未经过照射的远端肿瘤部位。运用智能放疗生物材料（smart radiotherapy biomaterials，SRB）和纳米材料（nanoparticles）能够更加有效地促进"远位效应"。负载在SRB和纳米材料中的免疫治疗剂可以通过靶向免疫介导的"远位效应"过程的不同方面进而持续地增强"远位效应"。例如，抗CD40的单克隆抗体能够用来促进抗原呈递细胞的激活，同时抑制CTLA-4、PD-1或PD-L1这些免疫检查点的表达，促进T细胞在放疗部位及远端未放疗部位对肿瘤细胞的杀伤作用。

三、放疗联合细胞过继免疫治疗

放疗直接杀伤肿瘤细胞的同时能诱发肿瘤微环境的改变，但目前很少观察到单纯放疗能消退远处转移的肿瘤。细胞过继免疫治疗是一种新兴的肿瘤治疗方法，其作用不是杀死全部癌细胞，而是当癌细胞负荷明显降低时，通过恢复机体的免疫功能清除微小的残留病灶或通过明显抑制残留癌细胞增殖来达到治疗癌症的目的。免疫细胞治疗与放疗相结合能有效清除放疗后残存的肿瘤细胞，进一步提高放疗的疗效。DC-CIK 治疗是一种较为有效的免疫治疗方式，同时具有不良反应小、控制肿瘤生长能力强及明显改善患者生活质量的优势。最近有研究分析了老年食管癌患者单独放疗及放疗联合 DC-CIK 治疗的疗效，结果表明，单独放疗组总有效率（CR+PR）29.4%（10/34），联合治疗组总有效率为 41.2%（14/34），差异具有统计学意义。研究人员对免疫细胞治疗中晚期 NSCLC 的临床效果进行了探讨，结果显示同步放化疗交替 DC-CIK 免疫细胞治疗能够提高中晚期 NSCLC 患者的完全缓解率、部分缓解率以及临床有效率，但差异不具有统计学意义，这可能与 DC-CIK 免疫细胞治疗能够提高患者治疗的耐受性且治疗本身能够对实体瘤具有一定的控制有关，但对患者生存期的延长没有明显作用。

放疗联合免疫治疗针对不同类型、不同分级癌症患者的临床前试验及临床试验结果都呈现出可以增强抗肿瘤效果，提高临床反应率，但仍缺乏前瞻性研究的大量病例来更可靠地评估放疗联合免疫治疗对恶性肿瘤的远期影响。如何寻找治疗的最佳次序、最佳的放射分割剂量、靶区、免疫制剂等，是目前亟待解决的问题和未来研究的重点。

参考文献

［1］HODI F S,O'DAY S J, MCDERMOTT D F, et al. Improved survival with ipilimumab in patients with metastatic melanoma. N Engl J Med, 2010, 363(8):711-723.

［2］DRAKE C G. Combination immunotherapy approaches. Ann Oncol, 2012, 23:41-46.

［3］POSTOW M A, CALLAHAN M K, BARKER C A, et al. Immunologic correlates of the abscopal effect in a patient with melanoma. N Engl J Med, 2012, 366(10):925-931.

［4］STAMELL E F, WOLCHOK J D, GNJATIC S, et al. The abscopal effect associated with a systemic anti-melanoma immune response. Int J Radiat Oncol Biol Phys, 2013, 85(2):293-295.

［5］HINIKER S M, CHEN D S, REDDY S, et al. A systemic complete response of metastatic melanoma to local radiation and immunotherapy. Transl Oncol, 2012, 5(6):404-407

［6］GOLDEN E B, DEMARIA S, SCHIFF P B, et al. An abscopal response to radiation and ipilimumab in a patient with metastatic non-small cell lung cancer. Cancer Immunol Res, 2013, 1(16):365-372.

［7］TENG F, KONG L, MENG X, et al. Radiotherapy combined with immune checkpoint blockade immunotherapy: Achievements and challenges. Cancer Letters, 2015, 365(1):23-29.

［8］WANG Y, DENG W, LI N, et al. Combining Immunotherapy and Radiotherapy for Cancer Treatment: Current Challenges and Future Directions. Front Pharmacol, 2018, 9:185.

［9］BISWAS S, GUIX M, RINEHART C, et al. Inhibition of TGF-beta with neutralizing antibodies prevents radiation-induced acceleration of metastatic cancer progression. J Clin Invest, 2007, 117(5):1305-1313.

［10］TSAI C S, CHEN F H, WANG C C, et al. Macrophages from irradiated tumors express higher levels of iNOS, arginase-I and COX-2, and promote tumor growth. Int J Radiat Oncol Biol Phys, 2007, 68(2):499-507.

［11］CHIANG C S, FU S Y, WANG S C, et al. Irradiation promotes an m2 macrophage phenotype in tumor hypoxia. Front Oncol, 2012, 2:89.

［12］YASUDA K, NIREI T, TSUNO N H, et al. Intratumoral injection of interleukin-2 augments the local and abscopal effects of radiotherapy in murine rectal cancer. Cancer Sci, 2011, 102(7):1257-1263.

［13］SEUNG S K, CURTI B D, CRITTENDEN M, et al. Phase 1 study of stereotactic body radiotherapy and interleukin-2-tumor and immunological responses. Sci Transl Med, 2012, 4(137):137ra74.

［14］YAN L, WU M, BA N, et al. Efficacy of dendritic cell-cytokine-induced killer immunotherapy plus intensity-modulated radiation therapy in treating elderly patients with esophageal carcinoma. Genet Mol Res, 2015, 14(1):898-905.

［15］NGWA W, IRABOR O C, SCHOENFELD J D, et al. Using immunotherapy to boost the abscopal effect. Nat Rev Cancer, 2018, 18(5):313-322.

［16］KOLLER K M, MACKLEY H B, LIU J, et al. Improved survival and complete response rates in patients with advanced melanoma treated with concurrent ipilimumab and radiotherapy versus ipilimumab alone. Cancer Biol Ther, 2017, 18(1):36-42.

［17］SHAVERDIAN N, LISBERG A E, BORNAZYAN K, et al. Previous radiotherapy and the clinical activity and toxicity of pembrolizumab in the treatment of non-small-cell lung cancer: a secondary analysis of the KEYNOTE-001 phase 1 trial. Lancet Oncol, 2017, 18(7):895-903.

（杨双宁　刘莎莎　刘裕琳）

第四节　微创介入治疗联合生物治疗

一、肿瘤微创介入治疗的发展背景

1890 年，霍尔斯特德（Halsted）创立了乳腺癌根治术，随后肿瘤的"根治性外科切除术""扩大根治术""超扩大根治术"在世界范围内迅速应用到临床，然而患者的 5 年生存率并未得到提高。"根治性外科切除"和"根治性放化疗"的理念体现了人们对肿瘤生物学行为理解、认识的局限与片面，更误导了肿瘤患者对治疗方案的选择。20 世纪 80 年代，费希尔（Fisher）在大量循证医学证据的基础上大胆地总结提出"乳腺癌一开始就是一种全身性的疾病，任何原发灶和区域淋巴结的处理方式都不影响患者的生存率"，乳腺癌根治性切除术的势头才得到遏制。因此，不以患者器官功能丧失、免疫力破坏为代价的微创介入治疗应运而生。

随着生物医学的迅速发展，特别是分子病理学、表观遗传学、肿瘤干细胞理论等的提出，肿瘤的微创治疗手段，尤其是微创介入治疗，通过相互之间的序贯联合应用及联合生物治疗，甚至能够对某些肿瘤达到根治目的，取得与一些肿瘤根治性治疗相媲美的疗效。

二、肿瘤微创介入治疗的概况

肿瘤的微创介入治疗是近30多年来迅速发展起来的新兴学科。它是在现代医学影像设备的导向下，采用各种精细的介入器械（主要是穿刺针和纤细的导管、导丝），通过在人体皮肤做微小切口或腔道开口进入体内来进行诊断及治疗的技术。与肿瘤的传统外科治疗及放化疗相比，肿瘤的微创介入治疗具有显著而独特的优势。第一，其具有微创性，体表切口仅有3～4 mm，局部组织创伤小；第二，其具有准确性、高效性（定位准确，导管直接送达靶向血管），因此安全性高，并发症少，术后恢复期短；第三，其操作可重复性强且最低程度地破坏器官原解剖结构及功能。目前，微创介入根治性治疗主要针对早期和体积较小的一些肿瘤，对于中晚期或者体积较大的肿瘤，微创介入治疗主要起到减小肿瘤负荷、减轻患者痛苦、延长患者生命的作用，是在其他方法治疗无效后采取的一种姑息性治疗，而不是根治性治疗。中晚期肿瘤患者通过微创介入治疗联合外科手术治疗，可减少手术的破坏性，也可以使无法切除的较大的肿瘤病灶缩小、局限，以创造手术切除的条件，如"肝癌Ⅱ期切除"，就是经介入微创治疗使大肝癌缩小后再进行切除，提高了切除率。

肿瘤的微创介入治疗主要包括以下几种方法：①血管内药物灌注术；②血管内药物灌注＋栓塞术；③化学消融术（经皮穿刺无水乙醇注射术等）；④放射性粒子植入术（碘–125、钯–103、铯–131、复合粒子等）；⑤氩氦冷冻消融术（氩氦刀）；⑥射频消融术；⑦微波消融；⑧超声聚焦；⑨光动力激光治疗。

三、肿瘤微创介入治疗联合生物治疗

微创介入治疗是肿瘤综合治疗的一种重要手段，它与其他治疗方法有很强的相容性，尤其是肿瘤微创介入治疗联合生物治疗——21世纪肿瘤治疗的新模式。它是在采用微创介入治疗充分减轻或去除肿瘤负荷甚至达到临床治愈（临床症状消失、影像学显示病灶活性消失、相关实验室检查阴性）的基础上，联合肿瘤生物免疫治疗进一步消灭残留的肿瘤细胞，达到防止肿瘤局部复发和转移的目的，以提高肿瘤治疗的疗效。

微创介入治疗通过抗肿瘤血管或局部直接的物理、化学破坏对肿瘤组织进行最大程度的杀伤或灭活，能在一定程度上消灭宏观影像学所能观察到的病变。但由于介入治疗术的局限是不能将病灶完全清除且介入手术后患者免疫能力受到不同程度的破坏，可能会导致肿瘤易复发。而此时如果能联合生物免疫治疗，调动机体抗肿瘤的免疫力，能有效地消灭残存的肿瘤细胞，防止肿瘤局部复发和转移，进一步提高肿瘤的治疗效果。

四、晚期原发性肝癌的 DC-CIK 细胞治疗联合微创介入治疗

原发性肝癌是我国常见的恶性肿瘤之一，在我国发病率 25.7/10 万，仅次于食管癌及肺癌。由于肝癌早期缺乏特异性的症状及体征且发展迅速、转移发生早，75% 的患者在明确诊断后已失去手术切除机会。而根据肝脏特殊的解剖学特点，以肝动脉化疗栓塞术（TACE）为主的微创介入治疗理念已成为目前研究的热点。随着研究的深入，人们逐渐认识到原发性肝癌不是一种"局部异常增殖"的疾病，而是一种多因素参与、多步骤发展的全身性和系统性疾病。它伴随着基因调控失调和免疫监控能力的下降，因此在微创介入治疗的基础上联合生物治疗是晚期原发性肝癌综合治疗模式中最活跃、最有前途的手段。有临床试验研究报道，DC-CIK 细胞生物治疗联合微创介入治疗原发性肝癌的一年生存率可达 91.67%。

TACE 是最常用的原发性肝癌的微创介入治疗手段之一，其在不增加化疗药物的全身毒副作用前提下，使尽可能多的足够剂量的药物作用于病灶，同时不同程度地阻断肿瘤血管以抑制肿瘤生长或导致肿瘤组织缺血坏死。尤其是对于存在被膜的原发性肝癌，TACE 治疗效果较好。但是由于肝肿瘤通常由多支动脉供血，同时因侧支循环的形成和潜在交通支的开放等因素，导致肿瘤病灶不能彻底被栓塞，从而影响了 TACE 治疗的效果。单纯 TACE 治疗仅有 20%~50% 的肿瘤组织发生完全坏死，且反复应用 TACE 治疗易对正常肝组织造成损害，加重肝功能障碍，影响患者的生存质量。

鉴于以上 TACE 治疗晚期原发性肝癌的局限性，近年 TACE 联合氩氦刀以进一步杀灭残存肿瘤细胞成为研究热点之一。氩氦刀是一种微创冷冻技术，具有可重复性，近期效果显著，且创伤小，术后恢复快，不会引起严重并发症，能有效杀灭肿瘤细胞且最大限度保存正常肝组织，是实体肿瘤局部微创介入治疗中一项非常有发展前景的新技术。但单纯的氩氦刀治疗同样具有一定的局限性，如瘤体过大或形状不规则时，冷冻冰球无法完全覆盖，部分病灶不能完全冰冻导致肿瘤组织残存；若肿瘤位于肝门或大血管周围，因血流的影响无法完全毁损肿瘤细胞；且其反复应用会对正常肝组织造成一过性不利影响。

在治疗原发性肝癌过程中，除了关注对肿瘤的毁损效果外，人们也越来越注意到各种影响因素对微创治疗疗效以及微创治疗本身对全身免疫系统的影响。近年来诸多研究证实，TACE 治疗乙型肝炎相关性肝癌术后会出现乙型肝炎病毒（HBV）反弹，这些现象可能与微创介入治疗术后机体免疫功能改变有关。但介入治疗对机体免疫功能的影响目前观点不一，单纯从 TACE 治疗本身分析，肝癌供血动脉栓塞后，肿瘤细胞发生坏死，因此其释放的肿瘤抑制因子减少，从而减弱了对机体免疫功能的抑制。但有临床研究表明，肝动脉栓塞化疗后机体的免疫功能显著降低。究其原因，是大部分肝癌患者就诊时已到中晚期，多为巨块型肝癌，或存在血管受压移位、变异，很难做到主要载

瘤动脉的栓塞，因此栓塞化疗的同时，部分正常肝组织受损明显，而目前已证实，肝脏是机体最大的免疫器官，因此过分的栓塞化疗可能是导致机体免疫功能下降的主要原因。

虽然 TACE 和氩氦刀联合的序贯治疗能有效抑制晚期原发性肝癌瘤体的生长，使患者获得临床缓解，但是由于肝癌的生物学特性（多中心起源、易侵犯血管等）及 TACE 治疗所导致的正常肝组织损伤及机体免疫力损害等原因，残存的瘤细胞易于再次生长繁殖，使得肿瘤易于复发与转移，最终导致治疗的失败。

近年来，基于原发性肝癌发生发展中独特的免疫特性，肝癌的生物免疫治疗作为一种新的辅助治疗方法已经受到越来越多的重视，它不同于以往对抗肿瘤的"破坏性"治疗手段，而是一种通过调节机体自身生物学反应或提高肿瘤宿主防御机制来抑制或消除肿瘤生长的治疗方法。

目前 DC 和 CIK 细胞对晚期原发性肝癌的治疗拥有广阔的应用前景，前者能有效识别肿瘤抗原，激活机体免疫系统，后者能通过多种机制杀伤肿瘤细胞。将二者联合应用于肿瘤免疫治疗，可起到协同作用，为机体提供更多的免疫效应细胞，对肿瘤的临床治疗有重要的辅助作用。在微创介入 TACE 及氩氦刀序贯治疗之后，通过自体 DC-CIK 细胞回输的生物细胞治疗能有效改善机体的抗肿瘤免疫力，不仅对肝功能无不利影响，且能部分改善微创介入治疗所引起的肝功能损害。

临床试验研究证实 DC-CIK 细胞治疗联合微创介入治疗晚期原发性肝癌（图 3-4），能有效降低甲胎蛋白（AFP）水平，甚至可将 AFP 水平恢复至接近正常水平，有效提高机体抗肿瘤免疫力，防止肿瘤的复发和转移，是一种近期疗效明显、安全及可重复、可操作的综合模式。

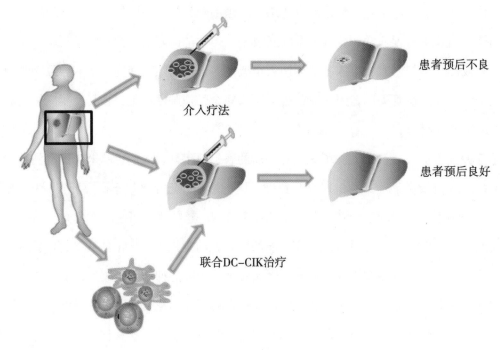

图 3-4　介入联合 DC-CIK 治疗模式图

五、肿瘤微创介入治疗联合生物治疗的展望

微创医学和生物医学已成为 21 世纪医学发展的两大趋势和热点，是肿瘤综合治疗手段的重要部分。微创介入治疗在明显提高肿瘤组织对放、化疗的敏感性同时，可有助于术前减轻肿瘤负荷，而其与生物治疗的结合更能大大降低术后复发和转移率，改善患者生活质量，延长生存期。这种联合治疗是一种个体化治疗，已被越来越多的医生和患者接受。传统的肿瘤三大治疗手段——外科手术、放疗、化疗，虽在某些情况下对肿瘤的治疗起到了积极的作用，然而在一些情况下却受多种条件的制约，如患者一般情况较差，无法耐受手术；肿瘤组织对放、化疗不敏感等。随着科技进步与社会医学观念的不断发展，肿瘤的治疗方法逐渐从创伤大、对机体免疫功能损害大向微创治疗和生物治疗的方向发展，通过更多研究，微创介入与生物细胞联合治疗以其独特的优势必将在肿瘤的个体化、人性化综合治疗中起到更大的作用，为广大的肿瘤患者带来福音。

参考文献

［1］吴沛宏 . 肿瘤治疗理念及模式的改变 . 中华医学杂志，2014，94（33）：2561.

［2］王薏淇，吴沛宏 . 细胞因子诱导的杀伤细胞辅助治疗肝细胞癌的研究进展 . 中华医学杂志，2013，93（3）：231-233.

［3］吴沛宏，高飞，黎升，等 . 肿瘤治疗基本模式的转变——即从破坏性治疗策略向建设性治疗策略的转变 . 中华医学杂志，2013，93（19）：1441-1445.

［4］IKEDA M. Reactivation of hepatitis B virus in patients receiving chemotherapy. Jpn J Clin Oncol. 2013, 43(1):8-16.

［5］李虎子，郭志，王海涛，等 . 肝细胞癌患者 TACE 后外周血调节性 T 细胞水平对预后的影响 . 介入放射学杂志，2012，21（12）：998-1001.

［6］MENDIZABAL M, REDDY K R. Current management of hepatocellular carcinoma. Med Clin North Am, 2009, 93(4):885-900.

［7］张扬，谭岩，刘冰 . DC-CIK 细胞治疗联合微创介入治疗原发性肝癌的临床研究 . 中国实用医药，2012，7（23）：103-104.

［8］ZHANG J, LI H, GAO D, et al. A prognosis and impact factor analysis of DC-CIK cell therapy for patients with hepatocellular carcinoma undergoing postoperative TACE. Cancer Biol Ther, 2018, 19(6):475-483.

（杨双宁　张超奇）

第四章
常见肿瘤的生物治疗

第一节　恶性黑色素瘤的生物治疗

恶性黑色素瘤（malignantmelanoma，以下简称黑色素瘤）是人类皮肤癌中恶性程度较高的肿瘤之一，发病率占全部恶性肿瘤的 1%~3%。黑色素瘤好发于白色人种，澳大利亚 2015 年肿瘤发生率及死亡率的统计结果显示，其黑色素瘤发病率为 52/10 万，每年新发病例 1.1 万例；近年来我国黑色素瘤发病率呈逐年上升趋势，据全国癌症防治办公室统计，我国目前的发病率为（1~1.2）/10 万。

黑色素瘤是来源于黑色素细胞的一种恶性程度极高且发生隐匿的肿瘤，易发生远处转移，预后较差。部分早期黑色素瘤患者可以通过手术达到治愈，但因其对术后的辅助放、化疗不敏感，缺乏有效的治疗手段，进展期肿瘤患者通常预后不佳。近年来随着研究的不断深入，发现黑色素瘤是一种高度免疫原性的恶性肿瘤，如黑色素瘤相关抗原（melanoma associated antigen，MAGE）的高表达给黑色素瘤带来了新的治疗靶点，也使得生物治疗在黑色素瘤治疗中得到了广泛的应用并取得了可喜的治疗成果。

一、化疗

回顾黑色素瘤的治疗发展史，自 1975 年美国 FDA 批准达卡巴嗪用于黑色素瘤的治疗以来，达卡巴嗪单药一直被认为是标准的治疗方案，然而其有效率却不容乐观。最近一项Ⅲ期临床试验显示达卡巴嗪单药有效率 7%~13%，疾病控制率 15%~28%，维持时间约 1.7 个月。其他治疗转移性黑色素瘤常用的药物还有替莫唑胺、福莫司汀、顺铂、卡铂、紫杉醇等。随着新药的研发上市，联合化疗方案越来越多地应用于黑色素瘤的治疗。通过回顾近几年的临床研究发现，其他单药或联合化疗方案均未显示明显的优越性，单药达卡巴嗪治疗仍是标准的治疗方案。替莫唑胺与达卡巴嗪的作用机制相似，一项Ⅲ期临床试验对比了达卡巴嗪和替莫唑胺的单药疗效，晚期黑色素瘤患者脑转移率约为 50%，替莫唑胺能够透过血脑屏障，其特点是可用于治疗脑转移性黑色素瘤；除此之外，两者在有效率、毒性和生存期方面均未见明显差异。顺铂治疗黑色素瘤的客观缓解率（ORR）为 14%，卡铂与顺铂疗效相似。2006 年 Rao 等的一项临床研究评价了达卡巴嗪及替莫唑胺治疗无效的黑色素瘤患者使用卡铂联合紫杉醇作为二线治疗的疗效，研究显示 ORR 为 26%，中位总生存期（OS）为 7.8 个月。也正基于此研究，2008 年美国国立综合癌症网络（NCCN）黑色素瘤治疗指南将紫杉醇联合卡铂列为晚期黑色素瘤二线推荐治疗方案。化疗在黑色素瘤治疗中的作用是不可忽视的，但其有效率较低，且存在不可避免的疗效副反应，两药联合化疗在给患者带来受益的同时也增加了化疗相关的毒副反应。所以亟须寻求一种新的治疗方法，随着免疫治疗的出现，应用免疫治疗或者免疫治疗联合化疗治疗黑色素瘤取得了一定进展。

二、细胞因子治疗

随着生物技术的突飞猛进，干扰素得以大量生产并广泛应用于临床，其中尤以 IFN-α 应用最为广泛。EORTC 18991 临床试验对 1256 例Ⅲ期黑色素瘤患者采用 IFN-α2b（长效聚乙二醇）治疗 3.8 年后，无复发生存率下降了 18%。临床数据表明，黑色素瘤术后进行大剂量 IFN-α2b 辅助治疗，可明显降低复发率，延长总体生存时间。因此，2011 年 3 月美国 FDA 批准 IFN-α2b 作为术后高危黑色素瘤患者的推荐治疗。艾夫斯（Ives）等对以 IFN-α 为基础的生物治疗与化疗药物联合治疗的 2600 例转移性黑色素瘤患者的疗效进行了 Meta 分析，结果显示生物治疗联合化疗患者的完全缓解率（CR）和部分缓解率（PR）显著优于单纯化疗组。

IL-2 是一种主要由活化的 T 细胞分泌的多肽，而且经常以自分泌的形式起作用。主要作用有促进 T 细胞增殖、增强抗原特异性细胞毒性 T 淋巴细胞（CTL）和 NK 细胞的毒性、增强 T 细胞和 NK 细胞穿孔素及颗粒酶等细胞毒性物质的表达、增强 HLA 限制的 CTL 毒性。美国国家癌症中心用大剂量 IL-2 静脉注射治疗了 270 例转移性黑色素瘤患者，总的缓解率为 16%。IL-2 也可与化疗药物联合应用，有实验数据表明白藜芦醇能增强黑色素瘤细胞对 IL-2 活化的杀伤细胞的敏感性，并引导抑癌基因 *FoxO1* 的表达。因此学者提出联合白藜芦醇能发挥 IL-2 治疗黑色素瘤的潜在作用。

另外，还有一些用于黑色素瘤的生物治疗药物如 PF-351267 和粒细胞 - 巨噬细胞集落刺激因子（GM-CSF）等。

三、细胞过继免疫治疗

细胞过继免疫治疗（adoptive cellular immunotherapy，ACI）是指将肿瘤患者机体的免疫细胞体外筛选并大量扩增为具有肿瘤杀伤活性的免疫效应细胞，然后回输到肿瘤患者机体内以达到抗肿瘤目的，所用细胞主要包括淋巴因子激活的杀伤细胞（LAK）、细胞因子激活的杀伤细胞（CIK）、自然杀伤细胞（NK）、肿瘤浸润淋巴细胞（TIL）、树突状细胞（DC）等。其中 TIL 细胞是来源于肿瘤组织的肿瘤浸润性淋巴细胞，具有较强的特异性和杀伤活性。临床研究结果显示，在对患者清髓后灌注 TIL，ORR 达到 49%~72%。最新的一项临床试验显示，25 例黑色素瘤患者在最大限度清除淋巴细胞后输注 TIL，其中 7 例获得了 CR（28%）。罗森博格等近几年通过回输前临床干预使 TIL 回输治疗黑色素瘤的有效率提高至 70%。尽管病例数尚少，随访时间较短，但已经取得了令人鼓舞的治疗效果。

肿瘤新抗原免疫治疗：癌细胞在基因变异的基础上产生的带有特异性氨基酸序列变异的蛋白质被称为"新生抗原"。这是因为如果没有氨基酸序列的改变，这些蛋白质应该是没有抗原性的，而一旦发生变异，这些蛋白质就会引起自身免疫细胞的注意，并引起一系列的免疫反应。2017 年《自然》杂志发布了新抗原免疫治疗应用于黑色素瘤治疗取得的喜人成果：研究入组了 20 位局部晚期或者晚期的黑色素瘤患者，在这 20 位患者中一共找到了 97 个新抗原，制备成了个性化肿瘤疫苗，应用给相对应的患者。最终接受治疗的 6 名患者中，4 名患者在接受疫苗注射 25 个月后未出现复发；另外 2 名出现复发的患者，随后接受了 PD-1 抗体治疗，均实现了肿瘤完全缓解。

四、分子靶向治疗

随着单克隆抗体、小分子化合物、细胞过继免疫治疗等生物治疗技术的发展，肿瘤生物治疗为黑色素瘤的临床治疗开启了一个全新的时代。2011 年，CTLA-4 单抗伊匹木单抗作为近 20 年来首个证实可显著提高晚期黑色素瘤患者生存率的药物获得美国 FDA 批准，揭开了黑色素瘤生物治疗研究的序幕；2013 年，PD-1 与 PD-L1 单抗出现，掀起了黑色素瘤免疫治疗的新高潮；2014 年，PD-1 单抗帕博利珠单抗和纳武利尤单抗作为突破性发展药物，先后获得美国 FDA 批准。

（一）分子靶向治疗

1. BRAF 突变　研究发现，在欧洲国家约 40%~60% 的黑色素瘤患者有 *LB-Raf* 原癌基因丝氨酸/苏氨酸蛋白激酶（BRAF）基因突变，亚洲国家黑色素瘤患者中 BRAF 突变约占 25%。这使 BRAF 成为一个新的最有希望的基因治疗靶点。2015 年 POST-ASCO 肿瘤靶向治疗会议上，北京大学肿瘤医院斯路教授总结了黑色素瘤靶向治疗进展。BRAF 抑制剂维莫非尼（Vemurafenib）于 2011 年 8 月经美国 FDA 批准，达拉非尼（Dabrafenib）于 2014 年 1 月经美国 FDA 批准，2015 年 ASCO 会议发布了 LGX818 Ⅲ期研究结果。三种药物单药疗效相仿：有效率约为 50%，PFS5~6 个月，有效率较达卡巴嗪提高了将近 9 倍，PFS 时间延长了近 4 倍，主要副反应表现为光敏、肌肉关节痛、发热、皮疹、肝功能损伤。BRAF 抑制剂起效快，但容易呈爆发性进展。BRAF+MEK 双重阻断的治疗方式使 PFS 延长将近 3.5 个月，有效率增加 15%~20%，BRAF 抑制剂联合 MEK 抑制剂治疗 BRAF 突变的患者进一步延长了疗效持续时间且不良反应的发生率降低，已成为更优的治疗选择。

联合治疗方面：2017 年 ASCO 报道的一项前瞻性随机对照试验表明，达拉非尼 + 曲莫替尼辅助治疗Ⅲ b/ Ⅲ c 期的可切除黑色素瘤，可有效降低癌症复发率。该研究纳入了 21 位存在 *BRAF* 基因突变的Ⅲ b/ Ⅲ c 期可切除黑色素瘤患者及Ⅳ期寡转移性黑色素瘤患者。对照组接受标准手术治疗，治疗组接受 8 周达拉非尼和曲莫替尼联合新辅助治疗 + 手术治疗 +44 周达拉非尼和曲莫替尼联合辅助治疗，结果显示：治疗组的总缓解率达到了 85%，其中，58% 的患者实现了病理学完全缓解状态（ pCR ），此外，中期分析发现，治疗组的无复发生存率也显著提高。

2. C-KIT 突变　　C-KIT 是酪氨酸激酶受体，可激活 MAPK 信号通路引起增殖和活化效应。科廷（ Curtin ）等的研究发现，几种类型的黑色素瘤存在 C-KIT 的突变。C-KIT 突变率分别为：趾端型 36%，黏膜型 39%，日光损害型 28%。2011 年我国一项关于 C-KIT 突变的多中心Ⅱ期临床试验，共入组 58 例晚期黑色素瘤患者，接受伊马替尼治疗，试验终点为肿瘤进展或出现严重的不良反应。随访 12 个月的结果显示 PFS 为 3.5 个月，6 个月的无进展生存率为 36.6%，疾病控制率为 53.5%，1 年总生存率为 51%。正是基于如此显著的临床疗效，中国黑色素瘤诊治指南推荐伊马替尼用于 C-KIT 变异的晚期黑色素瘤的治疗。

伊马替尼和舒尼替尼对于 C-KIT 突变的黑色素瘤患者有效，但疗效不如使用 BRAF 抑制剂治疗 BRAF 突变的患者。人们一直在尝试探索新型的 C-KIT 抑制剂，以期获得更佳的疗效。2016 年 ASCO 会议上报道的 E2607 研究，探索了新型 C-KIT 抑制剂达沙替尼（ Dasatinib ）治疗 C-KIT 突变患者。Ⅱ期临床研究结果显示：全组有效率 18%，与伊马替尼比较，并未显示明显优越性，该研究结果已在 2017 年《肿瘤》杂志发表。

3. N-RAS 突变　　目前还没有特异的 N-RAS 抑制剂，人们尝试阻断下游的 MEK 来治疗 N-RAS 突变的患者，但疗效甚微。一项专门针对 N-RASQ61 突变患者的Ⅲ期临床研究（ NEMO 研究）显示，对初治或者免疫治疗进展的患者给予贝美替尼（ MEKi，Binimetinib ）或标准达卡巴嗪化疗，中位 PFS 分别为 2.8 个月和 1.5 个月，有效率分别为 15% 和 7%，总的疾病控制率分别为 58% 和 25%，既往接受过免疫治疗的患者使用贝美替尼的中位 PFS 反而更长，达 5.5 个月。

另外，其他通路也显示了较好的临床效果。mTOR 通路研究显示，肢端和黏膜黑色素瘤中 mTOR 突变率高于 10%，mTOR 基因突变的患者具有较短的生存期。mTOR 抑制剂针对 mTOR 突变的晚期黑色素瘤患者的Ⅱ期临床研究目前正在进行。2016 年 ASCO 会议上，北京大学肿瘤医院肾癌黑色素瘤科的一项研究显示，肢端黑色素瘤患者中 80% 左右存在着 CDK 通路上基因的异常，提示 CDK 可能将成为肢端黑色素瘤患者治疗的新靶点。

（二）免疫靶向治疗

1. 细胞毒性 T 淋巴细胞相关抗原 -4（CTLA-4） CTLA-4 是 T 细胞活性的负性调节蛋白，主要表达于活化 T 细胞表面。CTLA-4 主要通过与 T 细胞表面共刺激分子 CD28 竞争 B7 分子配体结合位点，阻断 T 细胞活化的第二信号，抑制 T 细胞免疫应答。靶向 CTLA-4 的单克隆抗体，可特异性地与 CTLA-4 结合，阻断其与 B7 的相互作用，恢复 CD28 /B7 共刺激信号，从而恢复 T 细胞的免疫活性。一项全人源性 CTLA-4 单克隆抗体（伊匹木单抗）与达卡巴嗪联合治疗晚期黑色素瘤患者的 Ⅲ 期临床试验共纳入 502 例患者，随机分为两组（伊匹木单抗联合达卡巴嗪组，安慰剂联合达卡巴嗪组），结果显示：两组 5 年生存率分别为 18.2% 和 8.8%。另一项研究显示伊匹木单抗与达卡巴嗪联合一线用药可使黑色素瘤患者的总生存期维持 11.2 个月，较传统的达卡巴嗪治疗组延长 2.1 个月，4 年生存率较达卡巴嗪单药组提高约 10%。

2011 年，伊匹木单抗获得美国 FDA 批准作为一线或二线用药治疗进展期黑色素瘤。该药获批主要基于一项有关伊匹木单抗治疗黑色素瘤的头对头比较一线伊匹木单抗和安慰剂疗效的研究，研究显示组间的总体生存时间存在显著性差异，但是只有少部分病人获得了完全疗效，同时也发现伊匹木单抗会带来相当严重的毒副作用，90% 的病人都出现了免疫相关不良反应，42% 为 3~4 级的不良反应，并且有 5 名患者因此死亡。较严重的不良反应包括腹泻、结肠炎、肠穿孔等消化道症状及瘙痒、皮疹等皮肤症状，部分患者出现了甲状腺功能异常和垂体炎症反应。这是 CTLA-4 单抗临床推广中不容忽视的问题，在临床治疗中所有出现不良反应的患者都需严密监测。

2. 程序性细胞死亡蛋白 -1（PD-1） PD-1 是 B7 /CD28 家族的免疫受体分子，主要表达于 T 细胞表面，其与配体结合活化后，可导致 T 细胞失能、耗竭或死亡。因此，特异性阻断肿瘤患者 PD-1 的活化可有望恢复患者 T 细胞活性及其抗肿瘤免疫效应。目前被美国 FDA 批准用于治疗黑色素瘤的两个 PD-1 单抗分别是帕博利珠单抗和纳武利尤单抗。

2015 年 ASCO 会议上总结了帕博利珠单抗治疗黑色素瘤的临床疗效，ORR 为 33%，PFS 为 4.4 个月，OS 为 22.8 个月，比达卡巴嗪单药 OS 延长了 12 个月，不良反应发生率为 14%。2014 年的一项临床试验结果显示，对于晚期黑素瘤患者，帕博利珠单抗治疗的 1 年总生存率可达 69%，较达卡巴嗪提高约 42%，较伊匹木单抗提高 23%。尤为值得关注的是，对于既往未接受伊匹木单抗治疗的晚期黑色素瘤患者，帕博利珠单抗治疗的 ORR 可达 40%，显著高于曾接受伊匹木单抗治疗的患者（28%）。因此 2014 年 8 月帕博利珠单抗被美国 FDA 批准用于伊匹木单抗治疗失败后的晚期黑色素瘤。

纳武利尤单抗是 IgG4 PD-1 单抗。其研究结果显示，对于未接受伊匹木单抗治疗的晚期黑色素瘤患者，纳武利尤单抗疗效持续时间更长，中位疗效持续时间约 22.9 个月，ORR 为 28%。纳武利尤单抗疗效与剂量相关，3 mg/kg 为最佳剂量，其中位 PFS 可达 9.7 个月，中位 OS 为 20.3 个月。患者 1、2 及 3 年生存率分别为 63%、48% 和 41%，稍高于帕博利珠单抗。因此，2014 年 12 月纳武利尤单抗被美国 FDA 批准治疗晚期黑色素瘤。

联合用药：PD-1 和 CTLA-4 作为两个在 T 细胞活化过程中至关重要的免疫调节分子，其单克隆抗体在晚期黑色素瘤临床治疗中均显示出良好的疗效，因此，两个单抗联合应用的疗效引起广泛关注。2016 年 ASCO 年会公布了 CheckMate 067 研究的最新结果，945 例患者随机分入纳武利尤单抗＋伊匹木单抗组，纳武利尤单抗＋安慰剂组，以及伊匹木单抗＋安慰剂组，结果显示 3 组中位 PFS 分别为 11.5 个月、6.9 个月和 2.9 个月，联合治疗组明显优于单药治疗组。2017 年 ASCO 年会上报道了 CheckMate 204 的研究成果：75 例黑色素瘤脑转移患者接受纳武利尤单抗＋伊匹木单抗联合治疗后 55% 的患者颅内转移瘤缩小，21% 的患者达到了颅内转移瘤完全缓解，即颅内肿瘤完全消失，另外有 49% 的患者颅外肿瘤也出现了缓解；但联合治疗组不良反应发生率较单药组明显升高，3~4 级药物相关不良反应发生率达 62%。23% 因治疗副反应而停药。因此，如何控制药物不良反应，是联合用药方案亟待解决的关键问题。

五、总结

黑色素瘤严重危害人类健康。近年来，随着对肿瘤免疫学理论认识的不断加深，以及肿瘤免疫治疗新方法、新思路、新途径的不断涌现，其基础和临床研究已取得突破性进展。但仍有一系列问题需要进一步深入研究。黑色素瘤的演进中有许多影响因素，仅仅以其中一个环节作为攻击的靶点，很难攻克黑色素瘤这个堡垒，因此，多种治疗方法联合，扬长避短，最大程度地发挥不同疗法的优越性，是未来发展的方向。同时，在对免疫反应的机制尤其是免疫抑制屏障的进一步深入认识的基础上，黑色素瘤的免疫治疗必将会进入新的发展时代。

参考文献

［1］MAIO M, GROB J J, AAMDAL S, et al. Five-year survival rates for treatment-naive patients with advanced melanoma who received ipilimumab plus dacarbazine in a phase Ⅲ trial.J Clin Oncol, 2015, 33(10): 1191-1196.

［2］OTT P A, HU Z, KESKIN D B, et al. An immunogenic personal neoantigen vaccine for patients with melanoma. Nature, 2017, 547: 217-221.

［3］SONDAK V K. Discussion: Ipilimumab: The light at the end of the tunnel. 2010, ASCO plenary session.

［4］JANG S, ATKINS M B. Which drug, and when, for patients with BRAF-mutant melanoma? Lancet Oncol, 2013, 14(2): 60-69.

［5］RIBAS A, KEFFORD R, MARSHALL M A, et al. Phase Ⅲ randomizedclinical trial comparing tremelimumab with standard−of−care chemotherapy in patients with advanced melanoma. J Clin Oncol, 2013, 31(5): 616−622.

［6］KALINSKY K, LEE S, RUBIN K M, et al.A phase 2 trial of dasatinib in patients with locally advanced or stage Ⅳ mucosal, acral, or vulvovaginal melanoma: A trial of the ECOG−ACRIN Cancer Research Group (E2607). Cancer, 2017, 123: 2688−2697.

［7］DUMMER R,SCHADENDORF D, ASCIERTO P A, et al.Binimetinib versus dacarbazine in patients with advanced NRAS−mutant melanoma (NEMO): a multicentre, open−label, randomised, phase 3 trial.Lancet Oncol, 2017, 18: 435−445.

［8］GUO J, SI L, KONG Y, et al. Phase Ⅱ, open−label, single−arm trial of imatinib mesylate in patients with metastatic melanoma harboring c−Kit mutation or amplification. J Clin Oncol, 2011, 29(21): 2904−2909.

［9］ROBERT C, THOMAS L, BONDARENKO I,et al. Ipilimumab plus dacarbazine for previously untreated metastatic melanoma.N Engl J Med, 2011, 364(26): 2517−2526.

［10］BALCH C M, GERSHENWALD J E, SOONG S J, et al. Final version of 2009 AJCC melanoma staging and classification. J Clin Oncol, 2009, 27(36): 6199−6206.

［11］LENS M B, EISEN T G. Systemic chemotherapy in the treatment of malignant melanoma. Expert Opin Pharmacother, 2003, 4(12): 2205−2211.

［12］黑色素瘤专家委员会.中国黑色素瘤诊治指南（2011 版）.临床肿瘤学杂志，2012，17（2）：159−171.

［13］EGGERMONT A M, CHIARION−SILENI V, GROB J J, et al. Adjuvant ipilimumab versus placebo after complete resection of high−risk stage Ⅲ melanoma (EORTC 18071): a randomised,double−blind, phase 3 trial. Lancet Oncol,2015,16(5): 522−530.

［14］ATKINS M B. Cytokine−based therapy and biochemotherapy for advanced melanoma. Clin Cancer Res, 2006,12(7): 2353−2358.

［15］SOSMAN J A, DAUD A,WEBER J S,et al. BRAF inhibitor (BRAFi) dabrafenib in combination with the MEK1/2 inhibitor (MEKi) trametinib in BRAFi−naive and BRAFi−resistant patients (pts) with BRAF mutation− positive metastatic melanoma (MM). J Clin Oncol, 2013, 31(15), suppl: 9005.

［16］ELLEBAEK E,ENGELL−NOERREGAARD L,IVERSEN T Z,et al.Metastatic melanoma patients treated with dendritic cell vaccination,Interleukin−2 and metronomic cyclophosphamide:results from a phase Ⅱ trial. Cancer Immunol Immunother,2012,61(10): 1791−1804.

［17］ROBERT C, SCHACHTER J, LONG G V, et al. Pembrolizumab versus Ipilimumab in Advanced Melanoma. N Engl J Med, 2015, 372(26): 2521−2532.

（杨双宁）

第二节 肾癌的生物治疗

肾癌又称肾细胞癌（renal cell carcinoma，RCC），占所有恶性肿瘤的 2%~3%，占肾脏肿瘤的 90%，其中 85% 为透明细胞癌。RCC 占每年癌症新发病例的 3.9%，确诊时的中位年龄为 64 岁。吸烟和肥胖是肾癌的主要危险因素，此外还有因 von Hippel-Lindau（VHL）基因突变引起的透明细胞癌。

局限期的肾癌通常可以通过手术得到根本的治疗，但是部分患者多年后会复发，并且目前预防复发仍无有效措施。由于肾癌早期不容易被发现，很多患者确诊时已经不可手术切除或已转移，此时的肾癌往往已是不可治愈的，生存期也从几个月到几年，时间不等，这取决于患者的临床、病理、实验室及影像学检查的结果。一直以来，肾癌细胞对化疗普遍耐药，在化疗方面多年来并无理想的突破，这些都促使了生物治疗在肾癌治疗中的发展。

在 20 世纪 90 年代，以细胞因子为主的生物免疫治疗是转移性肾癌的主要治疗方式，但仅在部分患者中有效，并且因其对总生存期无明显延长及大量的治疗相关不良反应而限制了在临床上的应用。以血管内皮生长因子酪氨酸激酶抑制剂（vascular endothelial growth factor tyrosine kinase inhibitor，VEGF-TKI）和哺乳动物雷帕霉素靶蛋白（mammalian target of rapamycin，mTOR）抑制剂为代表的靶向治疗药物的出现改变了这一状况，此类药物的特点是能获得持久反应，延长无进展生存期，且更加安全及便捷。目前还报道免疫细胞治疗、免疫检查点抑制剂等的临床试验正在进行中，已取得较好的治疗效果。

一、细胞因子治疗

目前在转移性肾癌治疗中经证明有效的细胞因子主要是 IL-2 和 IFN-α，对于复发的或不可手术的晚期患者，大剂量 IL-2 可以作为一线治疗选择。IL-2 能够有效地刺激 T 细胞的增殖和分化，IFN-α 具有抗血管生成、促进抗原呈递及树突状细胞成熟的作用。直到近些年新药物的出现才使肾癌的治疗不仅限于细胞因子治疗。在过去的数十年间，针对转移性、复发性、不可切除的肾透明细胞癌患者，开展了非常多的随机对照临床试验，包括大剂量 IL-2、不同剂量组合的 IL-2 和 IFN-α 联合应用，结果表明患者的 ORR 只有 5%~27% 不等。虽然这对一部分患者的确有一定的帮助，但是对大多数患者来说治疗效果有限，并且注射细胞因子带来的毒性反应常见且难以耐受。

二、分子靶向治疗

目前靶向治疗已广泛应用于肾癌的一、二线治疗。此类药物包括两大类：VEGF-TKI 和 mTOR 抑制剂。到目前为止，经美国 FDA 批准用于晚期肾癌治疗的靶向药物包括舒尼替尼、索拉非尼、帕唑帕尼、阿昔替尼、坦罗莫司、依维莫司和贝伐珠单抗联合干扰素。美国国立综合癌症网络（NCCN）1 级推荐舒尼替尼、贝伐珠单抗联合干扰素、帕唑帕尼作为复发或无法手术切除的 Ⅳ 期肾癌患者（透明细胞为主型）的一线治疗，推荐坦罗莫司作为预后较差的复发或无法手术切除的 Ⅳ 期肾癌（透明细胞为主型）的一线治疗。依维莫司可作为二线治疗用于经 VEGF-TKI 治疗失败的晚期肾癌患者。阿昔替尼可用于经过前期系统治疗失败后的肾癌患者。索拉非尼用于细胞因子治疗失败的患者。不同的靶向药物治疗靶点的不同，使得联合用药及序贯疗法提高抗肿瘤效果成为可能。

三、免疫检查点抑制剂治疗

免疫检查点控制共刺激和共抑制信号的平衡，而共刺激和共抑制信号在维持自身耐受和调节 T 细胞应答方面具有重要的作用。两个主要的免疫检查点分子主要是 CTLA-4 和 PD-1。

伊匹木单抗是 CTLA-4 的单克隆抗体，首先在恶性黑色素瘤的患者中应用使患者获得长期生存。在一项伊匹木单抗治疗转移性肾癌的 Ⅱ 期临床试验中，1/20 的接受低剂量 (第一周 3 mg/kg，此后每三周 1 mg/kg) 的患者得到了部分缓解，5/40 的接受高剂量 (每三周 3 mg/kg) 的患者不但得到部分缓解，而且之前对 IL-2 治疗无效者也产生了反应。伊匹木单抗能使部分的转移性肾癌患者得到缓解，甚至是之前使用其他免疫治疗无效的患者。

纳武利尤单抗是完全人源化的 PD-1 阻断抗体。一些 Ⅰ 期和 Ⅱ 期临床研究均报道，纳武利尤单抗在恶性黑色素瘤和非小细胞肺癌治疗中都能获得预期的反应并具有持久性。近期，也有一些用于治疗肾癌的报道。在一项纳武利尤单抗治疗转移性肾癌的 Ⅱ 期随机临床试验中，168 名经过前期 VEGF-TKI 治疗过的转移性肾透明细胞癌患者随机分为三组，分别每三周静脉注射 0.3、2、10 mg/kg 的纳武利尤单抗，结果中位无进展生存期（PFS）分别为 2.7、4.0 和 4.2 个月，客观缓解率（ORR）分别为 20%、22% 和 20%，平均总生存期（OS）为 18.2、22.5、24.7 个月，最常见的治疗相关不良反应是乏力（24%、22% 和 35%），其中 19 名患者（11%）出现了 3~4 级治疗相关不良反应。在一项较早期的 PD-1 抗体治疗复发性肾癌的临床试验中，33 例的晚期肾癌患者 ORR 为 27%，其中 67% 的患者持续缓解时间达 1 年或 1 年以上。除以上两个免疫检查点外，还有其他的靶点例如 PD-L1 等正在基础研究及临床试验中。目前的研究发现免疫检查点抑制剂与不同作用机制的药物联合治疗晚期肾癌效果更好，VEGF-TKI 类靶向药物和免疫检查点抑制剂序贯治疗，患者生存期更长。据 2018 年美国泌尿生殖系统肿瘤学年会（ASCO GU）上的报道，对于 PD-L1 表达阳性的患者，PD-L1 单抗阿特珠单抗与贝伐珠单抗联合一线治疗晚期肾癌优于舒尼替尼单药治疗。究竟哪种药物或者哪种治疗模式更有效，还有待今后更多的临床试验结果来证实。

四、细胞过继免疫治疗

细胞过继免疫治疗是在体外诱导扩增患者大量的免疫细胞（这种细胞具有抗肿瘤、调节免疫的作用），再将之回输到肿瘤患者体内的过程。从 20 世纪 90 年代至今，不断有各种免疫细胞治疗肾癌的报道。

1. 早期肾癌　早期可手术切除肿瘤的肾癌患者怎样预防术后的复发一直是亟待解决的问题。有研究将 20 名诊断为 I / II 期肾癌经过根治切除术后的患者，随机分为 CIK 治疗组和对照组，经过细胞治疗后 CIK 组的 PFS 显著优于对照组（32.2 个月 vs 21.6 个月），并且没有 3 级及以上的治疗相关不良反应的发生。我们曾报道了将负载肿瘤患者自身抗原的 DC 细胞与 CIK 细胞共培养（Ag-DC-CIK）用于早期肾癌根治术后患者预防复发的治疗效果，研究将 60 名诊断为 I / II 期肾癌根治切除术后 7 d 的患者随机分为两组，Ag-DC-CIK 细胞治疗组（共 6 周期的细胞治疗）和对照组（无任何术后辅助治疗），3 年无病生存率具有显著性差异，分别为 96.7% 和 57.7%，且治疗组无严重不良反应发生，可见 Ag-DC-CIK 细胞治疗对患者术后肿瘤的复发起到了控制作用。

2. 中晚期肾癌　已有多项研究表明，CIK、DC-CIK、γδT、TIL 等细胞治疗对中晚期肾癌患者的疾病控制、生存期延长有一定的作用。在一项 CIK 细胞治疗转移性肾癌的随机临床试验中，148 名患者被分为 CIK 治疗组和细胞因子（IL-2 结合 IFNα-2a）治疗组，患者 3 年的 PFS 为 18% vs 12%（P=0.031），3 年的 OS 为 61% vs 23%（P<0.001），说明 CIK 细胞治疗可以改善转移性肾癌患者的预后，并且经多因素分析发现细胞治疗组患者的预后和采用细胞治疗的周期数相关。有报道用基因修饰的 DC 与 CIK 细胞共培养（gmDC-CIK）后治疗 28 名晚期肾癌患者，对患者治疗前后的有效性及治疗的安全性做出评价，患者的 ORR 为 39%，疾病控制率（DCR）为 75%，且 DCR 与患者的治疗周期相关（P<0.05），无严重不良反应发生。在一项 γδT 细胞联合注射用唑来膦酸和 IL-2 治疗晚期肾癌的 I / II 期临床试验中，11 名肾癌根治术后肺转移的患者入组，给予 γδT 细胞、唑来膦酸、IL-2 联合治疗后，这 11 名患者的肿瘤倍增时间延长，1 名患者得到完全缓解（CR），5 名患者疾病稳定（SD），5 名患者疾病进展（PD），有 10 名患者出现了 3 级以上的不良反应，可能是使用了唑来膦酸和 IL-2 引起的，但症状很快消失。

五、疫苗治疗

肿瘤疫苗是通过激活患者自身免疫系统，利用肿瘤抗原物质诱导机体特异性的细胞免疫和体液免疫反应，达到抗肿瘤的作用。按照来源不同可以分为细胞疫苗、多肽疫苗、DC 疫苗、基因疫苗等。

目前全球注册了超过 200 个 DC 疫苗的临床试验，DC 疫苗也是在治疗肿瘤方面最有前途的疫苗之一。在一项关于 DC 疫苗治疗肾癌的 Meta 分析中，分析了 12 项 DC 疫苗的临床试验，其中总体 ORR 是 12.7%，临床有效率(clinical benefit rate, CBR) 为 48%，DC 疫苗在肾癌治疗中取得的成绩还是令人鼓舞的。

参考文献

［1］SIEGEL R, NAISHADHAM D, JEMAL A. Cancer statistics, 2013. CA Cancer J Clin, 2013, 63(1):11–30.

［2］HODI F S, O'DAY S J, MCDERMOTT D F, et al.Improved survival with ipilimumab in patients with metastatic melanoma.N Engl J Med, 2010, 363(8):711–723.

［3］YANG J C, HUGHES M, KAMMULA U, et al. Ipilimumab (antiCTLA4 antibody) causes regression of metastatic renal cell cancer associated with enteritis and hypophysitis. J Immunother, 2007, 30(8):825–830.

［4］BRAHMER J R, DRAKE C G, WOLLNER I, et al. Phase Ⅰ study of single–agent anti–programmed death–1 (MDX–1106) in refractory solid tumors: safety, clinical activity, pharmacodynamics, and immunologic correlates. J Clin Oncol, 2010, 28(19):3167–3175.

［5］TOPALIAN S L, SZNOL M, MCDERMOTT D F, et al. Survival, durable tumor remission, and long–term safety in patients with advanced melanoma receiving nivolumab.J Clin Oncol, 2014, 32(10):1020–1030.

［6］TOPALIAN S L, HODI F S, BRAHMER J R, et al. Safety, activity, and immune correlates of anti–PD–1 antibody in cancer. N Engl J Med, 2012, 366(26):2443–2454.

［7］MOTZE R J, RINI B I, MCDERMOTT D F, et al. Nivolumab for Metastatic Renal Cell Carcinoma: Results of a Randomized Phase Ⅱ Trial. J Clin Oncol, 2015, 33(13):1430–1437.

［8］LAW T M, MOTZER R J, MAZUMDAR M, et al. Phase Ⅲ randomized trial of interleukin–2 with or without lymphokineactivated killer cells in the treatment of patients with advanced renalcellcarcinoma. Cancer, 1995, 76(5):824–832.

［9］LIU L, ZHANG W, QI X, et al. Randomized study of autologous cytokine–induced killer cell immunotherapy in metastatic renal carcinoma.Clin Cancer Res, 2012, 18(6):1751–1759.

［10］ZHAO X, ZHANG Z, LI H, et al. Cytokine induced killer cell–based immunotherapies in patients with different stages of renal cell carcinoma. Cancer Lett, 2015, 362(2):192–198.

［11］ZHANG Y, WANG J, WANG Y, et al. Autologous CIK cell immunotherapy in patients with renal cell carcinoma after radical nephrectomy. Clin Dev Immunol, 2013, 2013:195691.

［12］WANG D, ZHANG B, GAO H, et al. Clinical research of genetically modified dendritic cells in combination with cytokine–induced killer cell treatment in advanced renal cancer. BMC Cancer, 2014, 14:251.

［13］KOBAYASHI H, TANAKA Y, YAGI J, et al. Phase Ⅰ / Ⅱ study of adoptive transfer of γ δ T cells in combination with zoledronic acid and IL–2 to patients with advanced renal cell carcinoma. Cancer Immunol Immunother, 2011, 60(8):1075–1084.

［14］DRAUBE A, KLEIN–GONZELEZ N, MATTHEUS S, et al. Dendritic cell based tumor vaccination in prostate and renal cell cancer: a systematic review and meta–analysis. PLoS One, 2011, 6(4):e18801.

（ 赵　璇 ）

第三节　前列腺癌的生物治疗

前列腺癌是西方发达国家最常见的恶性肿瘤，死亡率仅次于居第一位的肺癌。随着我国逐步进入老年化社会，前列腺癌发病率呈显著增长趋势。目前治疗前列腺癌的方法主要有手术、放疗、化疗和性激素治疗。这些疗法有一定的治疗效果，但疗效不能令人满意或有严重的不良反应，尤其是性激素非依赖性患者和手术后复发、转移的患者。于是，广大的医务工作者将希望放在新的疗法上面，生物治疗就是其中之一。本节将从细胞治疗、疫苗治疗、免疫检查点抑制剂治疗及分子靶向治疗等方面来讨论目前前列腺癌的生物治疗临床应用。

一、细胞治疗

前列腺癌容易发生骨转移和骨髓转移，一旦发生转移，无法行根治性前列腺切除术，只能选择内分泌治疗或者联合化疗，但内分泌治疗的中位敏感期一般为 18~24 个月，仅约 8% 的患者可保持对内分泌治疗长期敏感，但几乎所有初始对内分泌治疗敏感的前列腺癌患者最终都将产生激素抵抗，无法避免死亡结局。因此，晚期前列腺癌，特别是伴有骨髓转移者是临床研究的难点和热点之一。

肿瘤患者体内免疫功能减弱导致肿瘤免疫逃逸已得到广泛认可，通过免疫细胞过继回输的办法不仅能杀伤肿瘤细胞，而且能起到正向提升机体免疫功能的作用。DC 细胞是目前已知功能最强的专职抗原呈递细胞，它在诱导机体免疫应答过程中发挥重要作用；CIK 细胞是将人外周血单个核细胞在体外与多种因子共同培养一段时间后获得的一群异质细胞，兼有 T 细胞抗肿瘤活性和 NK 细胞的非 MHC 限制性细胞毒活性。既往的研究表明，DC 细胞和 CIK 细胞共培养，可促进 CIK 细胞的增殖并增强其功能。我们在多种血液系统肿瘤治疗中采用负载肿瘤抗原的 DC-CIK 细胞联合化疗或者造血干细胞移植治疗均取得了较好效果，而 DC-CIK 细胞在实体瘤治疗中的疗效也得到广泛认可。

最近有研究发现，将 DC-CIK 细胞治疗联合内分泌治疗用于骨髓浸润的 3 例前列腺癌患者，改善了因骨髓转移引起的贫血等症状，同时降低了血清 PSA，取得了较好疗效，且无明显副作用，提示 DC-CIK 细胞治疗联合内分泌治疗用于晚期骨髓浸润的前列腺癌是安全有效的。同时有研究亦证实了 DC-CIK 细胞治疗联合雄激素剥夺治疗（androgen deprivation therapy，ADT）针对晚期前列腺癌治疗的安全性和有效性。

二、疫苗治疗

目前前列腺癌传统治疗遭遇瓶颈，能够通过调动自身特异性细胞免疫杀伤机制进一步提高前列腺癌尤其去势抵抗性前列腺癌（castration-resistant prostate cancer，CRPC）的疗效，同时降低治疗不良反应的肿瘤疫苗受到热切的关注。2010 年前列腺癌疫苗 Sipuleucel-T 通过美国 FDA 批准进入临床，标志着肿瘤疫苗从基础和临床前研究阶段正式进入临床治疗时代。前列腺癌具有合适的靶抗原，肿瘤负荷相对其他肿瘤小，发展缓慢，经过疫苗治疗后容易诱导机体的特异性免疫反应。

肿瘤疫苗，即肿瘤特异性主动免疫治疗，是 20 世纪 90 年代发展起来的肿瘤免疫治疗新疗法，其基本原理是通过体外分离、提取或合成肿瘤特异性抗原（tumor specific antigen，TSA）或肿瘤相关抗原（TAA），制备不同形式的疫苗，由抗原呈递细胞摄取并呈递，使机体 T 细胞致敏活化，生成特异性细胞毒性 T 细胞（CTL），特异性地结合并杀伤肿瘤细胞。早期形式的肿瘤疫苗多数是将自体或异体肿瘤细胞直接输入体内或与一些非特异性免疫佐剂如 BCG、IL-2 等联合输入体内。由于存在抗原进入体内不能被有效呈递、缺乏激活 CTL 的共刺激信号、无法打破免疫耐受和克服免疫耐受等问题，加之多数恶性肿瘤缺乏特异性的肿瘤相关抗原，肿瘤疫苗的研发和利用受到了很大的限制。随着肿瘤相关抗原、疫苗佐剂、免疫调节因子、机体免疫及肿瘤微环境和基因转移技术等研究不断深入，近年来很多肿瘤疫苗已经进入Ⅰ、Ⅱ、Ⅲ期临床试验，尤其是 2010 年的一项令人瞩目的Ⅲ期临床试验（D9902B）将此前一直在Ⅰ、Ⅱ期临床试验中显示出明显效果却无法通过Ⅲ期验证的肿瘤疫苗治疗推到了临床肿瘤治疗的前沿，可见近年来该领域的快速发展足以使我们相信肿瘤疫苗将在临床肿瘤治疗中占据相当重要的地位。

（一）肿瘤细胞疫苗

肿瘤细胞疫苗的研发技术建立在转导了细胞因子 GM-CSF 的肿瘤细胞可以表现出肿瘤疫苗功能特性的基础之上。转导 GM-CSF 的肿瘤细胞株疫苗已在多种肿瘤中进行评估。在前列腺癌肿瘤细胞疫苗的研究中，两种前列腺细胞株（LNCaP 和 PC3）分别作为激素敏感和激素抵抗的代表受到关注，其联合应用理论上可以提供更加完全和广谱的前列腺癌肿瘤抗原。同种异体前列腺癌细胞疫苗（GVAX）是由来自 LNCaP 和 PC3 细胞系的细胞组成的疫苗，经遗传修饰以分泌 GM-CSF。先前，Ⅰ/Ⅱ期剂量递增试验评估了 80 例转移性 CRPC（mCRPC）患者 GVAX 的安全性和免疫原性。总的来说，疫苗耐受性良好，最常见的不良反应是注射部位红斑。高剂量组中有 89% 的患者（$P = 0.002$）能够对一种或两种细胞系产生抗体应答。随后完成了两项Ⅲ期研究，以评估 OS 并进一步确立安全性。其中，一项试验评估了 GVAX 治疗方案与标准剂量多西他赛联合泼尼松治疗方案在化疗初治 mCRPC 患者中的疗效。在参与分析的 626 例患者中，GVAX 组的中位生存期为 20.7 个月，而对照组为 21.7 个月（HR1.03，95% CI 0.83~1.28，$P = 0.78$）。GVAX 组报告的等级 ≥ 3 级不良事件为 8.8%，多西他赛联合泼尼松组为 43%。然而，另一项关于 GVAX 联合多西他赛与多西他赛单独治疗 408 例 mCRPC

患者的Ⅲ期临床试验由于患者死亡不平衡而被提前终止（疫苗组死亡人数为 67 人，单用多西他赛组死亡人数为 47 人）。

（二）重组病毒疫苗

重组病毒疫苗是将肿瘤抗原整合至病毒骨架所形成的疫苗，这种疫苗的优势在于病毒蛋白本身作为免疫原可以激发机体免疫反应，而且病毒疫苗组装方便，有利于大批量生产，并不需针对某一特定患者。

ProstVac VF 疫苗：2015 年，对 125 例 mCRPC 患者进行的一项Ⅱ期随机双盲试验显示，ProstVacVF 疫苗组的中位 OS 为 25.1 个月，而对照组为 16.6 个月，改善生存 8.5 个月（HR 0.56，95% CI 0.37~0.85，P = 0.0061）。另一项研究评估了 ProstVac VF 疫苗在 104 例患者中的免疫效果，对比了疫苗接种前和疫苗接种后 4 周的 T 细胞应答水平。结果显示 104 例患者中有 59 例（57%）表现出 PSA 特异性 T 细胞增加。这些结果促进了Ⅲ期试验的开展（PROSPECT，NCT01322490）。PROSPECT 是一项双盲试验，其中 1297 例无症状或症状轻微的 mCRPC 患者随机接受 ProstVac VF 疫苗，ProstVac VF 疫苗联合 GM-CSF 或安慰剂。2017 年 9 月，预先计划的中期分析显示继续试验是徒劳无益的，因为 OS 的主要结果无法达成。虽然结果令人失望，但前列腺癌免疫治疗可能失败于组合策略。目前正在进行 PROSTVAC 联合其他免疫治疗剂或疾病早期治疗的临床试验（NCT02933255，NCT02506114，NCT02649439，NCT02326805）。

TroVax 疫苗：TroVax 疫苗是由肿瘤相关抗原 5T4 转染至改良安卡拉痘苗病毒（modified vaccinia Ankara virus，MVA）中制备的。5T4 是在结直肠癌、肾癌、前列腺癌中比较常见的抗原。该疫苗的优势在于 5T4 抗原存在较广泛的肿瘤谱。不足之处在于 TroVax 疫苗没有应用初免 - 增强方案，也没有使用共刺激分子。

Ad/PSA 疫苗：腺病毒（Ad）是一类非常适合转运肿瘤抗原的载体。Atliff 研究小组发现整合了前列腺特异性抗原（PSA）的腺病毒疫苗可以诱发机体产生针对 PSA 的特异性免疫反应。一项Ⅰ期临床试验提示 Ad/PSA 疫苗可以提高机体 T 细胞的免疫功能及延长 PSA 倍增时间，疫苗耐受良好。该试验也发现明胶海绵和 Ad/PSA 疫苗有协同作用。在此试验基础上，两项旨在研究 Ad/PSA 对 PSA 倍增时间影响（NCT00583024）和 Ad/PSA 联合前列腺癌去势治疗在生物学复发前列腺癌中效果的Ⅱ期临床试验正在进行当中。

（三）DNA 疫苗

DNA 疫苗通过肌内注射或皮下注射可以激发机体的免疫反应，并且已在多种肿瘤中进行评估。该种疫苗的优势在于制备容易，易大规模批量生产，而且可以方便地携带多种抗原。但其不利因素也很明显，相对于 DC 疫苗和病毒疫苗，其免疫原性弱，虽然目前试图通过整合共刺激分子及细胞因子来解决这个问题，但效果并不理想。一项重要的 I 期临床试验证实整合前列腺酸性磷酸酶（PAP）抗原的 DNA 疫苗（DNA-PAP）联合 GM-CSF 治疗生物学复发但无临床转移的前列腺癌患者可以延长 PSA 倍增时间。此试验为该种疫苗的进一步研究提供了依据。

目前，一项 I / II a 期临床试验评估了编码抗原 PSA、前列腺干细胞抗原（prostate stem cell antigen，PSCA）、前列腺特异性膜抗原（prostate-specific membrane antigen，PSMA）和前列腺六跨膜上皮抗原 1（six-transmembrane epithelial antigen of the prostate 1，STEAP1）的 mRNA 疫苗 CV9103 的安全性和免疫原性。II 期试验参与评估的 33 例患者中 26 例出现了免疫应答。统计结果显示：与无抗原应答或仅对 1 种抗原应答的患者相比，对多种抗原出现应答的患者显示出更长的 OS（HR 0.41，95% CI 0.17~0.95，$P = 0.017$）。

（四）DC 疫苗

2010 年，美国 FDA 批准 Sipuleucel-T 疫苗用于治疗无症状或症状轻微的 mCRPC 患者。通过白细胞去除法得到周围血淋巴细胞后，以浮力密度离心收集单核细胞，再将单核细胞和 PAP 与 GM-CSF 的融合蛋白共同培养 36h，GM-CSF 一方面促进 DC 成熟，同时帮助将 PAP 转移到未成熟 DC 的受体表面，经过其内吞后呈递于 DC 表面，最终激活 CD4$^+$ 和 CD8$^+$ T 细胞。一些 I、II 期临床试验已经证实 Sipuleucel-T 及其他一些携带 PAP 的疫苗可以提高 mCRPC 患者对 PAP 的免疫效应，显著降低血浆 PSA 水平并延长 mCRPC 患者的总生存时间。其中，一项针对 Sipuleucel-T 治疗去势治疗失败转移性前列腺癌的研究中，341 例患者接受了 Sipuleucel-T 治疗，171 例患者接受安慰剂治疗，分析结果显示，与安慰剂组相比，Sipuleucel-T 组的死亡危险相对下降了 22%，相当于患者的中位生存期延长了 4.1 个月（25.8 个月 vs 21.7 个月）。Sipuleucel-T 组与安慰剂组的 36 个月生存概率分别为 31.7% 和 23.0%。在 Sipuleucel-T 治疗 mCRPC 的 III 期临床试验中，Sipuleucel-T 亦能给这类患者带来明显的生存获益。

此外，最新的一项 I / II 期临床试验评估了 DCVAC/PCa 自体疫苗治疗方案与标准剂量多西他赛联合泼尼松治疗方案在 25 例 mCRPC 患者中的安全性和免疫反应。该试验中最常见的不良反应是疲劳、背痛和感觉异常（所有 1 或 2 级）。试验结果显示使用 DCVAC / PCa 方案观察到的 OS 为 19 个月，明显长于 Halabi 和 MSKCC 诺模图预测的 11.8 个月和 13 个月（HR 0.26，95% CI 0.13~0.51）。目前正在进行 III 期临床试验以进一步探索这种有前景的疗法的潜力（VIABLE，NCT02111577）。VIABLE 是一项随机双盲安慰剂对照平行组研究，用于评估多西他赛加 DCVAC / PCa 与多西他赛、紫杉醇联合安慰剂治疗约 1200 名患者的安全性和有效性，其主要目标是 OS，目前研究仍在进行中。

三、免疫检查点抑制剂治疗

（一）CTLA-4 抑制剂

CTLA-4 抑制剂作为一种 CTLA-4 阻断抗体，是美国 FDA 批准的第一种免疫检查点抑制剂，已被证明在多种肿瘤中具有重要的应用价值。针对伊匹木单抗在 mCRPC 治疗中的安全性和 PSA 调节的评估发现，单药治疗方案中 14 例患者接受一次或者两次静脉注射伊匹木单抗后，两例患者 PSA 下降 ≥ 50% 持续 135 d 和 60 d，另有 8 例患者同样出现 PSA<50% 的下降。另一项 Ⅰ/Ⅱ 期临床试验中，50 例患者接受逐渐增加剂量的伊匹木单抗单独或联合放疗。结果显示，接受伊匹木单抗的 50 例患者中有 8 例患者 PSA 下降 ≥ 50%，1 例出现完全缓解，6 例患者病情稳定。目前，一项共入组 799 例一线多西他赛化疗失败的 mCRPC 患者的 Ⅲ 期试验中，研究者发现 PSA 下降 >50% 的患者比例在伊匹木单抗联合放疗和安慰剂联合放疗组中分别为 13.1% 和 5.3%，前者的中位无进展生存期（PFS）亦长于后者（*HR* 0.70，95%*CI* 0.61~0.82）。进一步的亚组分析结果显示，在伊匹木单抗联合放疗组中，预后好的患者（碱性磷酸酶低于正常上限 1.5 倍，血红蛋白 >110g/L 和无内脏转移）与预后差的患者中位 OS 分别为 22.7 个月和 15.8 个月（*P*<0.01）。

（二）PD-1/PD-L1 抑制剂

目前，美国 FDA 批准的 PD-1/PD-L1 抑制剂包括纳武利尤单抗、帕博利珠单抗、德瓦鲁单抗、阿特珠单抗和阿维鲁单抗，相对于在其他实体瘤中取得的令人印象深刻的成果，其在前列腺癌中的表现一直比较平淡。首次评估纳武利尤单抗用于包括前列腺癌在内的实体瘤的临床试验中，参与的 17 例前列腺癌患者均出现客观应答。另一项 Ⅰb 期临床试验评估了 23 例免疫组织化学 PD-L1 表达 ≥ 1% 的 mCRPC 患者接受帕博利珠单抗治疗的疗效。尽管入组患者是 PD-L1 表达人群，仅有 3 例患者出现了确定的部分缓解（PR），总有效率（ORR）为 13%（95% *CI* 3% ~34%），中位缓解期为 59 周（范围为 28~62 周）。虽然有效率适中，但疾病控制时间的结果喜人。此外，有研究评估了 PD-L1 抑制剂阿维鲁单抗对 18 例 mCRPC 患者的治疗效果，目前没有观察到客观缓解。然而，在亚组分析中发现，接受恩扎鲁胺（Enzalutamide）时 PSA 持续升高的 5 例患者中，3 名患者病情稳定时间超过了 24 个月。

四、分子靶向治疗

靶向治疗是以肿瘤细胞的特有位点作为治疗靶点，在纠正病变、稳定细胞、发挥更强的抗肿瘤活性的同时，能够对正常细胞减少毒副作用。由于我们对于肿瘤发生发展的分子途径的认知在逐渐提高，能够更好地利用这些途径作为有效的药物作用靶点，分子靶向药物的研究与开发越来越多。

（一）以肿瘤细胞为靶向的治疗

针对肿瘤细胞的靶向治疗，即把肿瘤细胞视为靶细胞，利用单克隆抗体或结合细胞毒性药物以及放射性核素的单克隆抗体，特异性地直接结合肿瘤特异抗原或肿瘤相关抗原，以达到杀灭肿瘤细胞的目的。近年来，PSMA、PSCA 及 PAP 在前列腺癌细胞中的表达有一定的特异性，是目前前列腺癌的细胞靶向治疗的重要干预因子。

（二）以肿瘤血管生成为靶向的治疗

实体肿瘤的一个特点就是具有异常的血管分布，称为肿瘤血管，肿瘤血管的丰富程度决定了肿瘤的生长速度以及远处转移的风险，对肿瘤微血管密度的免疫组织化学检测通常可以预测各种恶性肿瘤的预后。因此，以肿瘤血管为靶向的治疗策略已经成为当前肿瘤研究的热点。目前，针对肿瘤血管生成在前列腺癌生长和转移中的作用已经研究得很透彻，寻找到抗肿瘤血管生成的靶标是关键点。利用免疫组织化学法对前列腺癌中的 VEGF 分析显示，其表达呈现多变性，但总体表达水平浮动在 40%~100%，因此，阻断 VEGF 可以抑制肿瘤的血管生成，阻止肿瘤生长与转移。波依尔（Poyil）等用 VEGF 受体抑制剂槲皮素对前列腺癌小鼠模型进行研究发现，实验组肿瘤的体积和重量明显减少，其蛋白印迹结果分析证明槲皮素抑制了 VEGF 诱导 VEGF 受体 2 的磷酸化和其下游蛋白激酶 AKT、mTOR 和 P70S6K 的表达，表明了 VEGF 是针对肿瘤血管生成进行靶向治疗的一个很好的靶点。

（三）以肿瘤细胞信号通路为靶向的治疗

细胞外因子通过与细胞受体（膜受体或核受体）结合，能引发细胞内一系列生物化学反应，这一过程称为细胞信号转导。肿瘤细胞信号转导异常能引起肿瘤的恶性程度增加，侵袭性增强。随着近年来分子肿瘤学、分子生物学的发展，肿瘤的信号通路作用机制也逐步清晰，因此，以肿瘤信号通路为靶点的抗肿瘤治疗亦取得了很大进步。例如，PI3K/AKT 信号通路是前列腺癌细胞的一条重要的信号转导通路，在大约 30%~50% 的前列腺癌患者中存在该通路的异常活化，该通路参与了多种生理活动，包括细胞代谢、凋亡、增殖、分化和细胞周期调节，在前列腺癌的发生、发展、转移以及化疗耐药中发挥重要作用。鉴于 PI3K 抑制剂作为一种特定抑制剂的局限性特点，目前还有很多 PI3K 抑制剂处于试验阶段，尚未评估其在前列腺癌中的应用。AKT 抑制剂在前列腺癌中的作用也在研究当中。哌立福辛是一种能够调控 AKT 磷酸化并且能上调抑癌基因 P21 表达的抗肿瘤药物，它能抑制 PC-3 细胞的生长和诱导细胞周期阻滞，还能通过激活 GSK-3β 通路来诱导 PC-3 细胞的分化。目前，哌立福辛治疗前列腺癌仍处于临床试验阶段。

肿瘤的生物治疗通过激发和增强机体的免疫功能来达到控制和杀灭肿瘤细胞目的。免疫疗法能清除部分的、播散的肿瘤细胞，对于晚期的实体肿瘤疗效有限，当前常将其作为一种辅助疗法，与手术、化疗、放疗等常规疗法联合应用。虽然目前已经建立了多种针对前列腺癌的生物治疗方法，并在动物实验中取得了较好疗效，然而临床应用时受到的影响因素较多，相信不久的将来其临床疗效将得到质的提高，为前列腺癌患者带来新的希望。

参考文献

［1］JEMAL A, SIEGEL R, WARD E, et al. Cancer statistics, 2009. CA Cancer J Clin, 2009, 59(4):225-249.

［2］RISK M, CORMAN J M. The role of immunotherapy in prostate Cancer: an overview of current approaches in development. Rev Urol, 2009, 11(1): 16-27.

［3］ARMSTRONG A J, GARRETT-MAYER E S, YANG Y C, et al. A contemporary prognostic nomogram for men with hormone-refractory metastatic prostate Cancer: a TAX327 study analysis. Clin Cancer Res, 2007, 13(21):6396-6403.

［4］TANNOCK I F, DE WIT R, BERRY W R, et al. Docetaxel plus prednisone or mitoxantrone plus prednisone for advanced prostate cancer. N Engl J Med, 2004, 351(15):1502-1512.

［5］KANTOFF P W, HIGANO C S, SHORE N D, et al. Sipuleucel-Timmunotherapy for castration-resistant prostate cancer. N Engl J Med, 2010, 363(5):411-422.

［6］COFFEY D S, ISAACS J T. Prostate tumor biology and cell kinetics--theory. Urology, 1981, 17(Suppl 3):40-53.

［7］JASS J R, LOVE S B, NORTHOVER J M. A new prognostic classification of rectal cancer. Lancet, 1987, 1(8545):1303-1306.

［8］WILLIAMS S A, SINGH P, ISAACS J T, et al. Does PSA play f prostatecancer? Prostate, 2007, 67(3):312-329.

［9］KAUFMAN H L, WANG W, MANOLA J, et al. Phase Ⅱ randomized study of vaccine treatment of advanced prostate Cancer(E7897): a trial of the Eastern Cooperative Oncology Group. J Clin Oncol, 2004, 22(11):2122-2132.

［10］FONG L, RUEGG C L, BROCKSTEDT D, et al. Induction of tissue-specific autoimmune prostatitis with prostatic acid phosphatase immunization: implications for immunotherapy of prostate Cancer. J Immunol, 1997, 159(7):3113-3117.

［11］DRAKE C G. Update on prostate Cancer vaccines. Cancer J, 2011, 17(5):294-299.

［12］GABRILOVICH D. Mechanisms and functional significance of tumourinduceddendritic-cell defects. Nat Rev Immunol, 2004, 4(12):941-952.

［13］SMALL E J, FRATESI P, REESE D M, et al Immunotherapy of hormonerefractory prostate Cancer with antigen-loaded dendritic cells. J Clin Oncol, 2000, 18(23):3894-3903.

［14］BURCH P A, BREEN J K, BUCKNER J C, et al. Priming tissue-specific cellular immunity in a phase I trial of autologous dendritic cells for prostate Cancer. Clin Cancer Res, 2000, 6(6):2175-2182.

［15］SMALL E J, SCHELLHAMMER P F, HIGANO C S, et al. Placebo-controlled phase Ⅲ trial of immunologic therapy with sipuleucel-T(APC8015) in patients with metastatic, asymptomatic hormone refractory prostate

Cancer. J Clin Oncol, 2006, 24(19):3089-3094.

［16］KOH Y T, GRAY A, HIGGINS S A, et al. Androgen ablation augments prostate Cancer vaccine immunogenicity only when applied after immunization. Prostate, 2009, 69(6):571-584.

［17］MELLMAN I, STEINMAN R M. Dendritic cells: specialized and regulated antigen processing machines. Cell, 2001, 106(3):255-258.

［18］KYTE J A, GAUDERNACK G. Immuno-gene therapy of Cancer with tumour-mRNA transfected dendritic cells. Cancer Immunol Immunother, 2006, 55(11):1432-1442.

［19］HIGANO C S, CORMAN J M, SMITH D C, et al. Phase 1/2dose-escalation study of a GM-CSF-secreting, allogeneic, cellular immunotherapyfor metastatic hormone-refractory prostate cancer. Cancer, 2008, 113:975-984.

［20］PODRAZIL M, HORVATH R, BECHT E, et al. Phase Ⅰ/Ⅱ clinical trialof dendritic-cell based immunotherapy (DCVAC/PCa) combined with chemotherapyin patients with metastatic, castration-resistant prostate cancer. Oncotarget, 2015, 6:18192-18205.

［21］BEER T M, VOGELZANG N, BARTUNKOVA J,et al. Autologous dendriticcell immunotherapy (DCVAC/PCa) added to docetaxel chemotherapy in a Phase Ⅲ trial (viable) in men with advanced (mCRPC) prostate cancer. J Immunother Cancer, 2015, 3 Suppl 2:164.

［22］KANTOFF P W, SCHUETZ T J, BLUMENSTEIN B A, et al. Overallsurvival analysis of a phase Ⅱ randomized controlled trial of a Poxviral-basedPSA-targeted immunotherapy in metastatic castration-resistant prostate cancer.J Clin Oncol, 2010, 28:1099-1105.

［23］KANTOFF P W, GULLEY J L, PICO-NAVARRO C. Revised overall survival analysis of a phase Ⅱ, randomized, double-blind, controlled study of PROSTVAC in men with metastaticcastration-resistant prostate cancer. J Clin Oncol, 2017, 35:124-125.

［24］LISA M C, JAMES L G, RAVI A M. Perspectives on the clinical development ofimmunotherapy in prostate cancer.Asian Journal of Andrology, 2018, 20:253-259.

（杨双宁　　乔亚敏）

第四节　肺癌的生物治疗

肺癌是目前全球癌症死亡率第一的肿瘤，每年大约有 130 万的新发病例，其中 80%~85% 的新发病例为非小细胞肺癌（non-small cell lung cancer，NSCLC），如腺癌、鳞癌和大细胞癌等，15%~20% 是小细胞肺癌。大多数患者在就诊时已经发生转移，处于不可手术切除或无法治愈的疾病状态。在过去的十几年中，转移性 NSCLC 的治疗主要依赖化疗和靶向治疗（适用于经过分子筛选的部分病人）。最近，免疫治疗作为一种新型的可能引领未来发展方向的治疗方法也被用于肺癌的治疗。肿瘤的发生发展不仅仅取决于癌细胞本身的特性，其与免疫系统之间的相互作用也发挥着重要作用。临床上用于癌症治疗的免疫疗法较多，但由于前期治疗的疗效不佳，NSCLC 曾一度被认为是无免疫活性的肿瘤。随着新一代癌症疫苗和免疫调节剂的成功研发，NSCLC 的免疫治疗再次引起大家的兴趣。免疫治疗在 NSCLC 治疗方面的巨大进步正广受瞩目。

一、免疫检查点抑制剂治疗

在癌症免疫治疗中，抑制免疫检查点通路被认为是最有前景的治疗方式之一。免疫检查点控制共刺激和共抑制信号的平衡，而共刺激和共抑制信号在维持自身耐受和调节 T 细胞应答方面具有重要的作用。其中主要的免疫检查点分子是 CTLA-4，以及 PD-1 和其配体 PD-L1。靶向免疫检查点治疗的机制是通过抑制免疫相关靶点 (PD-1、PD-L1、CTLA-4) 解除 T 细胞的抑制状态来活化 T 细胞，经过活化的 T 细胞能够更有效地杀伤肿瘤细胞。

（一）CTLA-4 抑制剂

伊匹木单抗是一种单克隆抗体，能够有效阻滞 CTLA-4 分子。一项紫杉醇和卡铂联合或不联合伊匹木单抗的随机Ⅱ期临床试验结果显示，在化疗后给予伊匹木单抗来治疗初治的Ⅳ期 NSCLC 可以延长患者的无进展生存期。化疗后给予伊匹木单抗的原理是，化疗可在伊匹木单抗引起的免疫调节启动前触发抗原的释放。相对于单独化疗，间断性化疗联合伊匹木单抗可以提高 NSCLC 总体生存率。对其中的鳞状细胞癌来说，无进展生存期和总生存期的延长则更为突出。伊匹木单抗常见的副作用包括贫血、腹泻和疲乏，免疫介导的 3~4 级副作用（如结肠炎、垂体炎）较为常见。

曲美利木单抗（CP-675，206）是另一个抗 CTLA-4 的单克隆抗体。一项将曲美利木单抗作为维持治疗的Ⅱ期临床研究结果显示，化疗后给予该药不能提高肺癌患者的治疗疗效。

（二）PD-1 抑制剂

纳武利尤单抗是一种完全人源化的靶向 PD-1 的单克隆 IgG4 抗体。Ⅰ期临床试验研究显示抗 PD-1 单抗在 NSCLC 试验中疗效显著。随后的研究证明，PD-1 通路阻滞后会带来持久的抗肿瘤反应。其常见的副作用有疲劳、食欲减退和腹泻，治疗相关的 3~4 级毒性反应发生率为 14%。NSCLC 患者中有 7% 患肺炎，其中 3 例死亡。

临床前数据表明，同时阻断 CTLA-4 和 PD-1 能显著增强抗肿瘤免疫反应。一项正在进行的研究伊匹木单抗联合纳武利尤单抗治疗 NSCLC 的Ⅰ期临床试验中期结果显示，存在 22% 的整体反应率。纳武利尤单抗单药治疗研究的中期结果显示，客观缓解率为 30%；PD-L1 阳性患者的客观反应率为

67%，而 PD-L1 阴性患者几乎没有反应。随后的单臂Ⅱ期临床试验（CheckMate063）显示，纳武利尤单抗治疗经治的晚期肺鳞癌患者缓解率（RR）为 14.5%，中位起效时间为 3.3 个月，而中位疗效持续时间为 6.0 个月。CheckMate017 是一项针对一线治疗失败的晚期 NSCLC 鳞癌的Ⅲ期临床试验，入组的 272 例患者随机给予纳武利尤单抗和多西他赛治疗，结果显示，纳武利尤单抗与多西他赛相比，中位 OS（9.2 个月 vs6.0 个月，$P<0.001$）、1 年生存率（42%vs24%）、中位 PFS（3.5 个月 vs 2.8 个月，$P<0.001$）均显著提高，且死亡风险降低 41%（HR 为 0.59），但该研究表明肺鳞癌中 PD-L1 表达与纳武利尤单抗的疗效并无相关性。这是第一项针对肺鳞癌的免疫检查点抑制剂Ⅲ期临床研究，结果令人鼓舞。因此，2015 年 3 月 4 日美国 FDA 批准了纳武利尤单抗治疗以铂类为基础化疗失败的转移性肺鳞癌。另一项Ⅲ期研究（CheckMate057）在 582 例铂类方案失败的非鳞 NSCLC 中观察到纳武利尤单抗组的中位 OS（12.2 个月 vs9.4 个月）及 RR（19%vs12%）均优于多西他赛，但 PFS 并无优势（2.3 个月 vs4.2 个月）。与 CheckMate017 研究不同的是，该研究显示 PD-L1 表达能够预测纳武利尤单抗的疗效。日本进行的一项Ⅱ期研究显示，纳武利尤单抗在亚裔晚期 NSCLC 中的疗效与欧美相似。尽管纳武利尤单抗的最大耐受剂量仍不明确，但目前看来其耐受性良好，3~4 级的严重不良事件主要包括皮肤反应、胃肠道反应、肺炎等。

帕博利珠单抗（MK-3475），一种抗 PD-1 的人源化 IgG4 抗体，是美国 FDA 于 2014 年 9 月批准的治疗恶性黑色素瘤的药物。在针对 NSCLC 患者进行的Ⅰ期临床试验中，结果显示整体反应率为 24%。KEYNOTE-028 研究队列评价了帕博利珠单抗联合伊匹木单抗在晚期复发 NSCLC 患者中的疗效，11 例患者中 1 例达 CR，5 例达 PR，所有患者疾病稳定至少 6 周，且耐受性尚可。一项Ⅲ期 KEYNOTE-024 研究证实帕博利珠单抗在一线治疗某些特定 NSCLC 时优于标准化疗，试验共纳入 305 例初治晚期 NSCLC 患者，且其肺癌活检显示无 EGFR 或 ALK 突变，但 PD-L1 高表达（≥50% 的肿瘤细胞）；在该群体中，帕博利珠单抗单药治疗效果优于含铂双药化疗，PFS（10.3 个月）长于含铂双药化疗（6 个月），次要终点生存率（80%）和 1 年生存率（70%）高于含铂双药化疗（72%、54%）。化疗组患者在疾病进展后改为帕博利珠单抗治疗，死亡风险（40%）明显降低。与化疗相比，免疫治疗的不良反应更轻微（3~4 级不良反应发生率分别为 27% 和 53%），且不良反应发生率均较低。该试验首次将免疫治疗作为一线治疗用于肺癌患者，帕博利珠单抗的 PFS 和生存期更长且治疗相关不良反应发生率更低。该项研究可能改变晚期 NSCLC 患者治疗方案。这也是首次表明对无治疗靶点突变的 PD-L1 高表达的晚期 NSCLC 患者，单独使用帕博利珠单抗可能成为一线治疗的新标准。

另有一项帕博利珠单抗联合化疗的研究，这项规模较小的Ⅱ期试验共纳入 123 例患者，受试者为鳞癌 NSCLC 患者，无 EGFR 和 ALK 突变。该试验对比了帕博利珠单抗联合卡铂 + 培美曲塞化疗与单独化疗的临床疗效。结果显示联合组 PFS 为 13 个月，单独化疗组为 8.9 个月，但联合帕博利珠单抗组患者治疗毒性增加（3 级以上不良反应发生率分别为 39% 和 26%）。此外，对于脑转移患者，帕博利珠单抗同样显示出良好的疗效。一项小样本研究报道帕博利珠单抗在 10 例无症状、初治 NSCLC 脑转移患者中颅脑病灶的 RR 高达 44%。

（三）PD-L1 抑制剂

BMS-936559 是第一个报道的在 NSCLC 治疗中有效靶向 PD-L1 的 IgG4 单抗。其他抗 PD-L1 抗体对 NSCLC 可能也有一定疗效。例如，MEDI4736 是一种人源化 IgG1 单抗，通过阻断 PD-L1 与 PD-1 的结合，可增强 T 细胞识别和清除肿瘤细胞的能力。阿特珠单抗是一种抑制 PD-L1 配体的 IgG1-γ 型单克隆抗体，相关Ⅰ期临床试验结果显示，阿特珠单抗在既往接受系统治疗的晚期 NSCLC 患者中耐受性及安全性较高，总体 ORR 为 23%，24 周的无进展生存率为 48%。阿特珠单抗治疗 NSCLC 患者的Ⅲ期临床研究显示，阿特珠单抗治疗组中位 OS 比多西他赛化疗组平均延长了 4.2 个月。美国 FDA 批准阿特珠单抗用于接受含铂化疗期间或治疗后病情进展以及接受靶向疗法治疗失败的转移性 NSCLC 患者。欧洲肿瘤内科学会公布的 KEYNOTE-024 与 CheckMate026 两项免疫治疗的研究结果中，KEYNOTE-024 研究中 PD-L1 阳性肿瘤细胞超过 50% 的 305 例患者缓解率为 45%，而 CheckMate026 研究中 PD-L1 表达超过 1% 的 541 例患者的缓解率为 26.1%，阳性率高的患者其有效率亦较高。

二、分子靶向治疗

（一）靶向 EGFR 治疗

个体化治疗的发展已成为当前肿瘤研究的热点，越来越多的致癌驱动机制被发现。表皮生长因子受体（EGFR）在 NSCLC 发生发展中驱动突变的发现以及对酪氨酸激酶抑制剂（tyrosine kinase inhibitor，TKI）的研究大大推动了 NSCLC 靶向治疗药物的开发进程。

NSCLC 的治疗在药物靶向治疗领域的发展中起着带头作用，现在许多药物已用于临床或处于临床试验阶段，EGFR 敏感突变（EGFRm）特异性 TKI 的研究对个体化治疗是一个很好的示例。目前，已证明 EGFRm 是驱动某些 NSCLC 的关键因素，存在 EGFRm 的 NSCLC 使用 EGFRm 的靶向药物（如厄洛替尼、吉非替尼、阿法替尼）是非常有效的治疗策略。厄洛替尼是 2004 年由美国 FDA 批准用于治疗 NSCLC 的靶向药物，主要针对亚裔女性、终生不吸烟和肿瘤 EGFR 表达 ≥ 10% 的腺癌患者，可明显改善反应率。最近一项总计 11 个试验、1605 例患者的 Meta 分析结果显示，EGFR 野生型肺癌患者应用 TKI 对治疗敏感。针对 NSCLC 患者的一线、二线 EGFR-TKI 治疗仍在积极研究中。此外，目前第二代 EGFR-TKI（阿法替尼等）在临床试验中表现出显著的疗效。目前发展前景较好的药物是 AZD9291 和洛来替尼（Rociletinib），这两种靶向药物已经在临床前模型中显示出较好的疗效。这些 EGFR-TKI 研究结果对于 EGFRm NSCLC 患者来说受益很多。然而，对于 T790M 阴性患者治疗还有很大的提升空间。此外，有证据表明肿瘤的异质性也是 EGFRm NSCLC 治疗方面的重要阻力。研究显示 c-MET 可作为晚期 NSCLC 获得性耐药患者的分子生物学标志物，EGFR-TKI 和 c-MET 抑制剂的联合应用是针对耐药后 c-MET 过表达患者的有效治疗策略。然而，这种模式对于 c-MET 过表达合并 T790M 突变患者并无疗效，有必要进一步深入探索。

大约 30%EGFR 突变的 NSCLC 患者在用 EGFR-TKI 治疗初期即出现耐药，原发性耐药的机制主要有两个方面：① K-RAS 突变导致的原发性耐药；② 蛋白酪氨酸磷酸酶基因（*PTEN*）的缺失性耐药。继发性耐药的机制主要有：T790M 突变、MET 基因扩增、HGF 过表达以及 HER-3 磷酸化等。

随着对 EGFR-TKI 耐药分子机制的深入研究，多种抗 EGFR-TKI 耐药的药物逐渐进入临床试验阶段，并显示出显著的效果。总体而言，有以下几个方面可以帮助我们克服 EGFR-TKI 的耐药：①开发不可逆性 TKI 药物：多种不可逆性 TKI 如培利替尼（Pelitinib，EKB-569）、卡纽替尼（Canertinib，CI-1033）等正在进行临床试验，阿法替尼已进入临床应用；②多靶点抗肿瘤药物；③针对 c-MET 基因扩增的抑制剂；④高效选择性 EGFR 突变体抑制剂。

（二）靶向 HER-2 治疗

目前有许多以 HER-2 为治疗靶点的药物，如曲妥珠单抗、帕妥珠单抗和拉帕替尼，已被批准用于治疗多种类型的癌症。对 HER-2 异常表达的肺癌患者的早期研究发现，抗 HER-2 治疗可给患者带来益处。但对 HER-2 基因突变型患者治疗疗效的相关研究还少有报道。

（三）靶向 ALK 治疗

ALK 基因重排在 NSCLC 中发生率约 3%~5%，第一代 ALK-TKI 克佐替尼（Crizotinib）可以在 NSCLC 靶向治疗中发挥重要作用。一项随机Ⅲ期临床试验研究对比了克佐替尼和二线标准化疗方案在 ALK 阳性晚期 NSCLC 患者中的疗效，提示克佐替尼治疗 ALK 阳性的晚期 NSCLC 患者疗效显著，且耐受性好。尽管治疗初期有较好的疗效，但大部分患者持续用药后会出现获得性耐药。因此，一些针对 ALK 阳性的 NSCLC 患者的新治疗策略在临床试验中逐步开展，包括第二代 ALK 抑制剂，比如 AP26113 和 LDK378 等，以及其他靶点抑制剂如热休克蛋白 90 抑制剂等。T790M 基因突变常引起一、二代 TKI 药物继发性耐药，第三代 TKI 药物奥西替尼（Osimertinib）可以有效应对该基因突变引起的耐药。AURA 试验中得到的数据显示，使用第三代 EGFR-TKI 奥西替尼作为 EGFR 基因敏感型患者一线治疗方案，显著延长患者疾病无进展生存期 19.3 个月（其中包括使用剂量为 160 mg 和 80 mg）。

除了以上靶点的纵深研究，寻找新的治疗靶点也是当务之急。目前根据驱动基因的不同，可以将 NSCLC 分为具有治疗指导意义的 7 种分子亚型：EGFR 突变型、EML4-ALK 基因融合型、ROS-1 基因融合型、c-MET 高表达 / 扩增 / 突变型、RET 基因融合型、BRAF 突变型、HER-2 突变型。

三、疫苗治疗

治疗性疫苗是指通过诱导肿瘤抗原特异性的免疫应答及增强 T 细胞的抗肿瘤反应，达到治疗或防止疾病恶化目的的天然产物、人工合成或用基因重组技术表达的制品。目前，NSCLC 的研究热点疫苗主要是以肿瘤细胞和肿瘤抗原为基础的疫苗（图 4-1）。

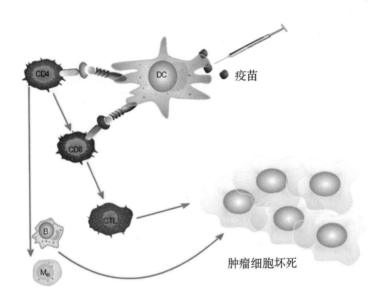

图 4-1　肺癌疫苗治疗的作用机制

特塞莫肽（Tecemotide，L-BLP25）将肿瘤特异性抗原 MUC1 包裹在脂质体中，刺激 T 细胞产生免疫应答。2007 年公布的 II 期临床数据显示，特塞莫肽、对照组的 3 年生存率分别为 49%、27%，总生存期分别为 30.6 个月、13.3 个月。但特塞莫肽的 III 期临床试验中显示不能手术切除的 III 期 NSCLC 患者，在放化疗后给予疫苗治疗并没有提高生存期。

表皮生长因子（EGF）疫苗是一种以 EGF 抗原为基础的疫苗。它会诱导机体产生抗表皮生长因子反应，防止内源性过表达表皮生长因子结合表皮生长因子受体，从而抑制癌细胞增殖。一项 II 期临床试验未能证明该药对曾经接受一线化疗且处于 III b/ IV 期的 NSCLC 患者有生存获益。

四、细胞治疗

肿瘤的细胞免疫治疗是免疫治疗的一种重要方法，其主要流程是：分离淋巴细胞，通过实验室培养和扩增，最后将培养成熟的具有肿瘤杀伤潜力的细胞重新回输到患者体内，发挥杀肿瘤效应。回输过程中可适当输入一些细胞因子来增强免疫细胞在体内的活性与功能。另外，将分离出的细胞进行基因修饰或者调整肿瘤特异性抗原 TCR 亲和力均能提高免疫细胞抗肿瘤治疗的效果。一些常见的细胞治疗有以下几种（图 4-2）。

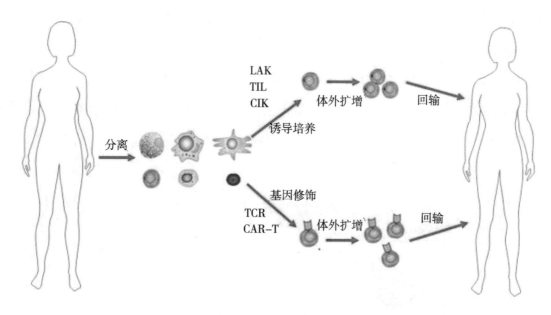

图 4-2　肺癌相关细胞治疗制备模式图

（一）淋巴因子激活的杀伤细胞（LAK 细胞）

LAK 细胞是罗森博格实验室在 1982 年首次报道的。淋巴细胞在体外通过 IL-2 刺激可以提高杀伤肿瘤细胞的效果。国外 LAK 首次治疗晚期肿瘤患者可以追溯到 1985 年。一项 Ⅲ 期临床试验结果显示，105 例手术治疗无效的肺癌患者被随机分成两组，接受 IL-2 结合 LAK 细胞治疗并联合放疗或化疗的患者组，其 7 年生存率高于只接受放疗或化疗的患者组。

由于这种治疗方法使用了高剂量的 IL-2，因此应用 LAK 细胞治疗也带来了严重的副作用，例如毛细血管渗漏综合征，进而导致低血压、少尿、肺水肿及呼吸困难，这些不良反应严重限制了 LAK 细胞的临床应用。

（二）肿瘤浸润淋巴细胞 (TIL 细胞)

TIL 细胞是罗森博格实验室在 1986 年首次鉴定出来的，从肿瘤组织、引流淋巴结或恶性渗出液中分离出浸润性淋巴细胞，制成单细胞悬液，用高剂量的 IL-2 刺激，在体外大量扩增淋巴细胞，最后再回输入患者体内。

TIL 细胞治疗 NSCLC 的研究结果显示该治疗有效，肿瘤内 TIL 的数量越多，肿瘤的复发率越低，无病生存率越高。另外一项研究结果显示，从肺癌患者手术切除的肿瘤组织中分离出 TIL 细胞，经过体外扩增，回输到患者体内可以有效延长生存期。TIL 细胞治疗肿瘤患者具有特异性和安全性。

其局限性在于，需要从手术切除的肿瘤组织、转移性淋巴结或癌性体液中提取 TIL 细胞，细胞来源受限制；另外，TIL 细胞培养周期长达 5 周，这些都给 TIL 细胞治疗带来许多困难。

基于恶性黑色素瘤 TIL 细胞治疗的广泛临床经验，一项研究采用同样的技术手段对肺癌患者来源的 TIL 细胞进行临床前生产和评估，进行了 TIL 细胞培养基和自体癌细胞系的建立，并完成了大规模 TIL 细胞扩增到治疗水平的实施，同时为了保证 TIL 细胞治疗肺癌患者的安全，对已建立的 TIL 细胞进行了免疫表型分析和功能鉴定。这项研究为晚期 NSCLC 患者开发 TIL 细胞治疗提供了基础，为这些患者提供了更多的治疗选择。根据这份报告，研究者计划在不久的将来为肺癌患者启动一项 TIL 细胞治疗的临床试验。

（三）细胞因子诱导的杀伤细胞（CIK 细胞）

CIK 细胞是 1991 年首次报道的，是将人外周血单个核细胞在体外与多种细胞因子（如抗 CD3 单克隆抗体、IL-2 和 IFN-γ 等）共同培养一段时间后获得的一群异质性细胞。由于该种细胞同时表达 CD3 和 CD56 两种膜蛋白分子，故又被称为 NK 细胞样 T 淋巴细胞，兼具 T 淋巴细胞强大的抗瘤活性和 NK 细胞的非 MHC 限制性杀瘤优点。

然而，两项缺点却限制了 CIK 细胞治疗成为目前肺癌治疗的常规手段：其一是细胞治疗需要个体化，不能像药物一样大规模生产；其二是目前免疫治疗费用高，不是每个病人都能承受。

（四）基因修饰的 T 细胞

基因治疗的研究在 20 年前就已经开展，目前基因治疗在肿瘤治疗中仍然具有广阔的应用前景。T 细胞表面表达一种异二聚体 αβ 受体，即 TCR（T cell receptor）。T 细胞通过表面的 TCR 来识别肿瘤细胞的抗原肽与 MHC 的复合物来杀伤肿瘤细胞。但由于具有 MHC 限制性，限制了 TCR αβ 基因治疗在临床中的应用。目前最新的研究热点是嵌合抗原受体 T 细胞（CAR-T 细胞），即运用基因工程技术将能识别肿瘤抗原的抗体转导进 T 细胞体内，构建 CAR-T 细胞，避免了抗原呈递阶段及 MHC 的限制性，可对肿瘤细胞直接识别和杀伤，使其杀伤活性达到最大化。嵌合抗原受体一旦与肿瘤相关抗原（TAA）结合，可通过 CD3 或高亲和性受体 FcεRI 的胞内区使 T 细胞活化发挥效应功能。

CAR-T 细胞临床应用的主要突破在于治疗血液系统肿瘤。一项临床试验研究报道显示，CAR-T 细胞在治疗成人和儿童血液病中取得了显著的效果，75 例患者中 45 例得到了完全缓解。但是关于 CAR-T 细胞治疗肺癌的临床试验却很少，这归结于缺少肺癌相关的特异性抗原，肿瘤部位进入的 T 细胞数量少及杀伤作用低。

目前 CAR-T 细胞治疗靶点方面在 NSCLC 中已经展开的研究包括间皮素（NCT02580747）、MUC1（NCT02587689，NCT02839954）、GPC3（NCT02876978）、CEA（NCT02349724）、HER-2

（NCT02713984）和 EGFR（NCT01869166）。间皮素是一种分化抗原，在正常组织中的功能尚不清楚，在肺腺癌中大约有 25% 表达，特别是与 K-RAS 突变相关。然而，它也表达在心包、胸膜、腹膜，以及身体中的许多不同组织，虽然比在包括肺腺癌在内的恶性组织中所见的水平低，但是同时也可能引起潜在不良事件的发生。在早期的临床试验中，靶向间皮素的 T 细胞治疗在少数患者身上已被确定为安全的，没有脱靶效应的发生。一项针对复发/难治性 NSCLC 患者的临床研究结果显示 EGFR 表达至少为 50% 的患者在输注靶向 EGFR 的 CAR-T 细胞后，有 2 名患者获得部分缓解，5 名患者病情稳定。根据我国国家癌症中心的不良事件分级标准，发现轻度皮肤毒性（等级 1~2，18.2%）和呼吸困难（等级 1~2，36.4%）是治疗后最常见的副作用，这表明这种治疗方法对患者是相对安全可行的。这项研究还表明，当 TKI 未能达到疗效时，EGFR CAR-T 细胞可以达到更好的结果，并且次级突变存在时可能更有效。 然而，每一个潜在的靶点都会存在潜在的特异性不良事件，这同时也限制了 CAR-T 细胞治疗的普遍使用。

CAR-T 细胞治疗作为一种新型免疫治疗方法，尽管为部分晚期肿瘤患者带来了治愈的希望，但在治疗过程中发生的不良反应，甚至部分可能致命的不良反应，是治疗前首先要考虑的问题。常见的不良反应如下：

1. 细胞因子释放综合征（CRS） CRS 是 CAR-T 细胞治疗中常见且具有致死性的并发症。CRS 临床表现有恶心、头痛、心动过速、低血压、皮疹、胸闷气短等。CRS 的发生发展与 CAR 的结构、肿瘤的负荷和类型以及患者基因多态性等相关，可通过设计安全的 CAR 或 CAR-T 细胞，并严格限制每次输注的细胞数量来降低 CRS 的发生率。糖皮质激素及细胞因子拮抗剂具有降低 CRS 相关死亡风险的作用。

2. 肿瘤溶解综合征（tumor lysis syndrome，TLS） 在早期 CAR-T 细胞治疗的临床研究中观察到，TLS 的发生，主要与输注的 CAR-T 细胞的体内增殖以及体内细胞因子释放有关，在输注 CAR-T 细胞后的几周内进行严密监测，提前预防并及时处理可控制 TLS。

3. 脱靶效应（on-target toxicity） 由于在 CAR-T 细胞中插入了可识别肿瘤相关抗原（TAA）的单克隆抗体，其对 TAA 具有高度亲和力，当其与正常组织表达的 TAA 结合后对正常组织产生的毒性作用为脱靶效应。对于 CAR-T 疗法来说，关键是鉴定出肿瘤真正特异性的细胞表面分子靶标。

参考文献

［1］LYNCH T J, BONDARENKO I, LUFT A, et al. Ipilimumab in combination with paclitaxel and carboplatin as first-line treatment in stage ⅢB/Ⅳ non-small cell lung cancer: results from a randomized, double-blind, multicenter phase Ⅱ study. J Clin Oncol, 2012, 30(17):2046-2054.

[2] BRAHMER J R, DRAKE C G, WOLLNER I, et al. Phase Ⅰ study of single-agent anti-programmed death-1 (MDX-1106) in refractory solid tumors: safety, clinical activity, pharmacodynamics, and immunologic correlates. J Clin Oncol, 2010, 28(19):3167-3175.

[3] TOPALIAN S L, HODI F S, BRAHMER J R, et al. Safety, activity, and immune correlates of anti-PD-1 antibody in cancer. N Engl J Med, 2012, 366(26):2443-2454.

[4] GETTINGER S N, SHEPHERD F A, ANTONIA S J, et al. First-line nivolumab (anti-PD-1; BMS-936558, ONO-4538) monotherapy in advanced NSCLC: safety, efficacy, and correlation of outcomes with PD-L1 status. J Clin Oncol, 2014, 32:5s (suppl; abstr 8024).

[5] GARON E B, LEIGHL N B, RIZVI N A, et al. Safety and clinical activity of MK-3475 in previously treated patients (pts) with non-small cell lung cancer (NSCLC). J Clin Oncol, 2014, 32:5s(suppl; abstr 8020).

[6] DRAKE C G, LIPSON E J, BRAHMER J R. Breathing new life into immunotherapy: review of melanoma, lung and kidney cancer. Nat Rev Clin Oncol, 2014, 11(1):24-37.

[7] BUTTS C, SOCINSKI M A, MITCHELL P L, et al. Tecemotide (L-BLP25) versus placebo after chemoradiotherapy for stage Ⅲ non-small cell lung cancer (START): a randomised, double-blind, phase 3 trial. Lancet Oncol, 2014, 15(1):59-68.

[8] TANG C, WANG X, SOH H, et al. Combining radiation and immunotherapy: a new systemic therapy for solid tumors? Cancer Immunol Res, 2014, 2(9):831-838.

[9] DENG L, LIANG H, BURNETTE B, et al. Irradiation and anti - PD-L1 treatment synergistically promote antitumor immunity in mice. J Clin Invest, 2014, 124(2):687-695.

[10] GOLDEN E B, DEMARIA S, SCHIFF P B, et al. An abscopal response to radiation and ipilimumab in a patient with metastatic non-small cell lung cancer. Cancer Immunol Res, 2013, 1(6):365-372.

[11] ANAGNOSTOU V K, BRAHMER J R. Cancer Immunotherapy: A Future Paradigm Shift in the Treatment of Non-Small Cell Lung Cancer. Clin Cancer Res, 2015, 21(5):976-986.

[12] LEE J K, HAHN S, KIM D W, et al. Epidermal growth factor receptor tyrosine kinase inhibitors vs conventional chemotherapy in non-small cell lung cancer harboring wild-type epidermal growth factor receptor: a meta-analysis. JAMA, 2014, 311(14):1430-1437.

[13] CROSS D A, ASHTON S E, GHIORGHIU S, et al. AZD9291, an irreversible EGFR TKI, overcomes T790M-mediated resistance to EGFR inhibitors in lung cancer. Cancer Discov, 2014, 4 (9):1046-1061.

[14] WALTER A O, SJIN R T, HARINGSMA H J, et al. Discovery of a mutantselective covalent inhibitor of EGFR that overcomes T790M-mediated resistance in NSCLC. Cancer Discov, 2013, 3(12):1404-1415.

[15] SHEPHERD F, DOUILLARD J, BLUMENSCHEIN G R Jr. Immunotherapy for Non-small Cell Lung Cancer Novel Approaches to Improve Patient Outcome. J Thorac Oncol, 2011, 6(10):1763-1773.

[16] FUJII S I, SHIMIZU K, OKAMOTO Y, et al. NKT cells as an ideal anti-tumor immunotherapeutic. Front

Immunol, 2013, 4:409.

［17］HANAGIRI T, SHIGEMATSU Y, KURODA K, et al. Antitumor activity of human gammadelta T cells transducted with CD8 and with T-cell receptors of tumor-specific cytotoxic T lymphocytes. Cancer Sci, 2012, 103(8):1414-1419.

［18］KILIC A, LANDRENEAU R J, LUKETICH J D, et al. Density of tumor-infiltrating lymphocytes correlates with disease recurrence and survival in patients with large non-small cell lung cancer tumors. J Surg Res, 2011, 167(2):207-210.

［19］LI R, WANG C, LIU L, et al. Autologous cytokine-induced killer cell immunotherapy in lung cancer: a phase Ⅱ clinical study. Cancer Immunol Immunother, 2012, 61(11):2125-2213.

［20］YANG L, REN B, LI H, et al. Enhanced antitumor effects of DC-activated CIKs to chemotherapy treatment in a single cohort of advanced non-small-cell lung cancer patients. Cancer Immunol Immunother, 2013, 62(1):65-73.

［21］ZHONG R, HAN B, ZHONG H. A prospective study of the efficacy of a combination of autologous dendritic cells, cytokine-induced killer cells, and chemotherapy in advanced non-small cell lung cancer patients. Tumour Biol, 2013, 35(2):987-994.

［22］JIN C G, CHEN X Q, LI J, et al. Moderating effects and maintenance of lung cancer cellular immune functions by CIK cell therapy. Asian Pac J Cancer Prev, 2013, 14(6):3587-3592.

［23］RECK M, RODRIGUEZ-ABREU D, ROBINSON A G, et al. Pembrolizumab versus chemotherapy for PD-L1-positive non-small-cell lung cancer. N Engl J Med, 2016, 375(19):1823-1833.

［24］LANGER C J, OBASAJU C, BUNN P, et al. Incremental innovation and progress in advanced squamous cell lung cancer: current status and future impact of treatment. J Thorac Oncol, 2016, 11(12):2066-2081.

［25］GETTINGER S N, HELLMANN M D, SHEPHERD F A, et al. First-line mono-therapy with nivolumab (NIVO; anti-programmed death-1[PD-1]) in advanced non-small cell lung cancer (NSCLC): Safety, efficacy and correlation of outcomes with PD-1 ligand (PD-L1) expression. J Clin Oncol, 2015, 33 (Suppl):a8025.

［26］RIZVI N A, MAZIERES J, PLANCHARD D, et al. Activity and safety of nivolumab, an anti-PD-1 immune checkpoint inhibitor, for patients with advanced, refractory squamous non-small-cell lung cancer (CheckMate063): a phase 2, single-arm trial. Lancet Oncol, 2015,16 (3): 257-265.

［27］BRAHMER J K, RECKAMP K L, BAAS P, et al. Nivolumab versus docetaxel in advanced squamous-cell non-small-cell lung cancer. N Engl J Med, 2015, 373 (2):123-135.

［28］PAZARES L, HORN L, BORGHAEI H, et al. Phase Ⅲ, randomized trial (CheckMate057) of nivolumab (NIVO) versus docetaxel(DOC) in advanced non-squamous cell (non-SQ) non-small cell lung cancer(NSCLC). J Clin Oncol, 2015, 33 (Suppl):aL-BA109.

［29］NISHIO M, HIDA T, NAKAGAWA K, et al. Phase Ⅱ studies of nivolumab (anti-PD-1, BMS-936558, ONO-4538) in patients with advanced squamous (sq) or non-squamous (non-sq) non-small cell lung cancer (NSCLC).

J Clin Oncol, 2015, 33 (Suppl):a8027.

[30] GARON E B, RIZVI N A, HUI R, et al. Pembrolizumab for the treatment of non-small-cell lung cancer. N Engl J Med, 2015, 372(21):2018-2028.

[31] PAPADIMITRAKOPOULOU V, PATNAIK A, BORGHAEI H, et al. Pembrolizumab (pembro; MK-3475) plus platinum doublet chemotherapy (PDC) as front-line therapy for advanced non-small cell lung cancer (NSCLC): KEYNOTE-021 Cohorts A and C. J Clin Oncol, 2015, 33 (Suppl):a8031.

[32] RITTMEYER A, BARLESI F, WATERKAMP D, et al. Atezolizumab versus docetaxel in patients with previously treated non-small-cell lung cancer (OAK): a phase 3, open-label, multicentre randomised controlled trial. Lancet, 2017, 389(10066):255-265.

[33] SUNSHINE J, TAUBE J M. PD-1/PD-L1 inhibitors. Curr Opin Pharmacol, 2015, 23:32-38.

[34] ALDAROUISH M, WANG C. Trends and advances in tumor immunology and lung cancer immunotherapy. J Exp Clin Cancer Res, 2016, 35(1):157.

[35] PLANCHARD D, YOKOI T, MCCLEOD M J, et al. A phase Ⅲ study of durvalumab (medi4736) with or without tremelimumab for previously treated patients with advanced NSCLC: Rationale and protocol design of the ARCTIC study. Clin Lung Cancer, 2016, 17(3):232-236.

[36] RECK M, RODRIGUEZ-ABREU D, ROBINSON A G, et al. Pembrolizumab versus chemotherapy for PD-L1-positive non-small-cell lung cancer. N Engl J Med, 2016, 375(19):1823.

[37] RAMALINGAM S, YANG J C, LEE C K, et al. LBA1_PR: Osimertinib as first-line treatment for EGFR mutation-positive advanced NSCLC: updated efficacy and safety results from two Phase Ⅰ expansion cohorts. Thorac Oncol, 2016, 11 (4Suppl):S152.

[38] CHANG K, PASTAN I, WILLINGHAM M C. Isolation and characterization of a monoclonal antibody, K1, reactive with ovarian cancers and normal mesothelium. Int J Cancer, 1992, 50(3):373-381.

[39] YU S, LI A, LIU Q, et al. Recent advances of bispecific antibodies in solid tumors. J Hematol Oncol, 2017, 10(1):155.

[40] ZHANG E, GU J, XU H. Prospects for chimeric antigen receptor-modified T cell therapy for solid tumors. Mol Cancer, 2018, 17(1):7.

[41] LI J, LI W, HUANG K, et al. Chimeric antigen receptor T cell (CAR-T) immunotherapy for solid tumors: lessons learned and strategies for moving forward. J Hematol Oncol, 2018, 11(1):22.

[42] FESNAK A D, JUNE C H, LEVINE B L. Engineered T cells: the promise and challenges of cancer immunotherapy. Nat Rev Cancer, 2016, 16(9):566-581.

[43] BERA T K, PASTAN I. Mesothelin is not required for normal mouse development or reproduction. Mol Cell Biol, 2000, 20(8):2902-2906.

[44] KACHALA S S, BOGRAD A J, VILLENA-VARGAS J, et al. Mesothelin overexpression is a marker of tumor aggressiveness and is associated with reduced recurrence-free and overall survival in early-stage lung

adenocarcinoma. Clin Cancer Res, 2014, 20(4):1020–1028.

［45］THOMAS A, CHEN Y, STEINBERG S M, et al. High mesothelin expression in advanced lung adenocarcinoma is associated with KRAS mutations and a poor prognosis. Oncotarget, 2015, 6(13):11694–11703.

［46］LEE D S, KIM Y S, JUNG S L, et al. The relevance of serum carcinoembryonic antigen as an indicator of brain metastasis detection in advanced non–small cell lung cancer. Tumour Biol, 2012, 33(4):1065–1073.

（杨　黎　高　群　王蕊蕊）

第五节　乳腺癌的生物治疗

近年来，我国乳腺癌的发病率呈上升趋势，根据 2018 年国家癌症中心公布的数据，2014 年全国女性乳腺癌新发病例约 27.89 万例，占女性恶性肿瘤发病的 16.51%，位居女性恶性肿瘤发病率第 1 位。

对乳腺癌的治疗已经进入以手术为主，结合化疗、放疗、内分泌治疗及生物治疗的综合治疗时期。现有的治疗措施的合理应用使得乳腺癌的治疗疗效得到了显著提高，这也基于对疾病的规范性诊治。乳腺癌的正确诊断和治疗，直接关系患者的生存时间和生活质量。在肿瘤的传统治疗方法中，放、化疗除杀灭肿瘤细胞外，对正常细胞也有损伤。而生物治疗却能更为特异性地杀灭肿瘤细胞而不伤及正常组织，同时可通过激活自身免疫系统产生免疫记忆来预防肿瘤复发和转移。因此，生物治疗是继手术、化疗、放疗、内分泌治疗之后，乳腺恶性肿瘤的另一重要治疗手段。尤其对于三阴性乳腺癌，生物治疗正在成为一种令人振奋的疗法。本节重点介绍乳腺癌的生物治疗，包括靶向治疗、免疫检查点抑制剂治疗、免疫细胞治疗、溶瘤病毒治疗和基因治疗。

一、分子靶向治疗

乳腺癌靶向治疗的依据是乳腺癌病理学的分子学分类，分子学分类可基于单基因分析，如雌激素受体（estrogen receptor，ER）、孕激素受体（progesterone receptor，PgR）、人表皮生长因子受体 –2（human epidermal growth factor receptor–2，HER–2）的基因拷贝数量、增生指数以及 Ki67，也可基于多基因表达平台，即同时检测成百上千个基因的转录水平。

基于基因表达谱的乳腺癌分类尚未完全与经典的组织病理学分类统一，然而，应用 DNA 微阵列分析所获得的基因表达谱确定了不同细胞起源的乳腺癌的新分子亚型。近年来的研究确认了炎性乳腺癌、小叶状乳腺癌、HER–2 阳性乳腺癌和 BRCA 突变乳腺癌的不同基因表达谱。据此，将乳腺癌分为下述五种具有不同生物学特性和临床预后的亚型（表 4-1，表 4-2）。

表 4-1　乳腺癌分子分型的标志物检测和判定

分子分型	标记物	备注
LuminalA 型	LuminalA 样 　ER/PgR 高表达 　HER-2 阴性 　Ki-67 低表达	ER、PgR、Ki-67 表达的判定值，建议采用报告阳性细胞的百分比。Ki-67 高低表达的判定值在不同病理实验中心可能不同，可统一采用 14% 作为判断 Ki-67 高低的界值。同时，以 20% 作为 PgR 表达高低的判定界值*，可进一步区分 LuminalA 样和 LuminalB 样（HER-2 阴性）
LuminalB 型	LuminalB 样（HER-2 阴性） 　ER/PgR 阳性 　HER-2 阴性 　且 Ki-67 高表达或 PgR 低表达 LuminalB 样（HER-2 阳性） 　ER/PgR 阳性 　HER-2 阳性（蛋白过表达或基因扩增） 　任何状态的 Ki-67	上述不满足 LuminalA 样条件的 Luminal 样肿瘤均可作为 LuminalB 样亚型
ERBB2⁺ 型	HER-2 阳性（蛋白过表达或基因扩增） ER 阴性和 PgR 阴性	
Basal-like 型	三阴性（非特殊型浸润性导管癌） 　ER 阴性 　PgR 阴性 　HER-2 阴性	三阴性乳腺癌和 Basal-like 型乳腺癌之间的吻合度约 80%。但是三阴性乳腺癌也包含一些特殊类型乳腺癌如髓样癌（典型性）和腺样囊性癌，这些类型的癌复发转移风险较低

＊以 20% 作为 PgR 表达高低的判定界值，目前仅有一篇回顾性文献支持（PRAT A, CHEANG M C, MART I N M, et al. Prognostic significance of progesterone receptor-positive tumor cells within immunohistochemically defined luminal A breast cancer. J Clin Oncol, 2013, 31:203-209）

表 4-2　乳腺癌不同分子分型的推荐治疗

亚型	治疗类型	备注
LuminalA 型	大多数患者仅需内分泌治疗	一些高危患者需加用化疗
LuminalB 样（HER-2 阴性）	全部患者均需内分泌治疗，大多数患者要加用化疗	是否加用化疗需要综合考虑激素受体表达高低、复发转移风险，以及患者状态等
LuminalB 样（HER-2 阳性）	化疗 + 抗 HER-2 治疗 + 内分泌治疗	本亚型患者常规予以化疗
HER-2 阳性（非 luminal）	化疗 + 抗 HER-2 治疗	抗 HER-2 治疗对象：Pt1b 及更大肿瘤，或淋巴结阳性
三阴性（导管癌）	化疗	
特殊类型＊		
A. 内分泌反应型	内分泌治疗	
B. 内分泌无反应型	化疗	髓样癌（典型性）和腺样囊性癌可能不需要化疗（若淋巴结阴性）

＊特殊类型：内分泌反应型（筛状癌、小管癌和黏液腺癌）；内分泌无反应型（顶浆分泌、髓样癌、腺样囊性癌和化生型癌）

肿瘤分子靶向治疗，是利用肿瘤细胞表达而正常细胞很少或不表达的特定基因或基因的产物作为治疗靶点，最大程度杀死肿瘤细胞而对正常细胞杀伤较小的治疗模式。HER-2 的表达是乳腺癌明确的预后指标和药物治疗效果的预测指标。作为第一个靶向 HER-2 的人源化单克隆抗体，曲妥珠单抗的问世改变了 HER-2 阳性乳腺癌患者的预后，影响了乳腺癌的诊治模式，是乳腺癌药物治疗的重要突破。2007 年可用于经曲妥珠单抗治疗失败的乳腺癌患者的拉帕替尼作为晚期乳腺癌三线治疗药物在欧美上市，2013 年已在中国上市，HER-2 二聚化抑制剂帕妥珠单抗目前已在全球上市。

（一）曲妥珠单抗（Trastuzumab，TRAST，Herceptin，赫赛汀）

曲妥珠单抗经 10 年以上的临床应用证实，不良反应较少，其中较严重的不良反应是当与蒽环类药物联合应用时会增加充血性心力衰竭的发生概率。目前多项临床研究结果显示，对于 HER-2/neu 蛋白过表达或基因扩增（HER-2 阳性）的乳腺癌患者采用曲妥珠单抗辅助治疗 1 年，可以降低乳腺癌的复发率。

一项随机双盲Ⅲ期临床试验研究了帕妥珠单抗联合多西他赛、曲妥珠单抗对比曲妥珠单抗联合多西他赛对于 HER-2 阳性转移性乳腺癌的一线治疗的安全性和疗效。该研究的主要终点是无进展生存期（PFS）；次要终点为 ORR、OS 和安全性。共有 808 例患者参加了此项试验。加用帕妥珠单抗组相比于曲妥珠单抗 + 多西他赛组，统计学显示中位 PFS 增加了 6.1 个月。中位随访 30 个月后，加用帕妥珠单抗组 OS 也有显著改善，死亡的风险降低了 34%。因此，2015 年中国抗癌协会乳腺癌诊治指南与规范建议帕妥珠单抗联合曲妥珠单抗加用紫杉醇类为 HER-2 阳性转移性乳腺癌患者的一线治疗的首选。

2015 年的乳腺癌治疗指南建议，对既往曾用曲妥珠单抗治疗的 HER-2 阳性转移性乳腺癌晚期患者，应持续阻断 HER-2 活性。几项临床试验证实，曲妥珠单抗持续治疗带来的获益也存在于既往用含曲妥珠单抗的方案治疗后疾病发生进展的情况；为长期控制疾病而使用曲妥珠单抗的最佳时间点目前尚不明确。

既往使用过曲妥珠单抗治疗后出现疾病进展的乳腺癌患者其首选治疗方案是应用一种抗体 - 药物偶联药物，曲妥珠单抗 - 美坦新偶联物（T-DM1）。一项国际多中心随机临床Ⅲ期研究（EMILIA）评估了 T-DM1 对比拉帕替尼联合卡培他滨治疗局部晚期乳腺癌或转移性乳腺癌的疗效及安全性，该研究证实 T-DM1 可使患者在 PFS 和 OS 上显著获益。因此，2015 年中国抗癌协会乳腺癌诊治指南与规范建议 T-DM1 可以作为既往接受曲妥珠单抗治疗 HER-2 阳性的转移性乳腺癌患者的优先选择。对于其他情况下的治疗选择，新版指南指出：①对于曲妥珠单抗治疗后进展的患者，如果之前没使用过帕妥珠单抗，治疗应考虑包含曲妥珠单抗联合帕妥珠单抗，加或不加细胞毒药物（如长春瑞滨、紫杉醇）；②含曲妥珠单抗方案治疗后进展的 HER-2 阳性患者，卡培他滨联合拉帕替尼治疗也是一个选择；③不推荐曲妥珠单抗联合拉帕替尼与化疗同步进行。

（二）拉帕替尼（Lapatinib）

拉帕替尼是 HER-2 受体细胞内酪氨酸激酶抑制剂。对于既往应用蒽环类、紫杉醇类和曲妥珠单抗治疗后进展的难治性 HER-2 阳性晚期乳腺癌患者，EGFI00151 研究显示拉帕替尼联合希罗达组的至疾病进展时间（TTP）（8.4 个月）和 PFS（4.4 个月）均优于希罗达单药组（分别为 8.1 个月、4.1 个月，$P < 0.001$），是曲妥珠单抗治疗失败后的二线选择。而且，拉帕替尼可透过血脑屏障，对放疗后复发性脑转移有一定作用。

（三）贝伐珠单抗（Bevacizumab，Avastin）

贝伐珠单抗是抑制肿瘤新生血管的药物，通过与血液中血管内皮生长因子（VEGF）结合，阻断其与血管内皮细胞表面受体结合，抑制细胞增殖和新生血管的形成。

（四）雷帕霉素靶蛋白（mTOR）信号通路抑制剂

多年临床实践发现，激素受体阳性患者应用内分泌治疗的耐药时有发生。其耐药机制之一是激活了 mTOR 信号转导通路。几项随机对照的临床试验正在研究 mTOR 信号通路的抑制联合芳香酶抑制剂的应用能否使乳腺癌患者获益。一项 III 期临床试验（BOLERO-2）对绝经后激素受体阳性的晚期进展或复发性乳腺癌患者，应用依西美坦加或不加 mTOR 抑制剂依维莫司进行治疗。18 个月的随访结果表明，依维莫司联合依西美坦与依西美坦单药相比，中位 PFS 显著延长，分别是 11.0 个月和 4.1 个月。一项 II 期临床试验评估了他莫昔芬单药与他莫昔芬联合依维莫司的疗效，中位随访 13 个月后，意向治疗分析显示，依维莫司联合他莫昔芬组与他莫昔芬单药组相比，中位进展时间得到改善（8.5 个月 vs 4.5 个月），试验结果尚未正式发表。另一项对绝经后晚期乳腺癌患者的 III 期临床试验中，既往没有经过内分泌治疗的激素受体阳性的乳腺癌受试者随机分为两组，即来曲唑加或不加 mTOR 抑制剂坦罗莫司，结果显示两组的 PFS 差异无统计学意义。这项试验的结果与 BOLERO-2 临床试验完全不同。但这两项随机 III 期临床研究结果存在差异的原因尚不明确，可能与患者的选择标准差异和既往内分泌治疗程度不同有关。2015 年中国抗癌协会乳腺癌诊治指南与规范指出 BOLERO-2 的证据是足够令人信服的，可以考虑在符合 BOLERO-2 入组标准的患者中，应用依西美坦时加入依维莫司。许多绝经前、后激素敏感的乳腺癌患者在疾病进展时受益于序贯的内分泌治疗。因此，对于既往应用内分泌治疗使肿瘤缩小或达长期稳定的乳腺癌患者，在疾病进展时仍需继续进行内分泌治疗。

二、免疫检查点抑制剂治疗

免疫检查点抑制剂在实体瘤的治疗中已取得突破性的进展，其中 PD-1 抗体（帕博利珠单抗，

JS001，PDR001，纳武利尤单抗）已被批准应用于恶性黑色素瘤及肺癌等。在三阴性乳腺癌细胞表面也可见 PD-L1 表达增高，并具有影响 T 细胞的功能，包括减少其增殖和增加细胞凋亡，这为基于 PD-1/PD-L1 轴实现有效杀灭三阴性乳腺癌细胞提供了理论基础。目前，应用 PD-1 抗体及 PD-L1 抗体（阿特珠单抗）和杜伐单抗治疗乳腺癌的多项临床试验正在开展，此外，CTLA-4 抗体伊匹木单抗和曲美霉素联合治疗乳腺癌的 II 期临床试验正在进行。

乳腺癌免疫检查点抑制剂治疗目前有多项临床试验正在进行（表 4-3），涵盖了 I 期、II 期及 III 期，其中多数招募三阴性乳腺癌患者，临床医生可建议晚期患者参与临床试验，以期改善生存。

表 4-3　部分乳腺癌生物治疗临床试验

靶向基因	试验药物	疾病类型	临床试验期别	临床试验编号
PD-1	帕博利珠单抗	三阴性乳腺癌	II	NCT0314596
			III	NCT03036488
PD-L1	阿特珠单抗	三阴性乳腺癌	III	NCT03197935
CTLA-4	曲美利木单抗	三阴性乳腺癌、单侧乳腺癌	II	NCT02527434
PD-1，PARP	帕博利珠单抗，尼拉帕尼	三阴性乳腺癌	I、II	NCT02657889

三、免疫细胞治疗

（一）CAR-T 细胞治疗

近年来，国内外 CAR-T 细胞治疗发展迅速，目前 CAR-T 细胞在血液系统肿瘤的治疗中已获得了令人瞩目的效果，在实体瘤治疗中的应用也在多方探索并且捷报频传。例如应用携带 CD3/HER-2 特异性双抗原的 CAR-T 细胞治疗转移性乳腺癌，在 HER-2 阳性及 HER-2 阴性乳腺癌中均可发挥抗肿瘤效应。

TIL 治疗即肿瘤浸润淋巴细胞治疗，是从患者的肿瘤中提取 T 细胞进行活化扩增后回输至体内。目前，罗森博格团队开发了一种新型的能够特异性靶向肿瘤细胞突变的 TIL，在 II 期临床试验中，一名接受 TIL 及 PD-1 抗体帕博利珠单抗联合治疗的晚期乳腺癌患者获得了近两年的完全缓解期，这项临床试验的疗效仍在进一步观察中。

（二）DC 肿瘤疫苗治疗

DC 肿瘤疫苗治疗是通过接种肿瘤疫苗，诱导机体产生特异性抗肿瘤能力，从而抑制肿瘤的生长、转移和复发。DC 肿瘤疫苗治疗是一种特异性主动免疫治疗方法（active specific immunotherapy，ASI），DC 肿瘤疫苗具有良好的耐受性、安全性、特异性和高效性。

（三）NK 细胞治疗

在肿瘤生物治疗中，应用免疫活性细胞进行治疗已成为当前的研究热点，NK 细胞是先天性免疫系统的重要组成部分，无须肿瘤特异性抗原识别便可以直接杀伤肿瘤细胞，是肿瘤免疫治疗的重要效应细胞。目前 NK 细胞的免疫治疗主要是在体外应用细胞因子，将外周血单个核细胞（PBMC）中的 NK 细胞扩增后回输至患者体内达到抗肿瘤的效果。相关临床试验主要在血液系统恶性肿瘤的治疗上开展，有关乳腺癌的治疗研究很少。因此，扩大 NK 细胞的临床应用范围，尤其是针对实体瘤的治疗，以获取更多的临床资料，将是 NK 细胞今后的主要发展方向。

四、溶瘤病毒治疗

动物实验证明，Ⅰ型单纯疱疹病毒的溶瘤突变体（HF10）是一种安全有效的抗原发肿瘤及二次接种肿瘤的生物制剂。有研究者将 HF10 接种于 6 例皮下或皮内转移的乳腺癌瘤体，14 d 后取患者转移瘤体做病理检查，证明 30%~100% 的癌细胞死亡，患者未出现任何不良反应。该结果提示溶瘤病毒对人也是一种安全有效的抗转移性乳腺癌的生物制剂。

五、基因治疗

基因治疗是将外源功能基因导入患者的细胞内，以纠正先天代谢异常、补偿基因缺失或提供新的功能，达到治疗疾病的目的。基因治疗包括免疫基因治疗、化学基因治疗、重建抑癌基因功能治疗等。其中与乳腺癌的发生发展紧密联系的基因有 P53、PTEN 等。P53 是重要的抑癌基因，与癌症的发生发展关系紧密。有学者用黄连素（berberine，BBR）治疗乳腺癌患者后，P53 mRNA 和蛋白表达的基础水平都有所增加。另外，在他莫昔芬耐受的乳腺癌细胞株中，PTEN 的启动子发生异常甲基化使其表达降低，使用 DNA 甲基转移酶抑制剂后可使 PTEN 表达增加，提示 PTEN 甲基化可能是未来治疗乳腺癌的潜在靶点。谢轶群等发现，GATA3 在乳腺癌组织中低表达，GATA3 表达与 ER 表达正相关，提示 GATA3 与乳腺癌的发生、发展、转移和预后相关。

综上所述，对乳腺癌相关基因的转录、表达、翻译、突变等环节进行调控可有效控制乳腺肿瘤的生长，还可解决化疗药物耐受的难题，增加肿瘤细胞对放疗的敏感性。

目前乳腺癌基因治疗及肿瘤疫苗的研究尚处于细胞或动物研究阶段，临床上仍无法代替常规疗法，其中基因治疗与常规疗法相结合是目前乳腺癌生物治疗的发展趋势。生物治疗在乳腺癌等恶性肿瘤的综合治疗中将发挥越来越大的作用，展示出广阔的临床应用前景。

参考文献

[1] ZENG H, CHEN W, ZHENG R, et al. Changing cancer survival in China during 2003－15: a pooledanalysis of 17 population－based cancer registries. The Lancet Global Health, 2018, 6(5):e555－e567.

[2] PRITCHARD K I, BURRIS H A 3rd, ITO Y, et al. Safety and efficacy of everolimus with exemestane vs. exemestane alone in elderly patients with HER2－negative, hormone receptor－positive breast cancer in BOLERO－2. Clin Brea Canc, 2013, 13(6):421－432, 428.

[3] LUM L G, THAKUR A, AL－KIADHIMI Z, et al. Targeted T－cell therapy in stage breast cancer: a phase clinical trial.Clin Cancer Res, 2015, 21(10):2305－2314.

[4] BERGH J, JONSSON P E, LIDBRINK E K, et al. FACT: an open－label randomized phase Ⅲ study of fulvestrant and anastrozole in combination compared with anastrozole alone as first－line therapy for patients with receptor－positive postmenopausal breast cancer. J ClinOncol, 2012, 30(16):1919－1925.

[5] MEHTA R S, BARLOW W E, ALBAIN K S, et al. Combination anastrozole and fulvestrant in metastatic breast cancer.N Eng J Med, 2012, 367(5):435－444.

[6] GENNARI A, STOCKLER M, PUNTONI M, et al. Duration of chemotherapy for metastatic breast cancer: a systematic review and meta－analysis of randomized clinical trials. J Clin Oncol, 2011, 29(16):2144－2149.

[7] RADVANYI L G. Targeting the cancer mutanome of breast cancer. Nat Med, 2018, 24(6):703－704.

[8] LI Z, QIU Y, LU W, et al. Immunotherapeutic interventions of Triple Negative Breast Cancer. J Transl Med, 2018, 16:147 .

（刘艳粉　　李　玉）

第六节　上消化道肿瘤的生物治疗

上消化道最常见的恶性肿瘤主要为食管癌和胃癌。我国处于食管癌的高发地带，食管癌发病率居恶性肿瘤的第6位，死亡率居第4位。我国胃癌的发病率居恶性肿瘤的第2位，死亡率居第3位。上消化道肿瘤的传统治疗方法包括手术、放疗、化疗。常用的化疗药物主要有顺铂、氟尿嘧啶、奥沙利铂、伊立替康等，然而总的5年生存率仍然低于15%。随着免疫学和分子生物学的深入研究，生物治疗在上消化道肿瘤治疗中的作用越来越重要。生物治疗是一种新兴的肿瘤治疗模式，主要的治疗措施包括靶向治疗、细胞过继免疫治疗、细胞因子治疗、基因治疗、免疫检查点抑制剂治疗等。

一、分子靶向治疗

目前针对食管癌、胃癌的分子靶点主要有人表皮生长因子受体 -2（HER-2）、表皮生长因子受体（EGFR）以及血管内皮生长因子（VEGF）等。

（一）靶向 HER-2 的治疗

HER-2 是由原癌基因 *HER-2/neu* 编码的细胞膜表面受体。其在调控细胞生长和分化中起着重要作用。HER-2 最早在乳腺癌中发现，其过表达预示肿瘤的侵袭性增加，预后不佳。HER-2 过表达亦可发生在胃、食管腺癌中，阳性率为 7%~22%。

曲妥珠单抗是一种靶向 HER-2 的单克隆抗体。曲妥珠单抗最早被批准用于 HER-2 阳性的乳腺癌患者。一项日本的 III 期临床试验 ToGA 首次证实了曲妥珠单抗在 HER-2 阳性食管癌、胃癌患者中的显著疗效。该试验是将曲妥珠单抗联合顺铂 + 氟尿嘧啶 / 卡培他滨组与单纯化疗组相比，前者显著提高了 HER-2 阳性的复发或转移性胃食管结合部腺癌和胃腺癌患者的生存率。中位生存时间从单纯化疗组的 11.1 个月延长到 13.8 个月，客观有效率也从 34.5% 显著增加至 47.3%。亚组分析显示，对于 HER-2 表达 IHC2+/FISH+ 或 IHC3+ 的患者，曲妥珠单抗可使中位总生存期延长（*HR*=0.65）。基于此项研究结果，曲妥珠单抗成为《NCCN 指南》推荐用于晚期胃 / 胃食管交界处腺癌的第一个靶向药物，并且被美国 FDA 和欧盟委员会批准用于初治的 HER-2 阳性转移性胃癌 / 胃食管交界处腺癌患者。

HER-2 在食管鳞癌中的表达率显著低于食管腺癌。朔普曼（Schoppmann）等分别测定了 152 例和 189 例食管鳞癌和腺癌患者 *HER-2* 基因的扩增及蛋白的表达。结果显示食管鳞癌 HER-2 蛋白阳性率仅为 3.9%，显著低于食管腺癌的患者（15.3%），提示对食管鳞癌患者尚需探索新的治疗靶点。

（二）靶向 EGFR 的治疗

EGFR 是具有配体依赖性的酪氨酸激酶活性的跨膜糖蛋白家族，在多种肿瘤中过表达。EGFR 与相应配体如表皮生长因子（EGF）、转化生长因子（TGF）等结合后，连接很多参与信号转导的细胞内蛋白质，使不同的信号蛋白被激活，刺激细胞的分裂增殖，并可使正常细胞产生恶变，影响肿瘤的血管及间质的生长，促进肿瘤的转移和复发。EGFR 表达率在食管腺癌中为 27%~50%，食管鳞癌中为 40%~50%。目前以 EGFR 为靶点的药物主要包括单克隆抗体和小分子酪氨酸激酶抑制剂（TKI）。

1. 单克隆抗体　西妥昔单抗是一种人鼠嵌合的靶向 EGFR 的单克隆抗体。一些小样本的研究显示，西妥昔单抗联合化疗一线治疗晚期食管癌有较好的安全性和较高的有效率。德国进行的一项 II 期临床试验，纳入了 66 例既往未经治疗的转移性食管鳞癌患者，随机分配至西妥昔单抗联合顺铂 + 氟尿嘧啶（PF）化疗组或单纯的 PF 化疗组，结果显示西妥昔单抗联合化疗耐受性良好，且在一定程度上增加了客观有效率（19% vs 13%）、PFS（5.7个月 vs 3.6个月）和OS（9.5个月 vs 5.5个月），提示了西妥昔单抗在食管癌中的应用前景。然而，EXPAND临床试验发现，对于未经手术切除的晚期胃腺癌或胃食管交界处腺癌，随机分为顺铂＋卡培他滨方案联合西妥昔单抗组或顺铂＋卡培他滨联合安慰剂组，结果表明两组的PFS及OS均无明显差异，提示化疗加用西妥昔单抗未能使胃腺癌或胃食管交界处腺癌获益。对于西妥昔单抗在上消化道肿瘤中的应用仍需进一步的研究。

帕木单抗是一种全人源化的抗EGFR单克隆抗体。对晚期结直肠癌患者，帕木单抗与西妥昔单抗疗效相似，输液反应的发生率更低。REAL-3是一项多中心、随机的Ⅲ期临床试验，纳入了553例未经治疗的晚期或转移性食管、食管胃结合部和胃腺癌患者，随机分为EOC组（表柔比星＋奥沙利铂＋卡培他滨）和EOC联合帕木单抗组，结果显示帕木单抗组的OS更短，安全性无显著差异。

2. 小分子TKI　TKI通过竞争性结合EGFR胞内段酪氨酸激酶的磷酸化位点，阻断其与ATP的相互作用，进而抑制EGFR信号通路。

目前在食管癌靶向治疗中研究较多的是吉非替尼和厄洛替尼。一项关于吉非替尼的COG临床试验，纳入了英国51个中心的450例晚期食管癌或胃食管交界处癌患者。全部患者都是经过两次以上一线化疗后进展的患者，随机分为吉非替尼组和安慰剂组。结果显示，吉非替尼组较安慰剂组能改善患者的吞咽痛和吞咽困难；吉非替尼可改善患者的中位PFS，而对OS改善不明显。一项早期的报道显示厄洛替尼对胃食管交界处腺癌有一定的疗效，而对远端胃腺癌无效。

（三）靶向VEGF的治疗

肿瘤的生长和转移依赖血管的生成，VEGF与其受体（VEGFR-1、VEGFR-2和VEGFR-3）结合，可导致血管生成，促进肿瘤入侵与转移。因而，以VEGF为靶点的生物治疗成为现代研究的热点。

贝伐珠单抗是一种人源化的抗VEGF单克隆抗体，能与VEGF结合，抑制VEGF的功能，从而抑制肿瘤的发生发展。一项Ⅱ期的临床试验表明，贝伐珠单抗与伊立替康联合顺铂相比单纯化疗，可以改善转移性胃癌或胃食管交界处腺癌患者的预后。相似的，在另外一项Ⅱ期临床试验中，贝伐珠单抗与多西他赛、顺铂、氟尿嘧啶联合相比单纯化疗，可提高转移性胃食管交界处腺癌的客观有效率和生存期。然而，国内研究的一项Ⅲ期临床试验AVAGAST显示，对于局部进展或转移性胃癌或胃食管交界处癌，XP（希罗达＋顺铂）化疗方案联合贝伐珠单抗或安慰剂，贝伐珠单抗组的客观有效率和PFS可得到显著改善，两者OS无显著差异。贝伐珠单抗在食管癌中的应用还有待进一步的研究。亚组分析显示，不同地区的患者获益程度有差异，美洲患者获益程度较大，而亚洲患者获益程度最低。

二、细胞过继免疫治疗

细胞过继免疫治疗是指提取患者自身或者供者的免疫细胞，在体外活化、增殖后，再回输至患者体内，使其在患者体内发挥抗肿瘤作用。传统的细胞过继免疫治疗的效应细胞如 CIK、NK、TIL 等都起着一定的杀伤肿瘤细胞作用。目前备受瞩目的嵌合抗原受体 T 细胞治疗也是细胞过继免疫治疗的一种，在血液系统恶性肿瘤中取得显著疗效，在实体瘤中也有一定的疗效。

（一）嵌合抗原受体 T 细胞

嵌合抗原受体 T 细胞（CAR-T 细胞）是细胞过继免疫治疗中的一种效应细胞，其在血液系统恶性肿瘤中的显著疗效已经得到公认。诺华（Novartis）公司的 CAR-T 细胞产品 CTL019（替沙鲁塞-T，Tisagenlecleucel-T）已正式被美国 FDA 批准上市用于治疗儿童或成人复发和难治性 B 系急性淋巴细胞白血病；由 Kite Pharma 公司研发的 Yescarta 成为全球第二款 CAR-T 疗法，它也是首款针对特定非霍奇金淋巴瘤的 CAR-T 疗法。目前关于 CAR-T 细胞在上消化道肿瘤中的应用也正在研究。CAR-T 细胞在上消化道肿瘤中的临床研究目前也在进行中。注册的临床试验见表 4-4。

表 4-4　上消化道肿瘤的 CAR-T 细胞临床试验

靶点	患者	申办方	临床试验 ID
EPCAM	胃癌	安徽省肿瘤医院	NCT02725125
CEA	肺癌、结直肠癌、胃癌	陆军军医大学附属西南医院	NCT02349724
MUC1	胶质瘤、结直肠癌、胃癌	苏州佩尔根恩有限公司	NCT02617134
EPCAM	结肠癌、食管癌、胰腺癌	苏州佩尔根恩有限公司	NCT02839954
HER-2	乳腺癌、肺癌、胃癌等	陆军军医大学附属西南医院	NCT02713984
EPCAM	食管癌、胃癌、胰腺癌	成都医科大学	NCT03013712
HER-2	食管癌、肺癌	贝勒医学院	NCT00889954

（二）细胞因子活化杀伤细胞

细胞因子活化杀伤细胞（CIK 细胞）是人外周血或人脐带血单个核细胞在体外用多种细胞因子如 IL-2、IFN-γ 和 CD3 单克隆抗体等诱导而获得的具有较强杀伤活性的淋巴细胞。其主要效应细胞为 CD3、CD56 双阳性 T 细胞，兼具 T 细胞强大的抗瘤活性和 NK 细胞的 MHC 限制性杀瘤特点，是一种具有高效、广谱杀瘤活性的免疫活性细胞，已被广泛应用于各种恶性肿瘤的治疗。国内的一些研究表明，自体 CIK 细胞联合同步化疗与单纯化疗相比，可以提高上消化道肿瘤患者的 PFS，提高患者生活质量。

（三）肿瘤浸润淋巴细胞

用机械处理和酶消化方法，从肿瘤局部分离出肿瘤浸润的淋巴细胞，加入高剂量 IL-2 体外培养、扩增而形成的淋巴细胞即肿瘤浸润淋巴细胞（TIL）。1988年，罗森博格等首次应用TIL静脉回输并联合IL-2、CTX治疗20例恶性黑色素瘤，其中12例达到部分或全部消退，有效率60%。随后，TIL引起了较为广泛的关注。国内外报道TIL对多种肿瘤有效，对肾癌和恶性黑色素瘤疗效尤为显著。国内刘振华等研究发现，用TIL治疗胃癌患者，可使部分患者瘤体缩小，生存期延长，一般症状显著改善。治疗前后免疫学参数表明，TIL治疗可以提高患者机体免疫功能，增强抗癌抑癌能力。

（四）自然杀伤细胞

NKG2D是自然杀伤细胞（NK细胞）表面的活性受体，与肿瘤细胞的MIC-A结合后，可以使NK细胞活化，从而杀伤肿瘤细胞。周智锋等研究发现，对中晚期食管癌MIC-A阳性的患者术后行化疗联合NK细胞治疗，可以明显延长患者的OS及PFS，并提高患者的生活质量，减少化疗的一些副反应，明显改善白细胞减少、外周神经毒性等临床症状。

三、细胞因子治疗

细胞因子是由免疫细胞及其他类型的细胞主动分泌的一类小分子可溶性蛋白质，包括干扰素、白介素、肿瘤坏死因子等，通过与细胞特异的膜受体起作用，改变分泌细胞或其他细胞的行为或性质。干扰素（IFN）是具有多种功能的活性蛋白质，是一种由单核细胞和淋巴细胞产生的细胞因子。研究表明IFN不仅具有抗病毒的作用，而且具有抗肿瘤效应。IFN可以通过延长细胞周期从而影响癌基因的表达和肿瘤细胞的增殖。Li等的研究发现，IFN-γ对人食管癌细胞株有抑制作用，其作用机制为导致细胞的凋亡或诱导细胞处于G1期，即使细胞处于停滞期，从而抑制食管癌细胞的增殖。

四、基因治疗

与很多癌症一样，食管癌、胃癌的发生与基因有一定关系。*P16*是一类抑癌基因，在肿瘤细胞中*P16*经常是突变或缺失的。彭琼等研究发现，*P16*基因的cDNA转染食管癌细胞后，食管癌细胞的生长变慢，增殖受到抑制，这表明*P16*基因在食管癌治疗中有应用价值。另外，*P53*基因也是一种抑癌基因，一项研究表明，将*P53*基因以腺病毒为载体导入食管癌细胞中，可以提高食管癌细胞对放疗的敏感性。在鼻咽癌的治疗中，*P53*基因的应用取得了比较好的效果。食管癌与鼻咽癌大多为鳞癌，这给食管癌的治疗带来了启示。路平等的研究表明，对于需放疗的患者，将表达*P53*的腺病毒注入癌细胞中，可显著增加放疗的敏感性。*RA538*为维A酸（retinoic acid，RA）诱导基因，部分研究结果表明，该基因有明显抑制恶性表型的作用，并能诱导肿瘤细胞凋亡及下调*C-MYC*基因表达。任力强等研究发现，在体外用维A酸处理食管癌细胞，经过分离后可以得到*RA538*基因，然后将*RA538*基因的cDNA转移到食管癌细胞中，发现被转移的食管癌细胞增殖受到了抑制，并且出现细胞的凋亡，这说明*RA538*在食管癌治疗中有一定的价值。以上研究表明基因治疗具有较好的临床应用前景，能够从基因水平抑制肿瘤的生长，改善肿瘤患者的预后。

五、免疫检查点抑制剂治疗

PD-1、PD-L1、CTLA-4 是重要的免疫检查点，免疫检查点的活化可以抑制 T 细胞的功能，而免疫检查点抑制剂可以显著提高 T 细胞反应，进而增强自发抗肿瘤免疫反应，在很多肿瘤中取得了很好的疗效，在胃癌中的疗效也得到了肯定。目前处于临床阶段的免疫检查点抑制剂有 PD-1 的抑制剂帕博利珠单抗和纳武利尤单抗，PD-L1 的抑制剂阿维鲁单抗、阿特珠单抗和德瓦鲁单抗，CTLA-4 的抑制剂伊匹木单抗和曲美利木单抗。纳武利尤单抗可以改善胃癌患者的生存。帕博利珠单抗已经被美国 FDA 批准用于 PD-L1 阳性的胃癌的三线治疗。表 4-5 介绍了相关的临床试验及疗效。

基于 ATTRACTION-2 的临床研究，日本在 2017 年 9 月 23 日批准纳武利尤单抗用于化疗耐药的胃食管恶性肿瘤的三线治疗。这是一个大规模的Ⅲ期临床试验，选择至少经两线治疗进展的亚洲患者 493 例，随机分为纳武利尤单抗组（3mg/kg 两周重复）或者安慰剂组。中位生存时间分别为 5.32 个月和 4.14 个月，有统计学意义。1 年生存率分别为 26.6% 和 10.9%。该试验亚组分析结果显示，PD-L1 阳性组和阴性组的疗效无统计学差异，所以纳武利尤单抗的获批并未限制 PD-L1 的表达。

KEYNOTE-012 和 KEYNOTE-059 是关于帕博利珠单抗的临床试验。KEYNOTE-012 选择 39 例至少经两线治疗的 PD-L1 表达阳性的胃食管恶性肿瘤，ORR 为 11.6%，1 年存活率为 23.4%。KEYNOTE-059 临床试验共分为 3 组，第 1 组纳入 259 例经两线治疗进展的胃食管恶性肿瘤，结果显示 PD-L1 阳性和 PD-L1 阴性组的 RR 分别为 15.5% 和 6.4%；有效持续的时间整体为 8.4 个月，PD-L1 阳性者为 16.3 个月，PD-L1 阴性者为 6.9 个月；PFS 整体为 2 个月，PD-L1 的表达状态不影响 PFS；整体中位 OS 为 5.5 个月。

表 4-5　免疫检查点抑制剂治疗胃食管恶性肿瘤的临床试验

研究名称	患者人数	药物	ORR(%)	1 年存活率 (%)
KEYNOTE-012	39	帕博利珠单抗	11.6	23.4
	259	帕博利珠单抗	22	
KEYNOTE-059	25	帕博利珠单抗 + 化疗	60	42
	31	帕博利珠单抗	26	
ATTRACTION-2	493	纳武利尤单抗	11.2	26.2
NCT01772004	62	阿维鲁单抗	9.7	未报道
	89	阿维鲁单抗	8.9	
NCT01943461	20	阿维鲁单抗	15	未报道
NCT01693562	16	德瓦鲁单抗	25	未报道
NCT01693562	57	伊匹木单抗	1.8	未报道

综上所述，各项临床试验表明，无论是靶向治疗、细胞过继免疫治疗、细胞因子治疗、基因治疗还是免疫检查点抑制剂治疗，生物治疗手段在上消化道恶性肿瘤治疗方面均具有较好的临床应用前景，更多靶向分子及抑癌基因的研究与开发能够为恶性肿瘤的基因治疗带来更好的未来。

参考文献

[1] SAWAKI A, OHASHI Y, OMURO Y, et al. Efficacy of trastuzumab in Japanese patients with HER2-positive advanced gastric or gastroesophageal junction cancer: a subgroup analysis of the Trastuzumab for Gastric Cancer (ToGA) study. Gastric Cancer, 2012, 15:313-322.

[2] WADDELL T, CHAU I, CUNNINGHAM D, et al. Epirubicin, oxaliplatin, and capecitabine with or without panitumumab for patients with previously untreated advanced oesophagogastric cancer (REAL3): a randomised, open-label phase 3 trial. Lancet Oncol, 2013, 14:481-489.

[3] SHAH M A, RAMANATHAN R K, ILSON D H, et al. Multicenter phase II study of irinotecan, cisplatin, and bevacizumab in patients with metastatic gastric or gastroesophageal junction adenocarcinoma. J Clin Oncol, 2006, 24:5201-5206.

[4] SHAH M A, JHAWER M, ILSON D H, et al. Phase II study of modified docetaxel, cisplatin, and fluorouracil with bevacizumab in patients with metastatic gastroesophageal adenocarcinoma. J Clin Oncol, 2011, 29:868-874.

[5] RAULET D H, GASSER S, GOWEN B G, et al. Regulation of ligands for the NKG2D activating receptor. Annu Rev Immunol, 2013, 31:413-441.

[6] JEMAL A, BRAY F, CENTER M M, et al. Global cancer statistics. CA Cancer J Clin, 2011, 61(2):69-90.

[7] DONNELLY R P, KOTENKO S V. Interferon-lambda: a new addition to an old family. J Interferon Cytokine Res, 2010, 30(8):555-564.

[8] LI Q, KAWAMURA K, MA G, et al. Interferon-lambda induces G1 phasearrest or apoptosis in esophageal carcinoma cells and produces anti-tumor effects in combination with anti-cancer agents. Eur J Cancer, 2010, 46(1):180-190.

[9] LI Q, KAWAMURA K, OKAMOTO S, et al. Adenoviruses-mediated transduction of human esophageal carcinoma cells with the interferon-genes produced anti-tumor effects λ. Br J Cancer, 2011, 105(9):1302-1312.

[10] KANG Y K, BOKU N, SATOH T, et al. Nivolumab in patients with advanced gastric or gastro-oesophageal junction cancerrefractory to, or intolerant of, at least two previouschemotherapy regimens (ONO-4538-12, ATTRACTION-2): a randomised, double-blind, placebo-controlled, phase 3 trial. Lancet, 2017, 390:2461-2471.

[11] MURO K, CHUNG H C, SHANKARAN V, et al. Pembrolizumab for patients with PD-L1-positive advanced gastric cancer (KEYNOTE-012): a multicentre, open-label, phase1b trial. Lancet Oncol, 2016,17(6):717-726.

［12］BANG Y J, MURO K, FUCHS C S, et al. KEYNOTE–059 cohort 2: safety and efficacy of pembrolizumab (pembro) plus 5–fluorouracil (5–FU) and cisplatin for first–line (1L) treatment of advanced gastric cancer. J Clin Oncol, 2017, 35:4012.

［13］CATENACCI D V, WAINBERG Z, FUCHS C S, et al. LBA–009 KEYNOTE–059 cohort 3: safety and efficacy of pembrolizumab monotherapy for first–line treatment of patients (pts) with PD–L1–positive advanced gastric/ gastroesophageal (G/GEJ) cancer. Ann Oncol, 2017, 28(suppl3):mdx302.008.

［14］BANG Y J, CHO J Y, KIM Y H, et al. Efficacy of sequential ipilimumab monotherapy versus best supportive care for unresectable locally advanced/metastatic gastric or gastroesophageal junction cancer. Clin Cancer Res, 2017, 23:5671–5678.

［15］CHUNG H C, ARKENAU H T, WYRWICZ L, et al. Avelumab (MSB0010718C; anti–PD–L1) in patients with advanced gastric or gastroesophageal junction cancer from JAVELIN solid tumor phase Ⅰb trial: analysis of safety and clinical activity. J Clin Oncol, 2016, 34(suppl15):4009.

［16］NISHINA T, SHITARA K, IWASA S. Safety, PD–L1 expression, and clinical activity of avelumab (MSB0010718C), an anti–PD–L1 antibody, in Japanese patients with advanced gastric or gastroesophageal junction cancer. J Clin Oncol, 2016, 34(suppl4):168.

［17］周智锋，柳硕岩，郑庆丰，等 . NKG2D 配体在中晚期食管癌患者术后 NK 细胞免疫治疗中的作用 . 中国肿瘤临床，2013，40（22）：1373–1377.

［18］任力强，杨晓光，王秀琴，等 . RA538 基因功能片段的克隆和对 HL–60 细胞的作用 . 中华血液学杂志，1995，16（5）：229–231.

［19］彭琼，金顺钱，陆士新，等 . p16 基因抑制食管癌细胞生长的研究 . 中华肿瘤杂志，1999，21（3）：175–177.

［20］路平，苗战会，陆志红，等 . 内镜下瘤体内注射 p53 基因联合放射治疗治疗食管癌 15 例 . 郑州大学学报：医学版，2008，43（6）：1101–1102.

（刘艳粉）

第七节　原发性肝癌的生物治疗

原发性肝癌（primary hepatic carcinoma, PLC）是全球常见的恶性肿瘤，以肝细胞癌（hepatocellular carcinoma, HCC）最为多见，约占原发性肝癌的 90%。我国是原发性肝癌的高发地区，男性多于女性，发病率约为 28.7/10 万。我国肝癌新发和死亡患者人数均占全球总数的 50% 以上。肝癌居世界恶性肿瘤发病率第五位，死亡率高居恶性肿瘤的第三位。目前肝癌的主要治疗方法有手术、介入治疗及综合治疗等。由于肝癌起病隐匿且缺乏有效的早期诊断方法，确诊时往往已达晚期或发生远处转移。尽管肝癌手术方式不断改进，术后5年的复发率仍然高达70%以上，缺乏有效的治疗药物和手段，总的治疗效果并不理想。现代分子生物学技术和基因工程技术的迅速发展，为原发性肝癌的生物治疗开辟了全新的领域，生物治疗已成为继手术、放疗、化疗后肿瘤治疗的第四种治疗模式，并显示出了良好的应用前景。目前，肝癌的生物治疗主要包括细胞过继免疫治疗、分子靶向治疗和免疫靶向治疗等。

一、细胞过继免疫治疗

细胞过继免疫治疗是一种新兴的、具有显著疗效的肿瘤治疗模式，是通过自身免疫抗癌的新型治疗方法。它运用生物技术和生物制剂对从患者体内采集的免疫细胞进行体外培养和扩增，然后将之回输到患者体内来激发、增强机体自身免疫功能，从而达到治疗肿瘤的目的。细胞过继免疫治疗包括细胞因子诱导的杀伤细胞免疫治疗、肿瘤浸润性淋巴细胞免疫治疗、树突状细胞免疫治疗、特异性抗原激活的细胞毒性T细胞免疫治疗、嵌合抗原受体T细胞免疫治疗及肿瘤新生抗原免疫治疗等。

（一）细胞因子诱导的杀伤细胞免疫治疗

细胞因子诱导的杀伤细胞（CIK细胞）是在体外用多种细胞因子如IL-2、IFN-γ和CD3单克隆抗体等诱导人外周血或人脐带血单个核细胞而获得的具有较强杀伤活性的淋巴细胞。其主要效应细胞为CD3、CD56双阳性T细胞，兼具T细胞强大的抗瘤活性和NK细胞的非MHC限制性杀瘤特点，是一种具有高效、广谱杀瘤活性的免疫活性细胞。目前CIK细胞的制备、扩增技术较完善成熟，CIK细胞被越来越多地应用于包括肝癌在内的各种实体瘤的治疗。CIK细胞在肝癌的治疗方面方法多样，根据患者病情可采用单纯CIK输注治疗、CIK联合手术治疗、CIK联合化疗、CIK联合介入治疗、CIK联合细胞因子治疗、DC-CIK细胞治疗、CIK联合靶向治疗等多种治疗方案，大量研究数据显示CIK细胞治疗可提高患者生存质量及改善免疫功能。

（二）肿瘤浸润性淋巴细胞免疫治疗

1986年罗森博格等报道了一类从肿瘤组织中分离出来的具有特异性杀瘤活性的T淋巴细胞，并命名为肿瘤浸润性淋巴细胞（TIL）。TIL细胞是从肿瘤组织、肿瘤引流淋巴结、癌性胸腹腔积液中获得的淋巴细胞，经体外培养后具有高效、特异、副作用小等优点，对肿瘤细胞的杀伤有MHC限制性，杀伤活性及特异性较CIK细胞更强。国内外研究表明原发性肝癌患者TIL细胞浸润的程度与患者预后呈明显的正相关。有研究者对150名手术切除的肝细胞癌患者进行TIL细胞免疫治疗，结果表明TIL细胞治疗能明显延长患者的生存期，同时减少肝细胞癌的术后复发率。

（三）树突状细胞免疫治疗

树突状细胞（DC）疫苗是采用肿瘤细胞裂解产物或肽疫苗（即分离纯化膜表面抗原肽或人工合成的肽）与正常人的 DC 或患者自身的 DC 体外共培养，之后再回输至患者体内，通过直接活化 CD4$^+$、CD8$^+$T 淋巴细胞和 B 淋巴细胞，产生抗原特异性细胞及体液免疫应答反应。一项 II 期临床试验采用经肝癌细胞系 HepG2 刺激成熟的 DC 疫苗治疗 134 例肝细胞癌患者，研究者对治疗 3 次以上的 25 例患者进行了疗效评价，疾病控制率为 28%。其中 17 例患者治疗前血浆 AFP>1000 ng/mL，治疗后 AFP 降到低于 30% 的基线水平，其中 1 例患者 AFP 低于 10% 基线水平。治疗中未出现明显不良反应，说明 DC 疫苗对于肝癌患者是一种安全有效的治疗方法。

DC 细胞联合 CIK 细胞是指将 DC 细胞与 CIK 细胞共培养，两者共培养后可具有更高的体外增殖效率和更强的体内杀瘤活性。国内外多项研究结果证实 DC-CIK 治疗联合手术治疗可明显降低术后患者复发率；联合介入治疗能够有效降低晚期肝癌患者血浆 AFP 水平，并能提高患者抗肿瘤免疫力，延缓肿瘤进展；联合靶向治疗能有效提高患者生活质量，改善患者免疫功能，延长生存期。

（四）特异性抗原激活的细胞毒性 T 细胞免疫治疗

特异性抗原激活的细胞毒性 T 细胞（ACTL）免疫治疗是将无致病性的野生型腺相关病毒（AAV）通过基因重组技术改建为携带特定肿瘤相关抗原决定簇基因的重组腺相关病毒（rAAV），感染患者的外周血单核细胞，经细胞因子诱导，单核细胞转化为具有强大抗原呈递功能的 DC 细胞。经此技术获得的 DC 细胞在体外刺激患者的 T 淋巴细胞，可产生有效杀伤肿瘤细胞的细胞毒性 T 细胞（CTL）。CTL 细胞具有肿瘤抗原特异性，即靶向性，仅对某种或数种特定肿瘤相关抗原阳性的肿瘤细胞具有杀伤作用，对正常组织无杀伤作用，从而避免了许多肿瘤免疫治疗的毒副作用。

甲胎蛋白（alpha fetal protein，AFP）在人胎儿第 10~13 周时血清浓度最高，出生后逐渐下降。肝癌患者重新出现 AFP 的表达，是诊断肝癌的重要指标。近年来研究发现，HLA-A2 和 HLA-A24 限制性 AFP 多肽表位可被人和小鼠 T 细胞识别，提示 AFP 表位特异性 T 淋巴细胞并未在胎儿期被克隆清除。因此，AFP 可作为肝癌治疗的特异性肿瘤抗原，针对 AFP 的 ACTL 具有更强的杀瘤特异性及杀伤活性。国内外研究者已经证实了以 AFP 为基础的 ACTL 在 AFP 阳性原发性肝癌患者治疗中的安全性，rAAV/AFP-ACTL 相比肿瘤细胞裂解物刺激的 DC-CTL 具有更强的抗肿瘤特异性及杀伤活性，这将给 AFP 阳性的原发性肝癌患者带来新的希望。

（五）嵌合抗原受体 T 细胞免疫治疗

嵌合抗原受体 T 细胞（CAR-T 细胞）免疫疗法是采用特定肿瘤抗原对从患者中提取的部分 T 细胞进行修饰，使其具有特异性识别肿瘤功能，再经体外培养扩增，而后回输至患者体内靶向杀灭肿瘤细胞的一种疗法。它是目前较为有效的恶性肿瘤治疗方式之一，在急性白血病和非霍奇金淋巴瘤的治疗上已经显示了显著的疗效，被认为是最有前景的肿瘤治疗方式之一。然而，缺乏特异性肿瘤抗原限制了其在实体瘤的治疗中进一步发展。早期研究表明，GPC3 在早期肝癌患者血清中高表达，而在正常人群中不表达或低表达，显示其具有良好的特异性和敏感性，有望作为 CAR-T 细胞治疗肝癌的理想靶点。上海瑞金医院在动物实验中证实了给予 GPC3 的 CAR-T 细胞治疗可以延长肝癌小鼠的生存期，但距其应用于临床还有很大距离。2017 年 ASCO 公布了一项 "GPC3 靶向的 CAR-T 细胞用于治疗肝细胞癌的临床研究" 结果。该研究是全球首个针对 GPC3 靶点的、使用 CAR-T 细胞治疗难治复发的肝细胞癌的 I 期临床试验，研究发现：13 名接受 CAR-T 细胞治疗的难治复发的肝细胞癌患者均耐受良好，未出现剂量限制性毒性（DLT）或 3 级以上不良反应。得益于 GPC3 靶点针对肝细胞癌高度的特异性，脱靶毒性发生的可能性有效降低，在临床上表现出良好的耐受性。

（六）肿瘤新生抗原免疫治疗

肿瘤细胞能够发生突变产生新抗原（neoantigen），从而在一定程度上逃脱现有的免疫细胞的监控。然而换位思考，因为肿瘤细胞产生了新抗原，从而可将其与正常的机体细胞区分开来，这为专门针对癌症细胞的疗法提供了研究基础。

2014 年 5 月，《科学》杂志报道过一个划时代的成功案例：利用体外扩增的、能特异性识别癌细胞基因突变导致的异常蛋白的淋巴细胞，成功治疗了一例极度恶性的晚期胆管癌患者。该患者是一名 43 岁的晚期胆管细胞癌患者，多次化疗失败，经手术切除转移的肺组织后筛选出特异性新抗原 ERBB2，该异常蛋白可富集特异性 T 细胞，经体外培养后回输给患者，达到了完全缓解。

二、分子靶向治疗

索拉非尼是一种多激酶抑制剂，是经美国 FDA 最早获批用于原发性肝癌的分子靶向药物。研究者在早期的索拉非尼的 I 期临床试验中，观察到 1 例晚期肝癌患者获得部分缓解。另外一项 I 期临床研究中，索拉非尼联合多柔比星治疗晚期原发性肝癌患者，其中 4 例患者获得疾病的稳定，且持续时间达 1 年以上，这为索拉非尼治疗晚期肝癌患者提供了有力的研究基础。在此后的多项研究中索拉非尼均显示了良好的耐受性和有效性。SHARP 研究显示，索拉非尼组和对照组的中位生存期分别为 10.1 个月和 7.9 个月。一项正在亚太地区进行的多中心 III 期临床研究（11849 Oriental 研究）旨在探讨索拉非尼对亚洲人群肝癌的治疗效果，取得了与 SHARP 一致的研究结果。索拉非尼已经取得了鼓舞人心的治疗效果，但对其耐药的部分晚期肝癌患者治疗效果一直欠佳。日本一项研究评价了替吉奥胶囊（S-1）治疗索拉非尼耐药的晚期肝细胞癌患者的安全性和有效性，研究表明 S-1 对于索拉非尼耐药的晚期肝癌患者具有良好的耐受性，多数不良反应为轻到中度，因严重不良事件而导致的治疗终止率为19.2%。尽管S-1治疗组与安慰剂组相比并未显示出生存期优势，但亚组分析提示S-1有望提高部分患者的总生存期。

此后，肝癌的靶向治疗陷入了瓶颈期，部分新药与索拉非尼相比没有表现出优越性。最近几年肝癌靶向治疗的研究才有了改进。一线治疗方面：REFLECT研究结果表明，仑伐替尼总生存期非劣效于索拉非尼（13.6个月 vs 12.3个月）。此外，仑伐替尼在中位无进展生存期、中位疾病进展时间和客观缓解率三个次要研究终点方面显著优于索拉非尼。仑伐替尼已于2018年3月23日在日本获批上市，用于原发性不可切除性肝细胞癌，并已于2019年1月登陆中国。二线治疗方面：2017年4月27日，多激酶抑制剂瑞戈非尼经美国FDA批准用于二线治疗索拉非尼治疗失败的肝细胞癌。该药获批是基于Ⅲ期临床研究RESORCE的研究数据。该研究在573例既往接受索拉非尼治疗期间病情进展的不可切除性肝细胞癌患者中开展，探讨了瑞戈非尼联合最佳支持治疗（BSC）的疗效和安全性，以安慰剂+BSC为对照。研究中，患者以2∶1的比例随机分配至瑞戈非尼+BSC组或安慰剂+BSC组。结果显示，与安慰剂+BSC治疗组相比，瑞戈非尼+BSC组总生存期（OS）显著延长（10.6个月 vs 7.8个月，$P < 0.001$），死亡风险显著降低38%，达到了研究的主要终点。瑞戈非尼目前已经在中国批准上市。

除此之外，布立尼布（Brivanib）、舒尼替尼等药物相关研究报道的结果均未达到预设目标。贝伐珠单抗联合厄洛替尼的Ⅱ期临床研究显示了中度抗肿瘤活性，耐受性良好。研究显示，索拉非尼一线治疗失败后，TGF-β抑制剂（LY2157299）能降低AFP水平；ALK-1单抗（PF-03446962）的Ⅰ期临床研究结果也显示了一定疗效。

三、免疫靶向治疗

PD-1为CD28超家族成员，是一种重要的免疫抑制分子，以PD-1及其配体PD-L1为靶点的免疫调节对抗肿瘤、抗感染、抗自身免疫性疾病及器官移植存活等均有重要的意义。PD-1/PD-L1免疫疗法是当前备受瞩目的新一类抗癌免疫疗法，旨在利用人体自身的免疫系统抵御癌症，通过阻断PD-1/PD-L1信号通路诱导癌细胞死亡，具有治疗多种类型肿瘤的潜力，有望改善患者总生存期，同时也为肝癌的治疗带来了新的希望。

2015年的ASCO会议上报道了一项CA209-040研究：晚期肝细胞癌患者应用PD-1抑制剂纳武利尤单抗治疗的Ⅰ/Ⅱ期安全性和抗肿瘤活性研究。入组患者75%曾经接受系统性治疗，其中68%的患者接受过索拉非尼。结果显示：总缓解率为19%，其中8例患者出现客观肿瘤缩小超过30%，2例患者达到完全缓解，48%的患者肿瘤稳定。纳武利尤单抗疗效维持时间较长，50%的患者持续超过12个月，疗效维持最长时间达17个月。研究表明，纳武利尤单抗具有安全性且有较好的耐受性，入组的 42 例患者均未出现严重不良反应。

2017 年 9 月 23 日，美国 FDA 批准纳武利尤单抗用于接受过索拉非尼治疗后的肝细胞癌患者。纳武利尤单抗是首个获批应用于晚期肝细胞癌的免疫治疗药物。此次获批是基于 CheckMate 040 研究的数据，该研究显示：262 例患者中位随访时间 14 ~ 16 个月，98%（258/262）Child-Pugh 评分为 5 ~ 6，68%（178/262）合并有肝外转移。80 例未曾接受索拉非尼治疗，182 例曾使用过索拉非尼治疗（包括剂量爬坡组 37 例和拓展剂量组 145 例），第 18 个月的总生存率分别为 57%、46%（爬坡组）和 44%（拓展组）。总体 ORR（BICR）为 14% ~ 20%，中位 DOR 为 16.59 ~ 19.35 个月。安全性方面，纳武利尤单抗治疗晚期肝癌与其他肿瘤相似，未出现新的安全警示。在 Ⅱ 期试验中，3~4 级不良反应仅为 23.5%。最常见的 3~4 级治疗相关不良事件为天冬氨酸转氨酶和丙氨酸转氨酶升高，无临床表现。

CTLA-4 是 T 细胞活性的负性调节蛋白，主要表达于活化 T 细胞表面。CTLA-4 主要通过与 T 细胞表面共刺激分子 CD28 竞争 B7 分子配体结合位点，阻断 T 细胞活化的第二信号，抑制 T 细胞免疫应答。靶向 CTLA-4 的单克隆抗体，可特异性地与 CTLA-4 结合，阻断其与 B7 的相互作用，恢复 CD28/B7 共刺激信号，从而恢复 T 细胞的免疫活性。一项 CTLA-4 抑制剂曲美利木单抗治疗晚期肝细胞癌的 Ⅰ 期临床试验（NCT01008358）也取得了较为喜人的研究成果，研究共招募了 21 例不能接受射频消融或介入治疗的晚期患者接受曲美利木单抗治疗。治疗结束后随访至少 6 个月，结果显示，入组的 21 例患者均显示了较好的耐受性，没有出现治疗相关死亡或其他严重不良反应，疾病控制率达 62.6%（部分缓解率 17.6%，稳定率 45%），患者治疗后缓解时间较长，至少持续时间 6 个月。

另外，PD-1 抑制剂及 CTLA-4 抑制剂的联合治疗目前正在肝癌治疗领域开展 Ⅰ 、Ⅱ 期临床试验，其中 Ⅰ 期试验的数据已经公布，40 例原发性肝细胞癌患者的客观有效率为 25%，20 例未感染病毒患者的有效率为 40%。进一步的临床研究正在进行中。

PD-1 抗体与靶向药物的联合：在肝脏微环境中，具有免疫抑制作用的细胞包括肝脏间质细胞中的肝巨噬细胞、树突状细胞、内皮细胞和肝星状细胞，以及免疫抑制细胞因子如 IL-10 和转化生长因子 - β（TGF- β）及 PD-1/PD-L1 途径。这种免疫抑制环境可能被分子靶向药物和免疫检查点抑制剂的组合所改变。日本正在开展一项乐伐替尼联合帕博利珠单抗的 Ⅰ 期临床试验，正在招募患者，期待取得较好的临床结果。

尽管目前免疫靶向治疗对原发性肝癌的研究结果仅限于小部分患者，但早期的研究结果为原发性肝癌的治疗打开了一扇新的大门，更多免疫检查点抑制剂单药或联合方案治疗肝癌的临床研究正在进行（表 4-6），为晚期肝癌患者免疫治疗提供了强有力的证据。

原发性肝癌的治疗已经由单一治疗发展到综合治疗模式。免疫细胞治疗配合手术切除、介入治疗、射频治疗等常规治疗手段，有利于提高肝癌患者的生活质量，减少复发率，延长生存期。随着细胞治疗技术不断改进和完善，生物治疗将充分发挥其特异性高、疗效好、不良反应小等优点，在肝癌治疗中将起到愈来愈重要的作用。

表 4-6　免疫检查点抑制剂在肝癌治疗中的临床试验进展

检查点	抗体	试验阶段	临床试验	治疗方式	完成状态	结果
CTLA-4	曲美利木单抗	I	NCT01008358	单药治疗	已完成	疾病控制率 62.6%，中位生存期 8.2 个月
CTLA-4	曲美利木单抗	I	NCT01853618	联合介入或射频消融	招募中	无
CTLA-4	伊匹木单抗	II	NCT03222076	联合纳武利尤单抗	招募中	无
PD-1	纳武利尤单抗	I	NCT01658878	单药治疗	招募中	未发表
PD-1	纳武利尤单抗	II	NCT02423343	加尼舍替 + 纳武利尤单抗	进行中	无
PD-1	CT-011	I / II	NCT00966251	单药治疗	已终止	无
PD-L1	MEDI4376	I / II	NCT02519348	联合曲美利木单抗	进行中	无
PD-1	帕博利珠单抗	I	NCT03006926	联合仑伐替尼	招募中	无
PD-1	纳武利尤单抗	—	NCT03071094	联合 Pexa-Vec	招募中	无
PD-1	—	II	NCT03259867	联合 TATE	招募中	无
PD-1	SHR-1210	II	NCT02989922	单药治疗	进行中	无
PD-1	SHR-1210	II	NCT03463876	联合阿帕替尼	招募中	无

参考文献

[1] GAO H, LI K, TU H,et al.Development of T cells redirected to glypican-3 for the treatment of hepatocellular carcinoma. Clin Cancer Res, 2014, 20(24):6418-6428.

[2] ZHOU J, MA P, LI J, et al. Comparative analysis of cytotoxic T lymphocyte response induced by dendritic cells pulsed with recombinant adeno-associated virus carrying α-fetoprotein gene or cancer cell lysate.Mol Med Rep, 2015, 11(4):3174-3180.

[3] SHIMIZU K, KOTERA Y, ARUGA A, et al. Postoperative dendritic cell vaccine plus activated T-cell transfer improves the survival of patients with invasive hepatocellular carcinoma. Hum Vaccin Immunother, 2014, 10(4):970-976.

[4] JIANG J, WU C, LU B.Cytokine-induced killer cells promote antitumor immunity. J Transl Med, 2013, 11:83.

[5] TRAN E,TURCOTTE S,GROS A,et al.Cancer immunotherapy based on mutation-specific CD4+ T cells in a patient with epithelial cancer.Science, 2014, 344:641-645.

［6］KUDO M,FINN R S,QIN S,et al.Lenvatinib versus sorafenib in first-line treatment of patients with unresectable hepatocellular carcinoma: a randomised phase 3 non-inferiority trial.Lancet (London, England),2018,391(10126):1163-1173.

［7］BRUIX J,QIN S,MERLE P,et al.Regorafenib for patients with hepatocellular carcinoma who progressed on sorafenib treatment (RESORCE): a randomised, double-blind, placebo-controlled, phase 3 trial.Lancet (London, England),2017,389(10064):56-66.

［8］EL-KHOUEIRY A B, SANGRO B, YAU T. Nivolumab in patients with advanced hepatocellular carcinoma (CheckMate 040): an open-label, non-comparative, phase 1/2 dose escalation and expansion trial. Lancet, 2017, 389(10088):2492-2502.

［9］KELLEY R K, GHASSAN K, BENDELL J C, et al. Phase Ⅰ/Ⅱ study of durvalumab and tremelimumab in patients with unresectable hepatocellular carcinoma (HCC): Phase Ⅰ safety and efficacy analyses.J Clin Oncolol, 2017,35(15):4073.

（杨双宁）

第八节　结直肠癌的生物治疗

结直肠癌是世界范围内癌症致死的主要因素，其发病率居全球第3位，病死率居恶性肿瘤死因的第2位。第三届罗氏肿瘤论坛报告中提到，全世界结直肠癌每年新发病例数约达94万。近年来，结直肠癌在中国的发病率有明显的上升趋势，并且逐渐趋于年轻化、城市化。除肺癌、食管癌外，结直肠癌在我国也是最常见的恶性肿瘤之一。随着发病率及死亡率的增高，结直肠癌已经成为威胁人类健康的重要因素之一。手术结合放、化疗是结直肠癌治疗的主要手段，它们使结直肠癌的进展得到一定的控制。然而很多晚期患者失去了根治性手术的机会，而且由于放、化疗本身的不良反应较大，严重影响了患者的生活质量，因此，分子靶向治疗、免疫治疗、基因治疗等新型生物治疗手段越来越受到人们的重视。

一、分子靶向治疗

分子靶向治疗是特异性选择肿瘤细胞过度表达的某些标志性分子作为靶分子，并影响靶分子及其调控的信号转导通路，以达到抑制肿瘤的目的。分子靶向治疗药物的特异性可以有效避免传统化疗药物的盲目性。目前，已批准用于晚期结直肠癌的靶向药物主要分为两大类：以表皮生长因子受体（EGFR）为靶点的单克隆抗体、小分子 EGFR 酪氨酸激酶抑制药，代表药物为西妥昔单抗和帕木单抗；以血管内皮生长因子（VEGF）为靶点的单克隆抗体、小分子 VEGF 酪氨酸激酶抑制药，代表药物是贝伐珠单抗、阿柏西普（图 4-3）。

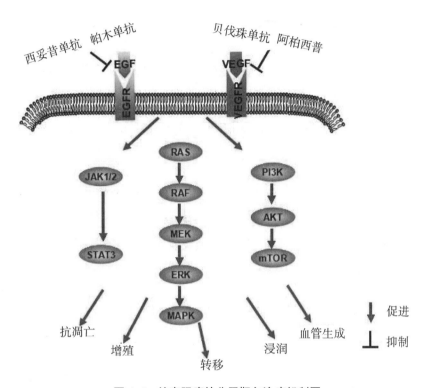

图 4-3　结直肠癌的分子靶向治疗机制图

　　EGFR 是 ERBB 受体酪氨酸激酶家族成员之一，在许多肿瘤如肾细胞癌、非小细胞肺癌及结直肠癌细胞表面 EGFR 呈过表达状态。配体通过与 EGFR 胞外结合域结合启动多条胞内信号转导通路，如 EGFR-RAS-RAF-MAPK、EGFR-PI3K-AKT-mTOR 和 EGFR-JAK-STAT 等，参与细胞增殖、分化、凋亡等过程。EGFR 下游相关的信号通路的异常活化与结直肠癌的发生、发展密切相关。所以，EGFR 依赖的信号通路相关分子对 EGFR 靶向治疗疗效起着指导意义。西妥昔单抗和帕木单抗是常用的两种抗 EGFR 单抗，通过阻止配体诱导的 EGFR 酪氨酸激酶活化，来抑制信号转导通路下游分子的激活，从而抑制细胞增殖和诱导细胞凋亡。二者均已获得美国 FDA 批准用于 *K-RAS* 野生型晚期结直肠癌的治疗。西妥昔单抗是一种人鼠嵌合的单克隆抗体，在临床上通过单剂量应用或联合化疗药物，取得了较好的抗肿瘤效果。但是随着西妥昔单抗的广泛应用，它也出现了一些毒副作用及耐药现象，毒副作用主要包括皮肤毒性、过敏反应、消化道不良反应等。研究表明，*K-RAS*、*N-RAS*

等多种 *RAS* 基因的突变与患者使用西妥昔单抗治疗的不敏感性密切相关。帕木单抗与西妥昔单抗均可作为一线治疗药物。PRIME 研究表明，存在 RAS 突变的患者，对帕木单抗联合 FOLFIRI 治疗方案不敏感。因此，在应用抗 EGFR 靶向药物一线和二线治疗晚期结直肠癌时，患者需要 *RAS* 检测，以进行个体化治疗。

VEGF 在大部分结直肠肿瘤中高表达，许多研究显示，VEGF 高表达提示预后不良。VEGF 与 VEGFR 结合，导致下游 AKT 通路和 ERK 通路的活化，进一步调节血管生成、血管通透性增加，促进肿瘤细胞生长、迁移、侵袭等。贝伐珠单抗是一种重组人源化、人鼠嵌合抗 VEGF 的单克隆抗体，在体内可竞争性结合 VEGF-A，抑制新生血管的形成，达到抑制肿瘤的目的。其早在 2004 年就被美国 FDA 批准与氟尿嘧啶等肿瘤化疗药物联合用于结直肠癌的一线和二线治疗。最近的 CAIRO3 研究揭示，贝伐珠单抗联合卡培他滨维持治疗可以显著延长结直肠癌患者的无进展生存期（PFS）。贝伐珠单抗在应用过程中也有一些不良反应，包括高血压、蛋白尿、消化道穿孔、增加动脉血管事件风险和伤口愈合延迟等。目前，*K-RAS* 野生型患者一线应用含贝伐珠单抗的方案治疗失败后，二线治疗是继续用贝伐珠单抗还是换用靶向 EGFR 药物，孰优孰劣，尚无定论。GONO BEBYP 研究为贝伐珠单抗的跨线治疗增添了新证据，主要终点 PFS 有显著延长。阿柏西普是一种可溶性 VEGFR 融合蛋白。美国 FDA 已经批准在奥沙利铂一线治疗失败的晚期结直肠癌患者中，阿柏西普与 FOLFIRI 联用可作为二线治疗方案。

除了 EGFR、VEGF 等已应用于临床治疗的靶点外，一些新的靶向治疗标志物如乳酸脱氢酶（lactate dehydrogenase）、T 细胞来源蛋白激酶（T-cell-originated protein kinase）、CD133、单核苷酸多态性（SNP）等，可能成为今后靶向治疗的研究热点。

二、免疫细胞治疗及免疫调节治疗

随着结直肠癌化疗副作用的不断出现，术后复发率的上升，免疫治疗已逐渐成为结直肠癌治疗的重要辅助手段。细胞过继免疫治疗（ACT）、免疫检查点抑制剂治疗、免疫调节治疗等逐渐成为研究热点。

1. 细胞过继免疫治疗　目前在临床上较为成熟的免疫细胞治疗主要是 CIK、DC、DC-CIK、TIL 治疗，以及当前处于临床试验阶段的 CAR-T 细胞治疗。

CIK 细胞是人外周血或人脐带血单个核细胞在体外用多种细胞因子如 IL-2、IFN-γ 和 CD3 单克隆抗体等诱导而获得的具有较强杀伤活性的淋巴细胞。其主要效应细胞为 CD3、CD56 双阳性 T 细胞，兼具 T 细胞强大的抗瘤活性和 NK 细胞的非 MHC 限制性杀瘤特点，是一种具有高效、广谱杀瘤活性的免疫活性细胞。CIK 细胞可以通过释放颗粒酶、穿孔素等毒性颗粒造成肿瘤细胞的裂解；还能释放大量细胞因子如 IL-2、IL-6 等对癌细胞发挥直接抑制作用；或间接增强机体免疫系统来杀伤肿瘤。有研究对 85 例晚期结肠癌患者进行随机分组，结果表明 CIK 细胞联合化疗可以提高晚期结肠癌患者的免疫功能，改善生活质量。但是，单用 CIK 细胞治疗效果并不理想，可能与癌症患者功能性的 DC 缺乏、DC 识别处理癌细胞的功能下降有关。研究发现将同源 DC 和 CIK 细胞共培养后，DC 和 CIK 细胞的增殖能力及 CIK 细胞的杀伤活性均明显增强。研究者在研究 DC-CIK 联合化疗治疗 63 例中晚期结肠癌患者的临床疗效过程中发现，与化疗加靶向治疗组相比，DC-CIK 联合化疗加靶向治疗可以提高缓解率，延长生存期，改善患者的生活质量。DC 细胞作为经典的抗原呈递细胞，可以刺激初始 T 细胞活化增殖，诱导抗原特异性细胞毒性淋巴细胞成熟。1989 年有研究发现肿瘤组织中存在的 DC 与预后有直接的关系。绝大多数肿瘤患者存在 DC 数量减少和功能障碍，提示体外诱导足够数量的功能强大的 DC 用于纠正患者的免疫缺陷成为一种可能。DC 疫苗逐渐成为研究热点，较传统肿瘤细胞疫苗有更明显的优势。研究发现 CEA 转染的 DC 可以提高免疫效应，使结直肠癌患者生存率提高。

CAR-T 细胞在治疗血液恶性肿瘤中显示出良好的前景，但其在实体瘤中的应用需要进一步的探索。有人研究了 CAR-T 细胞治疗 CEA 阳性结直肠癌转移患者，并评估其安全性和有效性。数据显示没有观察到与 CAR-T 细胞治疗有关的严重不良事件。在 10 名应用 CAR-T 细胞治疗的结直肠癌患者中，先前治疗出现进展的 7 名患者在 CAR-T 细胞治疗后趋于稳定。由此可见，靶向 CEA 的 CAR-T 细胞治疗在 CEA 阳性结直肠癌患者中即使在高剂量下也具有良好的耐受性，并且在大多数治疗的患者中观察到一定疗效。

2. 免疫检查点抑制剂治疗 免疫检查点抑制剂治疗目前在多种肿瘤中已初步证实了疗效，近期研究表明，高突变的结直肠癌患者可以从免疫检查点抑制剂中获益。微卫星不稳定性（MSI）是肿瘤内错配修复蛋白功能失调的一个标志。MSI-H 型结直肠癌是 CMS1 结直肠癌的重要组成部分，是在免疫治疗中获益的唯一的一个亚型，然而只有 15% 的结直肠癌为 MSI-H 型。MSI-H 型肿瘤一直被认为是早期结直肠癌中预后较好的。利普森（Lipson）等仅发现 1 例 MSI-H 型结直肠癌患者在接受免疫检查点抑制剂治疗后显示出较好的疗效，推测 MSI-H 型患者或许是 PD-1 抑制剂的靶目标。一项关于帕博利珠单抗（PD-1 抑制剂）的研究正在进行，该研究的初步结果显示，10 例 MSI-H 型结直肠癌患者中有 4 例（40%）出现了与免疫相关的客观缓解，持续 20 周与免疫相关的无进展生存率为 78%。目前研究数据显示在 MSI-H 型患者中帕博利珠单抗的疗效值得肯定。

纳武利尤单抗是一种全人源化的 IgG4、抗 PD-1 单克隆抗体，能够抑制 PD-1 与 PD-L1 和 PD-L2 的结合，阻断 PD-1 与其配体的相互作用，使 T 细胞恢复抗肿瘤免疫应答。纳武利尤单抗在

MSI-H 型结直肠癌中的研究显示出较好的疗效，CheckMate 142 研究是一项多中心的 Ⅱ 期临床试验，评估了纳武利尤单抗单药或纳武利尤单抗与伊匹木单抗联用在结直肠癌中的疗效。评估纳武利尤单抗单药疗效的亚组纳入了 70 例 MSI-H 型肿瘤。对可评估的 47 例随访至少 12 周后，在 12 例患者中（26%）观察到了客观缓解，另有 14 例患者（30%）达 SD。2017 年美国临床肿瘤学会（ASCO）对上述研究结果进行了深入报道，截至报道时，研究者观察到了 31% 的 ORR，69% 的患者达 SD。同时，在 2017 年 ASCO 会议上对纳武利尤单抗联合伊匹木单抗治疗 MSI-H 型结直肠癌疗效的最新进展进行了报道，该研究共纳入 84 例患者，研究者观察到 2 例患者实现 CR（2%），44 例达 PR（52%），26 例出现 SD（31%），仅有 9 例患者出现疾病进展（11%）。从以上研究结果可以看出两种不同的免疫检查点抑制剂联合在 MSI-H 型转移性结直肠癌患者中的疗效较好，然而在 MSS 型结直肠癌患者中的疗效有限。2017 年修改后的《NCCN 指南》在结直肠癌的免疫治疗中指出：帕博利珠单抗和纳武利尤单抗可作为转移性和不可切除的 MSI-H 型患者的治疗选择。

3. 免疫调节治疗　免疫调节治疗是指通过非特异性地增强机体的免疫功能，激活机体的抗肿瘤免疫应答，达到治疗肿瘤的目的。使用的免疫调节剂如卡介苗（BCG）、IL-2、IL-10、左旋咪唑、OK432 等。MGN1703 是一种小 DNA 分子，它可被一种表达于免疫细胞上的 Toll 样受体 9（TLR-9）识别。该药物被设计用来广泛激活所有先天性免疫成分，从而杀伤肿瘤细胞。新一代 TLR-9 激动剂（如 MGN1703 和双茎环免疫调节剂 dSLIM）比其前代显示出更好的前景。IMPACT 试验发现转移性结直肠癌患者给予标准一线诱导化疗（± 贝伐珠单抗）获得疾病稳定后，使用免疫调节剂 MGN1703 较安慰剂有更好的疗效。在结直肠癌中涉及细胞因子治疗的研究很有限。给予 33 例晚期实体瘤患者（包括 4 例结直肠癌患者）4 个月的每日皮下注射聚乙二醇化重组 IL-10（AM0010）的 Ⅰ 期研究显示，其具有可控制的安全性，并导致持续的全身性 Th1 免疫刺激。

三、基因治疗

结直肠癌的基因治疗近年来备受关注。基因治疗常见方法包括：原癌基因沉默治疗、抑癌基因治疗、免疫基因治疗、自杀基因疗法、抑制肿瘤血管生成基因治疗、抗表皮生长因子受体治疗、肿瘤多药耐药基因治疗和多基因联合疗法等。

K-RAS、*C-MYC*、*bcl-2* 是结直肠癌中常见的原癌基因，目前常见的基因沉默方法包括 RNA 干扰技术、DNA 甲基化等。最近研究发现，通过腺病毒介导的 siRNA 作用于 bcl-xL 位点可抑制结直肠癌细胞的增生，减少肿瘤的转移，同时能增加结直肠癌肿瘤细胞的放疗敏感性。*K-RAS* 基因突变较为常见，在大部分结直肠癌患者中存在该基因的突变。通过检测基因 *K-RAS* 突变状态可以筛选靶向治疗的用药人群，实现肿瘤患者的个体化治疗，并延长肿瘤患者的生存期。

抑癌基因在被激活的情况下具有抑制细胞增殖的作用，在结直肠癌中常见的抑癌基因有 *P*53、*P*16、*APC*、*DCC*、*MCC*、*RET* 等。在结肠癌患者中 *P*16 甲基化的发生相当普遍，*P*16 甲基化对低分化结直肠癌患者的生存期有着重要影响。近期有研究报道 *RET* 基因的失活与结直肠癌的发生密切相关。这些抑癌基因的缺失或失活是导致结直肠癌发生的一个重要原因，因此，将野生型抑癌基因导入肿瘤细胞或者通过各种途径激活肿瘤细胞的抑癌基因的表达，可以达到抑制肿瘤细胞异常生长的目的。

免疫基因治疗（immune gene therapy）是利用基因转移技术将共刺激分子、组织相容性复合体、肿瘤抗原、细胞因子或受体等外源性基因导入患者体内从而提高机体的抗肿瘤能力。目前最常用的免疫基因治疗方法是将细胞因子导入细胞内，然后使其在体内进行表达从而达到治疗的目的。导入的细胞因子主要有 IL-1、IL-2、IL-4、IFN-γ、G-CSF 等，其中一些已经进入临床试验并取得初步效果。也有研究将肿瘤抗原导入患者体内，以此在体内诱导特异性抗肿瘤作用。Parkhurst 等将鼠源性 CEA 抗体导入到 3 例结直肠癌转移患者体内，3 例患者血清 CEA 水平均降低了 74%~99%，其中一例发生远处转移的患者生存质量得到显著改善。

参考文献

[1] HANSEN T F, CHRISTENSEN R, ANDERSEN R F, et al. The predictive value of single nucleotide polymorphisms in the VEGF system to the efficacy of first-line treatment with bevacizumab plus chemotherapy in patients with metastatic colorectal cancer: results from the Nordic ACT trial. Int J Colorectal Dis, 2012, 27(6):715-720.

[2] POHL A, EL-KHOUEIRY A, YANG D, et al. Pharmacogenetic profiling of CD133 is associated with response rate (RR) and progression-free survival (PFS) in patients with metastatic colorectal cancer (mCRC), treated with bevacizumab-based chemotherapy. Pharmacogenomics J, 2013, 13(2):173-180.

[3] SCARTOZZI M, GIAMPIERI R, MACCARONI E, et al. Pre-treatment lactate dehydrogenase levels as predictor of efficacy of first-line bevacizumab-based therapy in metastatic colorectal cancer patients. Brit J Cancer, 2012, 106(5):799-804.

[4] SCHWARTZBERG L S, RIVERA F, KARTHAUS M, et al. PEAK: a randomized, multicenter phase II study of panitumumab plus modified fluorouracil, leucovorin, and oxaliplatin (mFOLFOX6) or bevacizumab plus mFOLFOX6 in patients with previously untreated, unresectable, wild-type KRAS exon 2 metastatic colorectal cancer. J Clin Oncol, 2014, 32(21):2240-2247.

[5] HEINEMANN V, VON WEIKERSTHAL L F, DECKER T, et al. FOLFIRI plus cetuximab versus FOLFIRI plus bevacizumab as first-line treatment for patients with metastatic colorectal cancer (FIRE-3): a randomised,

open-label, phase 3 trial. Lancet Oncol, 2014, 15(10):1065-1075.

[6] GROTHEY A, VAN CUTSEM E, SOBRERO A, et al. Regorafenib monotherapy for previously treated metastatic colorectal cancer (CORRECT): an international, multicentre, randomised, placebo-controlled, phase 3 trial. Lancet, 2013, 381(9863):303-312.

[7] CARRATO A, SWIEBODA-SADLEJ A, STASZEWSKA-SKURCZYNSKA M, et al. Fluorouracil, leucovorin, and irinotecan plus either sunitinib or placebo in metastatic colorectal cancer: a randomized, phase Ⅲ trial. J Clin Oncol, 2013, 31(10):1341-1347.

[8] VAN CUTSEM E, TABERNERO J, LAKOMY R, et al. Addition of aflibercept to fluorouracil, leucovorin, and irinotecan improves survival in a phase Ⅲ randomized trial in patients with metastatic colorectal cancer previously treated with an oxaliplatin-based regimen. J Clin Oncol, 2012, 30(28):3499-3506.

[9] CIOMBOR K K, BERLIN J. Aflibercept—a decoy VEGF receptor. Curr Oncol Rep, 2014, 16(2):368.

[10] SCLAFANI F, CUNNINGHAM D. Bevacizumab in elderly patients with metastatic colorectal cancer. J Geriatr Oncol, 2014, 5(1):78-88.

[11] KISS I, BORTLICEK Z, MELICHAR B, et al. Efficacy and toxicity of bevacizumab on combination with chemotherapy in different lines of treatment for metastatic colorectal carcinoma. Anticancer Res, 2014, 34(2):949-954.

[12] SCHREIBER V, KITZMUELLER M, POXHOFER M, et al. Impact of co-administered drugs on drug monitoring of capecitabine in patients with advanced colorectal cancer. Anticancer Res, 2014, 34(7):3371-3376.

[13] MHAIDAT N M, BOUKLIHACENE M, THORNE R F. 5-Fluorouracil-induced apoptosis in colorectal cancer cells is caspase-9-dependent and mediated by activation of protein kinase C-delta. Oncol Lett, 2014, 8(2):699-704.

[14] CHEN J, HUANG X, HUANG G, et al. Preconditioning chemotherapy with cisplatin enhances the antitumor activity of cytokine-induced killer cells in a murine melanoma model. Cancer Biother Radio, 2012, 27(3):210-220.

[15] DOUILLARD J Y, SIENA S, CASSIDY J, et al. Final results from PRIME: randomized phase Ⅲ study of panitumumab with FOLFOX4 for first-line treatment of metastatic colorectal cancer. Ann Oncol, 2014, 25(7):1346-1355.

[16] CHEN R, DENG X, WU H, et al. Combined immunotherapy with dendritic cells and cytokine-induced killer cells for malignant tumors: a systematic review and meta-analysis. Int Immunopharmacol, 2014, 22(2):451-464.

[17] WANG Z X, CAO J X, LIU Z P, et al. Combination of chemotherapy and immunotherapy for colon cancer in China: a meta-analysis. World J Gastroentero, 2014, 20(4):1095-1106.

[18] KROEMER G, GALLUZZI L, ZITVOGEL L, et al. Colorectal cancer: the first neoplasia found to be under

immunosurveillance and the last one to respond to immunotherapy? Oncoimmunology, 2015, 4(7):e1058597.

[19] HE Z Y, SHI C B, WEN H, et al. Upregulation of p53 expression in patients with colorectal cancer by administration of curcumin. Cancer Invest, 2011, 29(3):208–213.

[20] ZHAO Z, BA C, WANG W, et al. Vascular endothelial growth factor (VEGF) gene polymorphisms and colorectal cancer: a meta–analysis of epidemiologic studies. Genet Test Mol Bioma, 2012, 16(12):1390–1394.

[21] VEGANZONES–DE–CASTRO S, RAFAEL–FERNANDEZ S, VIDAURRETA–LAZARO M, et al. p16 gene methylation in colorectal cancer patients with long–term follow–up. Rev Esp Enferm Dig, 2012,104(3):111–117.

[22] MESSNER I, CADEDDU G, HUCKENBECK W, et al. KRAS p.G13D mutations are associated with sensitivity to anti–EGFR antibody treatment in colorectal cancer cell lines. J Cancer Res Clin, 2013,139(2):201–209.

[23] ORTIZ R, PRADOS J, MELGUIZO C, et al. 5–Fluorouracil–loaded poly(epsilon–caprolactone) nanoparticles combined with phage E gene therapy as a new strategy against colon cancer. Int J Nanomed, 2012,7:95–107.

[24] KAMESHIMA H, TSURUMA T, TORIGOE T, et al. Immunogenic enhancement and clinical effect by type–I interferon of anti–apoptotic protein, survivin–derived peptide vaccine, in advanced colorectal cancer patients. Cancer Sci, 2011, 102(6):1181–1187.

[25] RAHMAN M, SELVARAJAN K, HASAN M R, et al. Inhibition of COX–2 in colon cancer modulates tumor growth and MDR–1 expression to enhance tumor regression in therapy–refractory cancers in vivo. Neoplasia, 2012,14(7):624–633.

[26] WANG Y, LEI F, RONG W, et al. Positive feedback between oncogenic KRAS and HIF–1alpha confers drug resistance in colorectal cancer. Onco Targets Ther, 2015, 8:1229–1237.

[27] POPAT S, HUBNER R, HOULSTON R S, et al. Systematic review of microsatellite instability and colorectal cancer prognosis. J Clin Oncol, 2005, 23 (3):609–618.

[28] LE DT, URAM J N, WANG H, et al. PD–1 blockade in tumors with mismatchrepair deficiency. N Engl J Med, 2015, 372(26):2509–2520.

[29] OVERMAN M J, KOPETZ S, MCDERMOTT R S, et al. Nivolumab ± ipilimumab in treatment (tx) of patients (pts) with metastatic colorectal cancer (mCRC) with and without high microsatellite instability (MSI–H): CheckMate–142 interim results. J Clin Oncol, 2016, 34:3501.

[30] OVERMAN M J, LONARDI S, LEONE F, et al. Nivolumab in patients with DNA mismatch repair deficient/microsatellite instability high metastatic colorectal cancer: update from checkmate 142. J Clin Oncol, 2017, 35(Suppl 4):519–529.

[31] NAING A, PAPADOPOULOS K P, AUTIO K A, et al. Safety, antitumor activity, and immune activation of pegylated recombinant human interleukin–10(AM0010) in patients with advanced solid tumors.J Clin Oncol,2016,34(29): 3562–3569.

[32] WEIHRAUCH M R, RICHLY H, VON BERGWELT–BAILDON M S, et al. Phase I clinical study of the toll–like receptor 9 agonist MGN1703 in patients with metastatic solid tumours. Eur J Cancer, 2015, 51(2):146–156.

［33］JENKINS M A, HAYASHI S, O'SHEA A M, et al. Pathology features in Bethesda guidelines predict colorectal cancer microsatellite instability: a population-based study. Gastroenterology, 2007, 133(1):48-56.

［34］YURGELUN M B, KULKE M H, FUCHS C S, et al. Cancer susceptibility gene mutations in individuals with colorectal cancer. J Clin Oncol, 2017, 35(10):1086-1095.

［35］ZHANG C, WANG Z, YANG Z, et al. Phase Ⅰ Escalating-Dose Trial of CAR-T Therapy Targeting CEA+ Metastatic Colorectal Cancers.Mol Ther, 2017, 25(5):1248-1258.

（刘艳粉　　王　丹）

第九节　上皮性卵巢癌的生物治疗

上皮性卵巢癌（epithelial ovarian cancer，EOC）是女性常见的恶性肿瘤，大约每70名妇女中就有1名患者，诊断后5年存活率仅为45％。卵巢癌的组织学类型主要分为浆液性（约75％）、黏液性（约10％）、子宫内膜样癌（约10％）、恶性透明细胞癌（约1％）和未分化型（约1％）等亚型。自身抗肿瘤免疫反应在控制癌症生长中起作用，并且肿瘤浸润淋巴细胞（TIL）与女性EOC患者的总体生存显著改善相关。传统治疗手段主要是手术治疗和以紫杉醇为基础的化疗。随着生物治疗的出现及革新，传统治疗手段联合生物治疗已成为上皮性卵巢癌治疗的重要手段和措施。本节主要介绍已用于上皮性卵巢癌临床治疗或进入临床研究的生物治疗方法。

一、分子靶向治疗

分子靶向药物的作用机制是以对肿瘤细胞生存至关重要的信息转导途径中的关键蛋白或基因为靶点，阻断激酶的催化基团、生长因子信号转导通路等途径，从而抑制肿瘤的生长。

（一）信号转导通路抑制剂

1. 表皮生长因子受体（EGFR）酪氨酸激酶抑制剂　EGFR（HER-1）属于酪氨酸激酶受体家族成员，与配体如表皮生长因子（EGF）、转化生长因子-α（TGF-α）等结合后形成二聚体，使细胞内的激酶区域相互接触酪氨酸磷酸化而激活，启动细胞内的信号转导，导致细胞的增殖。约70％的卵巢癌患者癌组织中存在EGFR的过度表达。EGFR酪氨酸激酶抑制剂（EGFR-TKI）包括吉非替尼（Gefitinib）、厄洛替尼（Erlotinib）等，它们通过抑制酪氨酸激酶活性阻断信号转导，抑制肿瘤细胞的增生并诱导凋亡。Ⅱ期临床研究表明，吉非替尼单药治疗复发性卵巢癌（recurrent ovarian

cancer, ROC）的有效率为 4%，对 EGFR 阳性患者有效率为 9%，EGFR 阳性表达与无进展生存期（PFS）正相关。治疗相关的毒副反应可以耐受，但疗效也非常有限。厄洛替尼（Tarceva，OSI774）单药治疗 EGFR 阳性的复发性上皮性卵巢癌有效率仅为 6%；瓦齐（Vasey）等报道厄洛替尼 + 卡铂 + 多西他赛一线化疗后继续厄洛替尼巩固治疗，中位 PFS 为 14.8 个月，中位 OS 为 37 个月。目前，旨在探讨吉非替尼和厄洛替尼巩固治疗对卵巢癌患者治疗价值的Ⅲ期随机对照试验正在进行。西妥昔单抗（Cetuximab）是抗 EGFR 人 / 鼠嵌合单克隆抗体，在 2004 年被美国 FDA 批准上市用于治疗 EGFR 阳性晚期结直肠癌。Ⅱ期临床试验发现单药西妥昔单抗治疗复发性上皮性卵巢癌无效；最新研究报道西妥昔单抗联合卡铂治疗敏感性复发卵巢癌，对于 EGFR 阳性的患者有效率为 34%；另一项Ⅱ期临床研究报道西妥昔单抗联合卡铂 + 紫杉醇作为一线方案治疗晚期卵巢癌，初步结果显示完全缓解率高达 86%。

2. 人表皮生长因子受体 -2（HER-2）抑制剂　HER-2 蛋白是表皮生长因子受体家族成员，在上皮性卵巢癌患者中，约有 20%~30% 的患者存在 *HER-2/neu* 基因的过表达。*HER-2/neu* 过度表达的细胞增殖快，可转化生成肿瘤，且转移率高，导致患者预后不良，无病生存期缩短。曲妥珠单抗是一种抗 *HER-2/neu* 原癌基因产物的人 / 鼠嵌合单克隆抗体，美国 FDA 批准上市用于 *HER-2/neu* 过度表达的乳腺癌患者的治疗。一项Ⅱ期临床试验结果发现 55 例 *HER-2/neu* 表达阳性患者接受曲妥珠单抗单剂治疗，总反应率仅 7.3%，这一结果显示其对卵巢癌的疗效不能肯定。其他 ERBB 家族分子靶向抑制剂包括卡纽替尼（Canertibib，CI-1033）、拉帕替尼（Lapatibib，GW572016）以及马妥珠单抗（Matuzumab，EMD7200）等，Ⅰ、Ⅱ期临床研究均未证实对复发性上皮性卵巢癌具有临床治疗价值。

3. EpCAM 抑制剂　卡妥索单抗（Catumaxomab）是具有三重功能的抗体，可同时靶向上皮肿瘤细胞的 EpCAM 和 T 细胞上的 CD3 分子，并且能够招募肿瘤微环境中激活的免疫效应细胞。最新的Ⅱ / Ⅲ期临床试验表明，卡妥索单抗联合腹膜内化疗给药可能有益于治疗合并恶性腹腔积液的复发性卵巢癌患者。

4. 其他　其他在卵巢癌中进行研究并已经进入临床试验阶段的药物有法尼基蛋白转移酶抑制剂替匹法尼（Ipifarnib）、RAF 激酶和 VEGFR 抑制剂 BAY43-9006、蛋白激酶 C 活化剂（Bryostatin-1）及黄酮类化合物苯妥帝尔（Phenoxodiol，PXD）等。

（二）血管生成抑制剂

在原发肿瘤及转移瘤生长过程中，肿瘤血管系统的生成是必需的阶段。当前已研制出许多能够抑制肿瘤血管生成的药物，正处于不同分期的临床试验阶段。

1. 血管内皮生长因子（VEGF）抑制剂　迄今为止，抗 VEGF 的贝伐珠单抗（Avastin）是唯一经美国 FDA 许可使用的药物，已用于转移性大肠癌的一线治疗，其用于卵巢癌的临床试验也在进行之中。2010 年 ASCO 年会上首次公开报道了 GOG0218 试验，即贝伐珠单抗用于Ⅲ期复发性卵巢癌一线化疗的临床试验结果，与单纯 TC 方案化疗组和 TC ＋贝伐珠单抗组相比，TC ＋ 贝伐珠单抗 ＋ 贝伐珠单抗维持治疗组的 PFS 延长了 3 个月。有人报道了一项研究，针对 277 名上皮性卵巢癌患者，化疗联合贝伐珠单抗组与单独贝伐珠单抗组相比， PFS 和 OS 均有延长（8.7 个月 vs 6.7 个月；14.3 个月 vs10.5 个月）。

2. 基质金属蛋白酶（MMP）抑制剂　MMP 在肿瘤转移和血管生成中具有重要的作用。目前已经开发了一系列 MMP 抑制剂并在一系列临床试验中评价其抗肿瘤作用。其中马立马司他（Marimastat）、普啉司他（Prinomastat）、BAY12-9566 和 BMS-275291 等被用于肿瘤晚期患者治疗的临床试验，但是结果令人失望。

3. 其他　伐他拉尼（Vatalanib，PTK787/ZK222584）是一种作用于 VEGFR-1（Flt-1）和 VEGFR-2（KDR）的抑制剂，口服给药，正在晚期卵巢癌患者中进行Ⅱ期临床试验。角鲨胺（Squalamine）通过选择性抑制 H^+/Na^+ 交换发挥抗血管生成作用，在体外角鲨胺可增强顺铂的抗肿瘤作用，目前正在进行角鲨胺与铂类联合治疗卵巢癌的Ⅱ期临床试验。

（三）抗体治疗

1. 免疫检查点抑制剂　靶向 PD-1 的帕博利珠单抗和纳武利尤单抗及靶向 PD-L1 的阿维鲁单抗、阿特珠单抗和德瓦鲁单抗，以及靶向 CTLA-4 的伊匹木单抗和曲美利木单抗等单克隆抗体称为免疫检查点抑制剂，可以显著提高效应 T 细胞反应，进而增强自发抗肿瘤免疫反应（图 4-4）。免疫检查点抑制剂应用的相关临床试验研究正在进行中（表 4-7）。一些临床试验研究了铂类耐药的 EOC 患者抗 PD-1 或抗 PD-L1 单克隆抗体的活性和安全性，客观缓解率（完全缓解 + 部分缓解）5.9％ ~15％（22658128，26351349）。有临床研究使用 GM-CSF（GVAX）联合伊匹木单抗治疗 11 例晚期卵巢癌，表现出显著的抗肿瘤作用，并可降低血清 CA125 水平。

表 4-7　免疫检查点抑制剂单独或联合化疗治疗上皮性卵巢癌的临床试验

研究设计	研究阶段	研究编号
纳武利尤单抗联合或不联合伊匹木单抗治疗持续性或复发性上皮性卵巢癌、原发性腹膜癌或输卵管癌	Ⅱ	NCT02498600
阿维鲁单抗联合紫杉醇和（或）铂类化疗治疗上皮性卵巢癌初治患者	Ⅲ	NCT02718417
阿维鲁单抗单独或联合聚乙二醇化脂质体多柔比星对比多柔比星单独用于铂类耐药/难治性上皮性卵巢癌患者	Ⅲ	NCT02580058

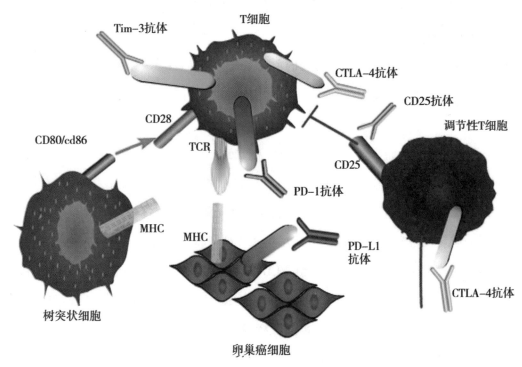

图 4-4　卵巢癌免疫检查点的相关靶点

2. 双功能和多功能抗体　双功能抗体一端可靶向特异性肿瘤相关抗原，另一端连接至效应细胞的分子表面，因此可直接启动效应细胞介导的溶细胞毒作用。MDX-210、HEA125×OKT3 和 Removab 等抗体均已进入卵巢癌临床试验，已得到良好试验结果。

3. 放射免疫结合物　单克隆抗体与同位素偶联后可用于复发性卵巢癌治疗，主要通过腹腔内给药，用于化疗后仍有微小残留病灶的卵巢癌患者。报道已进入临床试验阶段的药物有：^{90}Y-CC-49、^{177}Lu-CC-49 及人乳球脂蛋白（HMFG1、R1549）等，疗效不一。

4. 其他　其他包括蛋白酶体抑制剂硼替佐米（Bortezomib）、谷胱甘肽类似物 TLK286、钙通道抑制剂羧胺三唑（Carboxyamidotriazole）等在卵巢癌治疗中的作用也在进一步的研究当中。此外，与肿瘤恶性程度呈正相关的叶酸盐受体（folatereceptor，FR）在 90% 的卵巢癌中均有表达，其单克隆抗体 MORab-003 正进行复发性顺铂耐药性卵巢癌的 Ⅱ 期临床试验。CA125 单克隆抗体奥戈伏单抗（Oregovomab）和阿巴伏单抗（Abagovomab）作为卵巢癌二线治疗的辅助药物目前在 Ⅲ 期临床试验研究中，初步结果显示二者有提高患者生存时间的优势。

二、生物免疫治疗

自 20 世纪 90 年代以来，在卵巢癌研究中最重要的进展之一是人们逐渐认识到卵巢癌具有较强的免疫原性，并相继识别了一系列肿瘤相关抗原，针对这些抗原的免疫治疗在清除微小残留病灶方面取得了较好的效果，目前卵巢癌已成为免疫治疗研究最活跃的领域之一。

（一）主动特异性免疫治疗

主动特异性免疫治疗通过诱导患者自身的免疫系统识别和攻击恶性肿瘤而发挥治疗作用。近年来，各种肿瘤疫苗在上皮性卵巢癌中的研究已有很多报道。目前已经初步进入临床应用阶段的主要有下列方法。

1. DC 疫苗　这是卵巢癌中研究最多的主动免疫方法之一。目前临床上使用的方法均是通过体外负载抗原使 DC 致敏而制备 DC 疫苗的，其中以抗原肽段或肿瘤细胞裂解液致敏的 DC 疫苗在临床研究中应用最多。有报道称，体外 IL-2 扩增的 TIL 细胞过继性输注联合环磷酰胺或顺铂化疗用于治疗晚期或复发性卵巢癌患者获得良好的客观缓解率。应用 CD3/ CD28 单抗刺激自体外周血 T 细胞结合全肿瘤裂解物致敏的 DC 疫苗（DCVax-L）治疗复发性卵巢癌患者的临床试验正在进行（NCT00603460）。有研究者将 *HER-2/neu* 基因或 MUC1 肽负载的自体 DC 疫苗给予 10 例晚期乳腺癌或卵巢癌患者，50％的患者获得肽特异性 CTL 反应。几个目前正在进行的 DC 疫苗的临床试验将进一步阐明这种技术在卵巢癌患者中的应用价值（NCT00703105，NCT00683241 和 NCT01132014）。

2. 蛋白和肽疫苗　HER-2 蛋白及其肽段是卵巢癌免疫治疗最常用的靶点之一。埃尔南多（Hernando）等报道了 HER-2/neu 肽疫苗在 11 例仅有微小病灶或无可见病灶残留的卵巢癌患者中的 I 期临床试验结果，总体评价良好。但因其试验病例数太少，尚不能得出可靠结论。

（二）细胞过继免疫治疗

用于细胞过继免疫治疗的细胞类型包括肿瘤浸润性淋巴细胞（TIL）、自然杀伤细胞（NK）、树突状细胞（DC）、细胞因子诱导的杀伤细胞（CIK）和嵌合抗原受体 T 细胞（CAR-T）等，避免了肿瘤疫苗的平台效应，主要用于晚期卵巢癌的临床试验治疗，但这些初步研究的结果应谨慎解释。目前，正在进行的 I 期临床试验使用抗 CD133⁻CAR-T 细胞疗法治疗复发和（或）化疗难治性晚期恶性肿瘤患者，包括卵巢癌（NCT02541370）。此外，随机 I 期临床试验最近已完成入组，以确定安全性概况并评估使用抗 VEGFR-2 CD8⁺ CAR-T 细胞疗法与化疗联合的有效性（NCT01218867）（表4-8）。

表 4-8　CAR-T 细胞靶向卵巢癌的基因位点报告

靶抗原	免疫组化在人卵巢癌中的表达	受体类型（其他特异性）	卵巢癌中的试验
FR-α	初级 72%，复发 82%	Mov19-BB ζ CAR C4opt-27z BRA CAR	I 期（NCT00019136）

靶抗原	免疫组化在人卵巢癌中的表达	受体类型（其他特异性）	卵巢癌中的试验
			Ⅰ期（NCT02159716）
mesothelin（间皮素）	71%（浆液性占 82%）	ss1–bbz CAR	Ⅰ/Ⅱ期（NCT01583686）
			Ⅰ期（NCT02580747）
EGFR	35%~70%	CART–EGFR–bbz	Ⅰ/Ⅱ期（NCT01869166）
ERBB2	29%~52%	CART–HER–2–bbz	Ⅰ/Ⅱ期（NCT01935843）
CD133	31%	CART–133–bbz	Ⅰ期（NCT02541370）
PSMA	在卵巢癌的基质中呈阳性	P28BB ζ CAR	体内（高效）
NKG2DLs	广泛表达于不同程度的卵巢癌	NKG2D–bbz CAR	Ⅰ期（NCT03018405）
MUC1	初级 92%，复发 90%	HDF–CD28–OX40–CD3 ζ（HOX） HDF–CD28–41BB–CD3 ζ（HBB）	体内（不高效）
MUC16	78%（浆液性占 88%）	4H11–28z CAR	Ⅰ期（NCT02498912）

（三）细胞因子治疗

目前应用于卵巢癌生物治疗的细胞因子主要有白介素（IL-2、IL-15、IL-17 等）、干扰素（IFN-γ）、肿瘤坏死因子（TNF-α）等，但临床试验结果的报道不一，使得细胞因子在卵巢癌治疗中的价值尚无定论。

三、基因治疗

肿瘤的基因治疗是指通过分子生物工程手段将治疗基因转染入异常细胞中，通过抑制癌基因的功能、修复缺陷基因的功能或添加基因来治疗肿瘤的方法。卵巢癌主要定位于腹腔这一特点为基因治疗提供了一个较好的治疗途径。基因治疗卵巢癌主要有以下 6 种方法。

（一）基因封闭

方法包括使用反义 DNA、反义 RNA 及核酸酶以及细胞内表达抗体封闭蛋白的功能等。目前研究最多的是直接针对癌基因的反义寡核苷酸 DNA 治疗，卵巢癌中 *PKC-α*、*C-RAF*、*C-MYC*、*K-RAS*、*HER*-2、*EGFR* 等多种基因均表达上调，促进肿瘤的发生发展，因此，可用反义寡核苷酸封闭这些基因的表达以阻断其功能，目前已有 ISIS5132（*C-RAF* 反义寡核苷酸）、ISIS3521（PKC-α 反义寡核苷酸）、AD21（抗 *HER*-2 基因）等药物进入临床试验阶段，显示出一定的疗效。

（二）基因修饰

人类腺病毒 5 型早期区域 1A（Ad5. E1A）是近年来发现具有抑癌作用的基因，可以通过多种途径抑制肿瘤的形成和转移，其相关基因治疗已通过美国 FDA 批准，并通过 Ⅰ、Ⅱ 期临床试验，取得了肯定的疗效。

（三）导入抑癌基因或诱导细胞凋亡的基因

40%~60% 的卵巢癌患者存在 *P*53 基因的异常（突变或缺失），以腺病毒为载体的 *P*53 的基因治疗（rAd.P53、INGN201、Advexin）已经进入临床研究阶段。

（四）针对多药耐药的基因治疗

多药耐药（MDR）是指肿瘤细胞能同时对多种结构和作用原理不同的抗癌药物耐药。*MDR*1 基因编码的 P 蛋白是介导 MDR 最主要的蛋白，接受化疗后复发的卵巢癌患者 *MDR*1 基因表达阳性率明显提高。细胞内导入直接针对 P 糖蛋白细胞内区域的单克隆抗体单链可变片段的基因，使之在细胞内表达并封闭 P 糖蛋白的功能，可以在体外培养的细胞株中部分逆转阿霉素耐药。

（五）免疫基因治疗

将增强免疫的细胞因子基因转导入肿瘤细胞或成纤维细胞等，使之在肿瘤局部高表达可以诱导机体产生特异性抗肿瘤的细胞免疫并导致肿瘤的消退。目前研究最多的细胞因子有 IL-2、IL-3、IL-4、IL-6、IL-7、IFN-γ 和 GM-CSF 等，将 IL-2 基因转染自体肿瘤细胞作为瘤苗治疗复发转移性上皮性卵巢癌患者目前已进入临床 I 期研究阶段。

（六）病毒治疗

目前在上皮性卵巢癌中应用最多的是腺病毒载体。E1B 是腺病毒表达的早期蛋白，P53 蛋白可与它结合并抑制其功能。当 E1B 缺陷的腺病毒感染 P53 基因突变的肿瘤细胞时，由于无 P53 的监控，病毒大量增殖并最终使肿瘤细胞破裂死亡。E1B 被敲除的腺病毒（ONYX-015）用于肿瘤治疗并在复发或耐药卵巢癌患者中进行临床试验，结果提示可提高卵巢癌细胞对铂类的敏感性。

参考文献

［1］SIEGEL R L, MILLER K D, JEMAL A. Cancer statistics, 2015. CA: a cancer journal for clinicians, 2015, 65(1):5–29.

［2］ZHANG Z, HUANG J, ZHANG C, et al. Infiltration of dendritic cells and T lymphocytes predicts favorable outcome in epithelial ovarian cancer. Cancer Gene Therapy, 2015, 22(4):198–206.

［3］LAFKY J M, WILKEN J A, BARON A T, et al. Clinical implications of the ErbB/epidermal growth factor (EGF) receptor family and its ligands in ovarian cancer. Biochim Biophys Acta, 2008, 1785(2):232–265.

［4］BRAHMER J R, TYKODI S S, CHOW L Q, et al. Safety and activity of anti–PD–L1 antibody in patients with advanced cancer. The New England Journal of Medicine, 2012, 366(26):2455–2465.

［5］HAMANISHI J, MANDAI M, IKEDA T, et al. Safety and Antitumor Activity of Anti–PD–1 Antibody, Nivolumab, in Patients With Platinum–Resistant Ovarian Cancer. Journal of clinical oncology : official journal of the American Society of Clinical Oncology, 2015, 33(34):4015-4022.

[6] ZHANG M, ZHANG D B, SHI H. Application of chimeric antigen receptor-engineered T cells in ovarian cancer therapy. Immunotherapy, 2017, 9(10):851-861.

[7] LAFKY J M, WILKEN J A, BARON A T, et al. Clinical implications of the ErbB/epidermal growth factor (EGF) receptor family and its ligands in ovarian cancer. Biochim Biophys Acta, 2008, 1785(2):232-265.

[8] VASEY P A, GORE M, WILSON R, et al. A phase Ⅰ b trial of docetaxel, carboplatin and erlotinib in ovarian, fallopian tube and primary peritoneal cancers. Br J Cancer, 2008, 98(11):1774-1780.

[9] SECORD A A, BLESSING J A, ARMSTRONG D K, et al. Phase Ⅱ trial of cetuximab and carboplatin in relapsed platinum-sensitive ovarian cancer and evaluation of epidermal growth factor receptor expression: a Gynecologic Oncology Group study. Gynecol Oncol, 2008, 108(3):493-499.

[10] BOOKMAN M A, DARCY K M, CLARKE-PEARSON D, et al. Evaluation of monoclonal humanized anti-HER2 antibody, trastuzumab, in patients with recurrent or refractory ovarian or primary peritoneal carcinoma with overexpression of HER2: a phase Ⅱ trial of the Gynecologic Oncology Group. J Clin Oncol, 2003, 21(2):283-290.

[11] HEISS M M, MURAWA P, KORALEWSKI P, et al. The trifunctional antibody catumaxomab for the treatment of malignant ascites due to epithelial cancer: Results of a prospective randomized phase Ⅱ/Ⅲ trial. Int J Cancer, 2010, 127(9):2209-2221.

[12] BAUMANN K, PFISTER J, WIMBERGER P, et al. Intraperitoneal treatment with the trifunctional bispecific antibody Catumaxomab in patients with platinum-resistant epithelial ovarian cancer: a phase Ⅱa study of the AGO Study Group. Gynecol Oncol, 2011, 123(1):27-32.

[13] FUH K C, SECORD A A, BEVIS K S, et al. Comparison of Bevacizumab Alone or with Chemotherapy in Recurrent Ovarian Cancer Patients. Gynecol Oncol, 2015:S0090825815300627.

[14] GORDON A N, SCHULTES B C, GALLION H, et al. CA125- and tumor-specific T-cell responses correlate with prolonged survival in oregovomab-treated recurrent ovarian cancer patients. Gynecol Oncol, 2004, 94(2):340-351.

[15] WU C J, RITZ J. Induction of tumor immunity following allogeneic stem cell transplantation. Adv Immunol, 2006, 90:133-173.

[16] HODI F S, BUTLER M, OBLE D A, et al. Immunologic and clinical effects of antibody blockade of cytotoxic T lymphocyte-associated antigen 4 in previously vaccinated cancer patients. Proc Natl Acad Sci U S A, 2008, 105(8):3005-3010.

[17] DUDLEY M E, WUNDERLICH J R, YANG J C, et al. Adoptive cell transfer therapy following non-myeloablative but lymphodepleting chemotherapy for the treatment of patients with refractory metastatic melanoma. J Clin Oncol, 2005, 23(10):2346-2357.

[18] AOKI Y, TAKAKUWA K, KODAMA S, et al. Use of adoptive transfer of tumor-infiltrating lymphocytes alone or

in combination with cisplatin−containing chemotherapy in patients with epithelial ovarian cancer. Cancer Res, 1991, 51(7):1934−1939.

［19］GELLER M A, COOLEY S, JUDSON P L, et al. A phase Ⅱ study of allogeneic natural killer cell therapy to treat patients with recurrent ovarian and breast cancer. Cytotherapy, 2011, 13(1):98−107.

［20］BROSSART P, WIRTHS S, STUHLER G, et al. Induction of cytotoxic T−lymphocyte responses in vivo after vaccinations with peptide−pulsed dendritic cells. Blood, 2000, 96(9):3102−3108.

［21］FLAK M B, CONNELL C M, CHELALA C, et al. p21 Promotes oncolytic adenoviral activity in ovarian cancer and is a potential biomarker. Mol Cancer, 2010, 9:175.

（刘艳粉　　李砺锋）

第十节　宫颈癌的生物治疗

宫颈癌是女性最常见的生殖系统恶性肿瘤，全世界每年大约有 53 万妇女被确诊为宫颈癌。宫颈癌的主要病因是人乳头瘤病毒（human papilloma virus，HPV）感染，其中 HPV16、18 型是主要致病因素。由于存在肿瘤免疫编辑现象，手术、放疗和化疗对早期宫颈癌患者有效，但对中晚期患者效果不佳。随着生物技术的发展，生物治疗逐渐成为宫颈癌治疗的有效辅助手段。本节主要介绍宫颈癌生物治疗的现状，包括分子靶向治疗、基因治疗和免疫治疗等。

一、分子靶向治疗

有关分子靶向治疗的研究表明，抗表皮生长因子受体（EGFR）的单克隆抗体 EMD55900 能够抑制宫颈癌的发展，疗效与 EGFR 在肿瘤中的表达水平有关。免疫组化显示，94% 的宫颈癌组织标本中有血管内皮生长因子（VEGF）的表达。联合贝伐珠单抗和氟尿嘧啶或卡培他滨治疗既往曾接受放化疗的 6 例复发性宫颈癌，1 例完全缓解，1 例部分缓解，2 例病情稳定。系列报道表明，COX−2 高表达的宫颈癌患者预后较差，鉴于此，联合塞来昔布及常规放化疗治疗宫颈癌患者，2 年无病生存率 69%，总体生存率 83%。下面主要介绍各类常见的分子靶向药物及其治疗宫颈癌的研究现状和应用前景。

（一）血管内皮生长因子

由不同肿瘤细胞分泌的 VEGF，可诱导血管新生、淋巴管形成，在宫颈癌癌前病变向浸润癌进展过程中起到促进作用。研究证明，VEGF 在宫颈癌组织中表达显著增加，并可能与转移和预后密切相关，成为当今抑制肿瘤血管生成的重要治疗靶点。

1. 贝伐珠单抗（Bevacizumab）　是重组人源化单克隆抗体，可识别和中和 VEGF 的相关亚型并阻止其与受体结合，阻断 VEGF 诱导血管内皮细胞增殖、迁徙、存活，抑制内皮细胞通透性及一氧化氮、组织因子的产生，从而抑制肿瘤血管生成。美国妇科肿瘤协作组（GOG）目前完成了一项 452 名晚期复发性或顽固性Ⅳb 期宫颈癌患者参与的Ⅲ期临床试验。此试验用紫杉醇配伍顺铂或拓扑替康联合贝伐珠单抗，在化疗的同时及之后静脉使用贝伐珠单抗 15 mg/kg，每 3 周 1 次，直至疾病进展或出现不能耐受的毒性反应。结果显示，单纯化疗者中位生存期为 13.3 个月，而联合贝伐珠单抗者的中位生存期为 17 个月。作为二线或三线治疗药物，贝伐珠单抗在目前治疗措施有限的情况下，为改善晚期宫颈癌患者的预后提供了一条新的途径。

2. 舒尼替尼（Sunitinib）　是口服多靶点小分子酪氨酸激酶抑制剂（TKI），可抑制 VEGFR-1、VEGFR-2、VEGFR-3 及血小板源性生长因子受体（PDGFR）、干细胞因子受体（c-KIT）的酪氨酸激酶活性，通过阻断这些信号转导途径达到抗血管形成和直接攻击肿瘤细胞的效应。

3. 帕唑帕尼（Pazopanib）　可抑制 VEGFR-1、VEGFR-2、VEGFR-3、PDGFRα、PDGFRβ、FGFR（成纤维细胞生长因子受体）-1、FGFR-3、c-KIT。在一项 230 例晚期或复发性宫颈癌患者参与的Ⅱ期临床试验中，74 例患者每日口服帕唑帕尼 800 mg，结果中位总生存期（OS）为 50.7 周，缓解率为 9%；不良反应较轻，仅 3 例（4%）发生了瘘管。试验证实了帕唑帕尼毒性作用较小，并能够延长无进展生存期（PFS）。

（二）表皮生长因子受体

EGFR 是一种跨膜的糖蛋白，具有酪氨酸激酶活性。配体一旦与 EGFR 组合可启动细胞核内的有关基因，从而促进细胞分裂增殖。EGFR 信号途径参与控制细胞的存活、增殖、运动及血管生成、细胞的入侵及转移等，在大多数肿瘤中过表达。

1. 西妥昔单抗（Cetuximab）　为 IgG1 单克隆抗体，能抑制酪氨酸激酶活化，阻断细胞内信号转导途径，抑制癌细胞增殖，诱导其凋亡并减少基质金属蛋白酶和 VEGF 的产生。一项临床前研究发现，西妥昔单抗能够明显抑制宫颈癌细胞生长。但是，西妥昔单抗用于临床却并未显示出延长 PFS 和中位 OS 的优势，且存在毒性反应，提示西妥昔单抗联合治疗的方案应进一步探讨。

2. 帕木单抗（Panitumumab）　可特异性地与肿瘤细胞的 EGFR 结合，阻止 EGFR 与其配体 EGF 或转化生长因子 -α（TGF-α）结合，阻碍肿瘤细胞生长并诱导其凋亡。目前，一项帕木单抗联合顺铂与放疗用于Ⅰb~Ⅲ期 K-RAS 野生型宫颈癌的试验正在进行。

3. 吉非替尼（Gefitinib） 是选择性的 EGFR-TKI，通过选择性地抑制 EGFR-TKI 的信号转导通路阻碍肿瘤生长、转移和血管生成，并可诱导肿瘤细胞凋亡。一项来自亚洲的复发或转移性宫颈癌的 Ⅱ 期临床试验中，20 名参与者每日口服吉非替尼 250mg，直至疾病进展或出现不可耐受的毒副反应，结果显示中位 PFS 和 OS 分别为 4 个月和 5 个月。吉非替尼治疗复发或转移性宫颈癌似乎是安全有效的，但需进一步研究患者 EGFR 基因突变情况，以确定更有可能受益的人群。

4. 厄洛替尼（Erlotinib） 是有酪氨酸激酶活性的 EGFR 特异性抑制剂，在 HPV 感染的细胞研究中发现。厄洛替尼是能够可逆地与 ATP 竞争性结合 EGFR 酪氨酸结构域的小分子物质，通过完整的 HPV-16 基因组或 $E6$、$E7$ 基因抑制体外培养的人宫颈上皮细胞发生凋亡，在未发生凋亡的细胞群组中诱导细胞衰老。HPV 癌蛋白 E6、E7 导致的细胞无限增殖是宫颈癌变早期的重要环节，所以，EGFR 可能是宫颈癌高风险女性化学预防和治疗的潜在靶点。一项 Ⅱ 期临床试验共纳入 36 例 Ⅱ b~Ⅲ b 期初次治疗的局部晚期宫颈癌患者，在接受放化疗之前一周，每日口服厄洛替尼 150 mg 并维持到放化疗期间，随后放疗，同时用小剂量顺铂（40 mg /m²，1 周，共 5 个周期），其次是局部放射治疗。治疗的平均时间为 77d，平均随访时间为 59.3 个月，结果 34 例（94.4%）完全缓解。2 年和 3 年累计总体生存率和无进展生存率分别为 91.7%、80.6% 和 80%、73.8%，并且患者对治疗有良好的耐受性。这一试验结果提示厄洛替尼联合放化疗治疗宫颈癌可能有较好的前景。

（三）mTOR

mTOR 是细胞生长和增殖的重要调节因子，参与细胞基因转录、蛋白质翻译起始、核糖体生物合成、细胞凋亡等过程，在细胞内发挥抑制凋亡、促进增殖的作用。在浸润性宫颈癌中，HPV 病毒感染与 PI3K/AKT/mTOR 信号通路有关。HPV 癌蛋白 E5、E6、E7 的致癌过程中，可以提高 mTOR 活性。此外，mTOR 预侵入和侵入浸润性鳞状细胞癌的过度表达导致了 mTOR 的靶向 4EBP1 的磷酸化和激活效应，从而促进 E7 的翻译合成。mTOR 抑制剂可降低细胞增殖和下调 mTOR/4EBP1 的表达，降低 HPV 阳性的宫颈癌细胞 mTOR 活性和移植瘤的肿瘤负荷。依维莫司（Everolimus）和坦西莫司（Temsirolimus）为 mTOR 抑制剂的代表性药物。坦西莫司单药用于复发、局部晚期或转移性宫颈癌的 Ⅱ 期临床试验初步结果显示，坦西莫司单药具有活性。目前坦西莫司单独或与放疗结合的临床试验正在进行。

（四）环氧合酶 -2（COX-2）

COX 是花生四烯酸合成前列腺素（PG）的限速酶，以 COX-1 和 COX-2 两种形式存在。而 COX-2 是一种诱导酶，在细胞受到各种诱导因子刺激时表达上调。研究发现，COX-2 在 CIN（宫颈上皮内瘤变）及宫颈癌中表达广泛，这可能与 E6 和 E7 癌蛋白通过提高 COX-2 的转录激活 EGFR-

RAS 的 MAP 激酶途径促进肿瘤发生有关；而 E5 通过 EGFR 途径上调 COX-2 的表达。塞来昔布是 COX-2 抑制剂，其联合放化疗治疗局部晚期宫颈癌患者的 II 期临床试验结果显示，联合治疗的生存率与以往报道的单纯放化疗治疗的生存率相比并无显著优势，而心脏毒性和瘘管形成等毒性反应高于预期。

（五）组蛋白脱乙酰酶抑制剂（HDACI）

HDACI 可增加细胞内组蛋白的乙酰化程度，通过提高抑癌基因 $P21$、$P53$ 等的表达水平，进而抑制肿瘤细胞的增殖、诱导细胞分化或凋亡。HDACI 按结构大致分为 4 类。①脂肪酸类：丁酸盐、丁酸苯酯和丙戊酸；②氧肟酸盐类：伏立诺他（Vorinostat）、曲古抑菌素（TSA）等；③环肽类：FK-228、Apicidin 和环氧肟酸；④苯酰胺类：MS-275、MGCD0103 等。一项关于肼苯哒嗪配伍丙戊酸钠与安慰剂配伍顺铂或托泊替康对比的 III 期随机试验的初步结果显示，前者在无进展生存期上更具优势。

二、基因治疗

临床流行病学分析以及分子生物学证据显示 HPV 的感染与宫颈癌的发生密切相关，90% 以上的宫颈肿瘤中都可以检测到 HPV-DNA 的存在。根据致病力大小，HPV 分为低危型和高危型。高危型的 HPV16、HPV18 与宫颈癌关系最密切。其中 HPV16 E6、E7 在宫颈癌细胞的恶性生长特质中所扮演的角色非常活跃，E6、E7 可能是宫颈癌反义基因治疗的理想靶标。近年来，RNA 干扰技术又为特异性的沉默致病基因提供了新的治疗手段。

（一）反义基因治疗

反义基因治疗是指应用与目的基因 mRNA 互补的核酸，使之在基因复制、转录、剪接、mRNA 转运及翻译等多个水平上抑制目的基因表达的一种手段，主要包括反义 RNA、反义寡脱氧核苷酸（AS-ODN）及核酶（RZ）。反义寡脱氧核苷酸和核酶是最有效的治疗性核酸（TNA）之一，可以在体内通过减少 E6、E7 的转录而抑制肿瘤的生长。将 E6 基因的反义核酸（AS）通过质粒转染宫颈癌细胞株 CaSki 和 SHia，观察到细胞的活力下降和细胞凋亡的形态学变化。6 h 后，在 CaSki 中观察到 E6 黏附功能的抑制和 P53 及 P53 应答蛋白 GADD45 的迅速上调，认为 E6 AS 通过诱导 P53 上调和减少细胞色素 C 进入胞质，从而活化 caspase-9 和 caspase-3 引起凋亡。研究表明，将 HPV16 E6/E7 mRNA 全长中具有直接核酶活性的抗 E6 反义寡脱氧核苷酸导入宫颈癌细胞 CaSki 和 QGU 中，可观察到相应 mRNA 的下降，P53 水平的增加和裸鼠体内移植瘤生长的明显抑制。

（二）RNA 干扰

RNA 干扰（RNAi）是指双链 RNA（dsRNA）分子诱导细胞内与其序列同源的基因 mRNA 降解

而引起的转录后基因沉默（PTGS）现象，这种小的双链的 RNA 分子被称为小干扰 RNA（siRNA）。化学合成的 siRNA 纯度高，能高效转染细胞，但在细胞内的半衰期较短，一般仅能维持数天。而 siRNA 表达载体通过将两段编码短发夹 RNA（shRNA）序列的 DNA 单链克隆到相应的启动子下游，从而操纵 shRNA 在哺乳动物细胞中的表达，可产生与 siRNA 同样的效果，从而在细胞中长期稳定地抑制靶基因的表达。有学者分别合成了 E6、E7 siRNA 来沉默其在 CaSki 和 SHia 中的表达。E6 基因的沉默诱导细胞内 P53 蛋白的蓄积，激活细胞周期调控的 *P*21 基因，减少细胞增殖。另一方面，E7 的沉默诱导凋亡细胞的死亡，而在 HPV 阴性的细胞中这一方法无效，第 1 次证明了在恶性细胞中 siRNA 可选择性地诱导沉默外源性病毒基因。巴茨（Butz）等发现，无论是载体介导还是合成的 siRNA，均可直接高效作用于抗凋亡的 *E*6 原癌基因，在肿瘤细胞中使休眠的肿瘤抑制通路得到恢复，因此，在 HPV 阳性的细胞中造成了大量凋亡细胞的死亡，而非仅仅减少了细胞的增殖。他们把 E6 定义为在 HPV 阳性细胞中最有希望用 RNAi 高效剔除的治疗靶点。设计的 E6siRNA 经慢病毒装配后转染宫颈癌 HeLa 细胞，可以同时靶向于 E6 和 E7，使 E7 蛋白减少了 80%，并使 P53 途径重新活化，对顺铂的半抑制浓度下降到原来的 1/4。*E*6 和 *E*7 基因的缺失导致了肿瘤细胞活力的减低，同时诱导了细胞的衰老。研究者还观察到给予顺铂和 shRNA 处理所引起的 E7 表达的降低和 P53 蛋白的增高较分别用单药处理时明显。用慢病毒载体（LV-shRNA）把 shRNA 高效地导入 HeLa 细胞中，导致了 E7 蛋白的剂量依赖性减少和 E6 靶基因 *P*53、*P*21 的稳定。低剂量 LV-shRNA 导致细胞增殖减少并诱导细胞老化。高剂量则引起特殊细胞死亡。将感染了低剂量 LV-shRNA 的 HeLa 细胞移植入 Rag-/- 小鼠体内显著减小了肿瘤的质量，而高剂量则引起了肿瘤生长能力的完全丧失。在 HeLa 细胞肺转移小鼠模型中全身导入 LV-shRNA 可显著减少肿瘤转移灶的数量。因此，研究者认为慢病毒载体是使体内外 E6、E7 的表达和肿瘤生长受抑的有效方法。

三、免疫检查点抑制剂治疗

免疫检查点阻滞是通过增强肿瘤特异性 T 细胞应答而阻断肿瘤细胞增殖。CTLA-4 与 CD86 结合可抑制 T 细胞增殖。PD-L1 作为另一个免疫检查点，在 HPV 诱导的肿瘤中研究得更为广泛。PD-L1 与 T 细胞表面的 PD-1 结合也是传递抑制信号，PD-L1 表达与肿瘤内的 CTL 数量呈负相关。因此，针对 CTLA-4 和 PD-1/PD-L1 的免疫检查点抑制剂目的是竞争性结合或破坏传递抑制性信号的受体 - 配体，从而提高 T 细胞的应答和活性。抗 CTLA-4 单克隆抗体伊匹木单抗，正在进行宫颈癌Ⅰ/Ⅱ期临床试验。抗 PD-1 单抗纳武利尤单抗目前正在进行Ⅰ/Ⅱ期临床研究，中位时间为 31 周的随访显示，19 例宫颈癌患者有 1 例 CR、4 例 PR。2017 年 10 月美国国立综合癌症网络（NCCN）公布的

2018 年第一版宫颈癌指南中将 PD-1 单抗帕博利珠单抗作为 MSI-H/dMMR 型的复发或转移宫颈癌的二线治疗，但高级别的临床证据还在探究中。Ⅰb 期研究证实了帕博利珠单抗在既往治疗方案失败、表达 PD-L1 的进展期宫颈鳞癌患者中具有安全性和效应，Ⅱ期试验正在进一步探究。此外，还有一项在局部进展期患者中评价帕博利珠单抗联合放化疗的安全性和效应性的研究，在该研究中，局部进展期的宫颈癌患者被分为两组，一组在接受放化疗之后使用帕博利珠单抗，另一组在放化疗的同时使用帕博利珠单抗。联合两种免疫检查点抑制剂亦是研究的重点。

四、HPV 疫苗

HPV 有 170 多种亚型，根据其致癌性可分为高危型（如 16、18、31、38、52、58 型等）和低危型（如 6、11、42 型等）。根据免疫学设计方法不同，HPV 疫苗可分为预防性疫苗和治疗性疫苗两大类。预防性疫苗研究对象一般都是基于基因工程重组产生的病毒主要外壳蛋白 L1 和 L2。对于治疗性疫苗，研究对象一般是细胞内表达的病毒蛋白。

（一）预防性疫苗

预防性疫苗的原理是将重组 DNA 技术表达的 L1 和 L2 衣壳蛋白，组装成病毒样颗粒（virus-like particles，VLP），激发体液免疫应答，诱导机体产生中和性抗体，从而预防 HPV 感染。目前有三种疫苗已被美国 FDA 认证上市：卉妍康（Cervarix，葛兰素史克公司研制），为包含 HPV16、18 型的 VLP；佳达修（Gardasil，默沙东公司研制），为包含 HPV16、18、11、6 型的 VLP；佳达修 9 价疫苗在佳达修疫苗的基础上增加了 5 种致癌病毒亚型，即 HPV31、33、45、52、58 型。佳达修疫苗于 2006 年经美国 FDA 批准，是全球首个 HPV 预防性疫苗，可用于预防由 6、11、16、18 四种亚型 HPV 感染引起的生殖器疣以及不典型性病变、癌前病变及癌症，使用人群的年龄为女性 9～45 岁及男性 9～26 岁。卉妍康疫苗于 2007 年经美国 FDA 批准，用于预防由 16、18 两种亚型 HPV 感染引起的宫颈癌前病变和宫颈癌，在 10 岁以上的女性中使用。经过多年的国内临床试验，卉妍康和佳达修分别于 2016 年 7 月和 2017 年 5 月获得我国国家食品药品监督管理总局上市认可。这两种疫苗疗效显著，预防 HPV 短暂或持续感染的疗效达到近 100%，并且非常安全，但目前无法了解是否终身有效，对其接种的远期效果尚需进一步研究。佳达修 9 在佳达修的基础上增加了 5 种致癌病毒亚型，以期增加宫颈癌预防的覆盖面，并于 2014 年获美国 FDA 批准，其安全性、免疫原性和效应性均已得到认可，其在国内的临床应用尚需多方试验认证。另外，国产的针对 HPV16 和 18 亚型的疫苗正在进行Ⅲ期临床试验，以期得到成本更低、更有利于在国内普及的疫苗。

（二）治疗性疫苗

预防性疫苗的预防效果虽然较为显著，但其对于已经存在 HPV 感染的患者是无效的，因此尚需研制治疗性 HPV 疫苗。治疗性疫苗的原理为诱发体内强烈的细胞免疫应答，主要为细胞毒性 T 细胞（CTL）的免疫应答。

1. 肽类和蛋白类疫苗　肽类疫苗含有 HPV 蛋白中能被 T 细胞识别的特异性抗原表位，无癌蛋白的致瘤性，能借助基因工程技术大量生产，从理论上说是一类很有潜力的疫苗。由 HPV 导致的恶变主要与癌基因 $E5$、$E6$、$E7$ 相关。随着 HPV 抗原表位结构研究的深入，在高危型 HPV16 亚型的 E6 和 E7 蛋白中，已经发现多个能激发 CTL 的抗原表位，如受 HLA-Ⅰ类分子限制的 HPV 16 E7 蛋白中氨基酸序列 11-20（E7 11-20）和 86-93（E7 86-93）。HPV16 阳性的宫颈癌患体，外周血淋巴细胞经 HPV16 E7 11-20 刺激后，所产生的 CTL 可以识别和攻击肿瘤细胞。HPV16 E7 的Ⅱ期临床试验已证实其可诱导 CINⅡ~Ⅲ的消退。蛋白和多肽类疫苗稳定性高、安全性强且易生产，但免疫原性较低，需要进一步的研究以进入Ⅲ期临床试验和临床应用。目前治疗性疫苗主要针对 E6 和 E7 蛋白，近期尚有一些针对 E5 蛋白的研究。研究发现在小鼠中靶向 E5 蛋白的 DNA 疫苗和肽类疫苗可以诱发免疫反应且能抑制肿瘤，但其临床应用需要进一步的研究。

2. 重组载体疫苗　此类疫苗是将编码肿瘤特异性免疫原的基因嵌入载体（减毒的病毒或者细菌）的基因组中，使得这种载体在体内增殖的同时合成 E6、E7 蛋白，用 E6、E7 蛋白免疫动物可诱导生成高水平的 CTL，以进一步杀伤 HPV 感染的细胞甚至肿瘤细胞。1996 年，首例重组载体疫苗的研究是将 HPV16/18 的 $E6/E7$ 基因重组到痘苗病毒载体上，现多用改良安卡拉痘苗病毒（MVA）或 α 病毒如委内瑞拉马脑炎病毒（Venezuelan equine encephalitis virus，VEE）、塞姆利基森林病毒（Semliki forest virus，SFV）作为载体以保证更高的安全性。在一项将 MVA E2 病毒颗粒直接注射到子宫、尿道、外阴或肛门的Ⅲ期临床试验中，1176 例上皮内瘤变女性患者中的 89.3% 在治疗后病变完全消除，2.4% 病变减少至 CINⅠ，且疫苗无明显不良反应。单核细胞增生李斯特菌（Listeria monocytogenes，LM）等细菌也是理想的肿瘤疫苗载体。用活性减毒的 LM 作为载体的疫苗 ADXS11-001 能表达具有免疫学活性的 HPV16 E7-LLO（Listeriolysin O），其Ⅱ期临床试验证明它在复发的宫颈癌中有临床反应，在 109 位受试者中有 5 人完全缓解（CR）、6 人部分缓解（PR）；目前正在进行Ⅰ/Ⅱ期临床试验评估高剂量 ADXS11-001（1×10^{10} CFU）在持续性、转移或复发的宫颈癌中的耐受性、安全性、肿瘤反应以及无进展生存期，同时还有Ⅲ期临床试验以评估在高风险的局部进展期宫颈癌中，根治性同步放化疗后辅助使用 ADXS11-001 是否对无病生存期（DFS）有影响。

3. DNA 疫苗　也称核酸疫苗，其原理为把编码肿瘤特异性抗原的基因片段构建在真核质粒表达载体中，然后将重组质粒直接导入体内，通过宿主细胞的转录系统使外源基因在动物体内表达抗原蛋白，从而诱导宿主产生对该抗原蛋白的免疫应答，以达到预防和治疗疾病的目的。这类疫苗性价比较高且安全，*E6/E7* 基因序列是 DNA 疫苗的核心部分。但为了避免 *E6/E7* 基因的致癌性，理论上需要通过某些手段使其基因序列中致癌的部分失活而保留其 T 细胞结合位点部分，这样就制成了人工合成的 *E7* 基因疫苗。目前 DNA 疫苗已应用于临床前期试验，在人体内的安全性及远期效果仍在观察中。VGX-3100 是首个被证实对 HPV16/18 感染的 CIN Ⅱ/Ⅲ有效的 DNA 疫苗，目前正在进行关于 VGX-3100 在宫颈癌中治疗效果的 Ⅰ/Ⅱa 期临床研究。

4. 以树突状细胞为基础的治疗性疫苗　树突状细胞（DC）是目前已知的体内功能最强的抗原呈递细胞（APC），可以吞噬并加工处理抗原蛋白，再通过 MHC-Ⅱ类分子呈递抗原。同时，DC 也可以被转染或转导入编码抗原的核苷酸序列或与某些抗原成分嵌为一体。以 DC 为基础的 HPV 疫苗包括病毒蛋白及肽段负载的 DC 疫苗，HPV DNA、RNA、病毒样颗粒刺激的 DC 疫苗及肿瘤细胞与 DC 融合疫苗等。体外实验及动物实验表明，这些疫苗能有效诱发特异性 CTL 反应和促使感染的消退。研究者用重组 HPV16 E7 或 HPV18 E7 癌蛋白的自体 DC 输注给 15 例复发或进展的宫颈癌患者，疫苗耐受性良好，无毒性作用，有 4 例检测到特异性 E7 CD8$^+$T 细胞，但没有临床反应。有研究者用 DC 疫苗分别进行了治疗ⅠB 或ⅡA 期宫颈癌和复发、难治性宫颈癌的研究，部分病例检测到血清学效应，但均无临床反应。由于目前缺乏临床效应，且转导效率低、终末分化的 DC 不能在体外扩增、DC 寿命有限等原因，此类治疗有较大的局限性。

五、细胞过继免疫治疗

细胞过继免疫治疗（ACT）是指向患者体内输入具有抗瘤效应的免疫细胞，如非特异性的 CIK 细胞、NK 细胞，特异性的 CTL 等。由于在体外扩增，且所用细胞来源于患者自体外周血，避免了体内免疫抑制和异体排斥反应。单次输注 HPV16 E6 和 E7 反应性的肿瘤浸润 T 细胞（TIL）后，在 9 例转移性宫颈癌患者中观察到 2 例 CR 和 1 例 PR。

参考文献

［1］HERBERT J, COFIN J. Reducing patient risk for human papilloma virus infection and cervical cancer.Am Osteopath Assoc, 2008,108(2):65-70.

［2］DUNN G P, BRUCE A T, IKEDA H, et al. Cancerimmunoediting: from immumosurveillance to tumor escape. Nat Immunol, 2002, 3(11):991-998.

［3］DUNN G P, KOEBEL C M, SCHREIBER R D. Immunity and cancer immunoediting. Nat Rev Immunol, 2006, 6(11):836-848.

［4］TEWARI K S, SILL M W, LONGHJ 3rd,et al. Improved survival with bevacizumab in advanced cervical cancer. N Eng J Med, 2014, 370(8):734-743.

［5］ZIGHELBOIM I, WRIGHT J D, GAO F, et al. Multicenter phase Ⅱ trial of topotecan, cisplatin and bevacizumab for recurrent or persistent cervical cancer. Gynecol Oncol, 2013, 130(1):64–68.

［6］PADILLA–PAZ L A. Human papillomavirus vaccine: history, immunology, current status, and future prospects. Clin Obstet Gynecol, 2005, 48(1):226–240.

［7］JOURA E A, GIULIANO A R, IVERSEN O E, et al. A 9–valent HPV vaccine against infection and intraepithelial neoplasia in women. N Engl J Med, 2015, 372(8):711–723.

［8］WU T, HU Y M, LI J, et al. Immunogenicity and safety of an E. Coliproduced bivalent human papillomavirus (type 16 and 18) vaccine: A randomized controlled phase 2 clinical trial. Vaccine, 2015, 33(32):3940–3946.

［9］TINKER A V, ELLARD S, WELCH S, et al. Phase Ⅱ study of temsirolimus CCI–779 in women with recurrent, unresectable, locally advanced or metastatic carcinoma of the cervix. A trial of the NCIC Clinical Trials Group (NCIC CTG IND 199). Gynecol Oncol, 2013, 130(2):269–274.

［10］JIANG M, MILNER J. Selectivesilencingofviralgeneexpressionin HPV–positive human cervical carcinoma a cells treated treated with sRNA, a primer of RNA interference.Oncogene, 2002, 21(39):41–60.

［11］ROMAN L D, WILCZYNSKI S, MUDERSPACH L I, et al. A phase Ⅱstudy of Hsp–7 (SGN –00101) in women with high–grade cervical intraepithelial neoplasia. Gynecol Oncol, 2007, 106(3):558–566.

［12］DE FREITAS A C, DE OLIVEIRA T H A, BARROS M R Jr, et al. hrHPV E5 oncoprotein: immune evasion and related immunotherapies. J Exp Clin Cancer Res, 2017, 36(1):71.

［13］TRIMBLE C L, MORROW M P, KRAYNYAK K A, et al. Safety, efficacy, and immunogenicity of VGX–3100, a therapeutic synthetic DNA vaccine targeting human papillomavirus 16 and 18 E6 and E7 proteins for cervical intraepithelial neoplasia 2/3: a randomised, double–blind, placebo–controlled phase 2b trial. Lancet, 2015, 386(10008):2078–2088.

［14］STEVANOVIC S, DRAPER L M, LANGHAN M M, et al. Complete regression of metastatic cervical cancer after treatment with human papillomavirus–targeted tumor–infiltrating T cells. J Clin Oncol, 2015, 33(14):1543–1550.

（刘艳粉 ）

第五章

肿瘤生物细胞免疫治疗实验室规范化操作和管理

第一节 自体免疫细胞的制备及回输

肿瘤自体免疫细胞治疗是指将肿瘤患者自体外周血单个核细胞经体外诱导、培养和扩增形成特定的免疫细胞，然后回输给患者，起到改善患者自身免疫功能和杀伤肿瘤作用的一种免疫治疗手段。目前常用的免疫细胞有 NK 细胞、DC 细胞、CIK 细胞、$\gamma\delta$ T 细胞、CAR-T 细胞等。自体免疫细胞治疗的基本流程包括自体细胞的采集，外周血单个核细胞的分离、诱导、扩增和培养，细胞收集、回输和质量检测等多个环节。由于免疫细胞治疗的细胞制备和应用方案具有多样性、复杂性和特殊性，目前还没有像一般生物制品一样的具体质量控制标准。但是，要想保证细胞治疗的安全性和疗效，提高医疗质量，最终让患者受益，就必须对免疫细胞制备和回输的每一个环节进行严格把控，进而规范免疫细胞治疗技术的临床应用。本章根据《细胞治疗产品研究与评价技术指导原则（试行）》《人体细胞治疗研究和制剂质量控制技术指导原则》《自体免疫细胞（T 细胞、NK 细胞）治疗技术管理规范》《中国生物制品规程（2000 版）》《药品生产质量管理规范（2010 年修订）》《中华人民共和国药典（2015 版）》以及美国 FDA 发布的《人体细胞疗法与基因治疗指南》，结合国内外肿瘤自体免疫细胞治疗的基本情况，依据笔者所在医院开展肿瘤免疫细胞治疗质量控制的经验，按照肿瘤自体免疫细胞治疗的基本流程（图 5-1），撰写适用于免疫细胞制备质量控制的通用标准，为同行从业人员提供一定的参考。

一、自体外周血细胞的采集

1. 基本要求 必须对体细胞采集技术的安全性、可行性和稳定性进行充分论证，并制定体细胞采集技术的标准操作程序。严格按照标准操作程序进行操作，不得擅自更改操作流程。需要有指定的细胞采集室，配有相应的采集设备、人员和急救设施。血细胞分离机单采相关从业人员需要具有

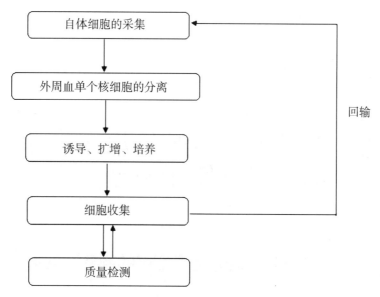

图 5-1　自体免疫细胞治疗的基本流程

培训合格证书。

2.基本流程　医生向患者交代细胞治疗及细胞采集知情同意书,检查血常规、凝血常规、心电图,并提出自体细胞采集的申请。

由负责细胞采集的医护人员对患者的血常规、凝血常规和心电图检查结果进行审核,检查血管状态并确定采集方式(血细胞分离机单采或静脉抽血)和时间。

血细胞分离机单采:患者卧位,根据医嘱于采集前后口服葡萄糖酸钙,单采操作人员合理选择患者血管,静脉穿刺,见回血后与管路连接,开始采集。静脉抽血:患者坐位,护士选择合适血管采血。

采集完毕应将患者的姓名及采集时间准确、清晰地写在收集袋上,并由专人送至符合产品生产质量管理规范(good manufacturing practices,GMP)标准的细胞培养实验室。

3.注意事项　以下患者不适宜进行单采:血小板明显降低或者有凝血功能障碍者、患有心脏疾病者、存在血栓或者癌栓的患者以及外周血管条件不适合应用血细胞分离机单采者。

单采过程中如患者出现口唇、指尖麻木等反应时,可再次口服葡萄糖酸钙,如症状未见缓解可给予葡萄糖酸钙静脉输液。

单采结束拔针时应先用无菌棉球盖在穿刺点上,不加压力,迅速拔出针头,并按压穿刺点 10 min,以减轻血管损伤。

二、外周血单个核细胞的分离

1.基本要求　所有操作需要在满足 GMP 标准的细胞培养实验室中进行。所使用的设备和材料应具有供应商或制造商提供的产品说明,并满足临床免疫细胞培养的要求。必须对操作方法的安全性、可行性和稳定性进行充分论证,并制定标准操作程序。必须严格按照标准操作程序进行操作,不得擅自更改操作流程。必须严格记录操作过程中所使用试剂的货号和批号。相关从业人员需要具有培训合格证书。

2. 基本流程 取 0.5 mL 采集的患者细胞悬液至无菌冻存管中,送到质控实验室进行流式细胞检测,其余血液放至无菌 50 mL 离心管中,3000 rpm 室温离心 10 min。离心后将上层血浆放入新的 50 mL 离心管中,56℃灭活补体 30 min。

缓慢移至已经装有 15 mL 淋巴细胞分离液的无菌 50 mL 离心管中,1600 rpm 室温离心 30 min。

离心后轻轻取出离心管至操作台,取出中间的白色细胞层即外周血单个核细胞(PBMC)至新的离心管,45 mL 0.9% 氯化钠注射液洗涤一次,1200 rpm 室温离心 8 min,弃上清后重复洗涤一次。

用 20 mL 细胞培养液重悬细胞,取 0.1mL 进行台盼蓝染色细胞计数。

3. 注意事项 自体血浆需要保留,并进行补体灭活,用于后续的细胞培养。在分离 PBMC 的过程中,动作要轻柔,不要打破淋巴细胞分离液与血细胞的分界。

三、免疫细胞的诱导、扩增和培养

1. 基本要求 同"外周血单个核细胞的分离"。

2. 基本流程

(1)NK、CIK 和 γδT 细胞扩增的基本流程:用含有特定细胞诱导分化因子及 5% 自体血浆的培养基将 PBMC 的密度调整到(1~2)×10^6 个 /mL,标记清楚患者信息,37℃、5%CO$_2$ 恒温培养箱中培养,记作第 0 天。

以后每 2~3 d 在显微镜下观察细胞生长状态并计数,按照(1~2)×10^6 个 /mL 的密度补加特定细胞培养液。

$$补加培养基体积(mL)= \frac{细胞密度 \times 原培养基体积}{(1\text{~}2) \times 10^6 - 原培养基体积}$$

第 11 天或第 12 天抽取 3 mL 培养的细胞样品送到质控实验室进行细菌、真菌检测,第 14 天收集细胞。

(2)DC 诱导的基本流程:用 RPMI-1640 培养基将 PBMC 的密度调整至(3~5)×10^6 个 /mL,放到培养瓶中,标记清楚患者信息,37℃、5% CO$_2$ 恒温培养箱中孵育 2 h,去除未贴壁细胞后,加入含有相应细胞因子的培养基继续培养,记作第 0 天。

第 3 天补加与第 0 天相同剂量的细胞因子。

第 6 天先加入肿瘤相关抗原或者抗原肽,然后再加入促成熟因子,并抽取 3 mL 培养的细胞样品送质控实验室进行细菌、真菌检测，第 7 天收集细胞。

3. 注意事项　细胞培养过程中应尽量避免异源血清。如必须使用，应对每批血清潜在的外源因子（例如病毒和支原体）进行检测。培养基中尽量避免使用抗生素。应尽可能采用国家批准临床应用的产品。严禁在一个生物安全柜中同时进行两个及以上患者细胞培养等相关操作。

四、免疫细胞的收集

1. 基本要求　同"外周血单个核细胞的分离"。

2. 基本流程　免疫细胞回输当日，查看质控实验室回报的质检报告检测结果是否合格，只有合格才可以进行后续操作（不合格结果处理方法见注意事项）。

抽取 1 mL 质检结果合格患者的培养细胞，台盼蓝染色法计数活细胞和死细胞的数量，按照回输细胞数计算应该收集的培养基体积，1200 rpm 室温离心 8 min，弃上清。0.9% 氯化钠注射液洗涤一次，1200 rpm 室温离心 8 min，弃上清，重复洗涤一次。

用 50 mL 0.9% 氯化钠注射液悬起细胞，加入 3 mL 20% 人血白蛋白，取 2 mL 放入无菌冻存管中，标记患者信息后 –80℃冰箱冻存至少 3 个月备查；另取 5 mL 送至质控实验室进行免疫细胞制品的纯度、内毒素含量、支原体、细菌和真菌检测；余下部分注入无菌 0.9% 氯化钠注射液瓶中，封好瓶口，标记患者信息及细胞种类，4℃暂时保存，将内毒素检测结果阴性的细胞制品送至回输室。

3. 注意事项　每批培养的免疫细胞在患者输注前均应进行细菌和真菌检测，如有条件应进行第三方检测。如果质检报告结果不合格，应立即通知临床医生终止该患者细胞回输，并再次进行细菌、真菌检测，两次结果均为阳性者，方能报告结果为阳性。应确定回输细胞数和存活率且存活率不低于 80%。长期培养的免疫细胞，应进行支原体检查。

在免疫细胞回输前，应确定其纯度已达到可应用水平。

细菌、真菌和支原体的最终检测结果不能在患者回输当日获得，因此检测结果一定要放置在患者培养信息记录中。

严禁在同一操作台中同时进行两个及以上患者细胞制剂的制备。

五、免疫细胞制剂的回输

1. 基本要求　必须对回输途径的安全性、可行性和有效性进行充分论证，并制定标准操作程序。需要有指定的回输室，配有相应设备、人员和急救设施。相关从业人员需要具有培训合格证书。

2. 基本流程　两名实验室工作人员对细胞制品的种类、患者信息、输注时间以及细胞制品的密封性进行核对，确认无误并签字后，放入带有温度监控的恒温箱内运输。负责细胞运输的人员与实验室工作人员进行交接，确认回输患者的名单、细胞制品数量、运输箱温度，确认无误后在交接本上签字，并负责将细胞尽快运至细胞回输室。

细胞运输人员与负责细胞回输的护士交接核对患者信息、细胞种类、输注时间以及细胞制品是否密封、细胞制品液体颜色、是否有异常悬浮物，确认无误后签字记录。

负责细胞回输的护士再次向患者核对患者信息、细胞种类及输注时间，确认无误后，选择穿刺部位，进行细胞回输。

输注结束后将 30 mL 0.9% 氯化钠注射液打入细胞瓶中，冲洗瓶内的细胞存留，继续静脉滴注。

医生巡视每批回输患者，详细记录回输不良反应，并给予及时处理。

输注结束后，护士为患者拔针，嘱咐患者按压针眼 5~10 min。如果患者门诊输注，留院观察 20~30 min，无不良反应后方可离院。

3. 注意事项　装运细胞的恒温箱内要有温度计进行温度监控，温度计需要定期校准。细胞运输过程中注意控制温度，温度监控记录要完整，温度符合要求，并尽量缩短运输距离和时间，尽快给患者回输。细胞回输时间不宜过长，30 min 内回输完毕。

如果患者出现不良反应，要立即停止回输，保持静脉通路，更换液体、输液器，将换下的细胞及输液器保留（放入生物冰箱内保存）。通知医生，根据当时情况，给予相应的治疗措施，同时通知细胞制备室，对留样备查的细胞制品进行检测。

附：免疫细胞制剂终产品质量检测方法

1. 细胞数及存活率检测　用 PBS 缓冲液把待检细胞原液按所需倍数进行稀释（一般稀释倍数为 10 倍、20 倍或 40 倍）。取 10 μL 的细胞稀释液与等体积的台盼蓝染液混匀，静置 1 min。把 10 μL 混匀后的细胞染液轻轻注入盖有盖玻片的血细胞计数板中。在正置显微镜下数 4 个区域的活细胞数和死细胞数（死细胞被染成蓝色，而活细胞拒染）。

按下式计算结果。

$$活细胞总数 = \frac{活细胞数}{4} \times 稀释倍数 \times 10^4 \times 培养液总体积$$

2. 无菌检测

（1）细菌检测：取待检细胞样品 1 mL，接种到 2 支硫乙醇酸盐流体培养基中，置于 30~35℃ 条件下培育 8 d，同时用无菌 0.9% 氯化钠注射液做阴性对照。

（2）真菌检测：取待检细胞样品 1 mL 接种到改良马丁培养基中，放置 20~25℃ 条件下培育，培育时间不少于 14 d，同时用无菌 0.9% 氯化钠注射液做阴性对照。

3. 支原体检测　将 0.5 mL 待检测的细胞制品接种于肉汤培养基，置于 36℃ ±1℃ 培养。于接种后的第 7 天进行次代培养，每隔 3 d 观察 1 次，直至 21 d。

4. 内毒素检测

（1）制备标准内毒素溶液：取内毒素工作标准品，按说明书加入鲎试剂溶解水，混匀，即为标准内毒素溶液。

（2）按照内毒素检测记录表 5–1 设置检查项目并加样。

表 5–1　内毒素检测记录表

编号	试剂	检查项目	平行管数
A	鲎试剂 + 鲎试剂溶解水 + 标准内毒素溶液	阳性对照	2
B	鲎试剂 + 供试品 + 标准内毒素溶液	阳性对照	2
C	鲎试剂 + 鲎试剂溶解水 + 鲎试剂溶解水	阴性对照	2
D1–N*	鲎试剂 + 鲎试剂溶解水 + 供试品	检测管	2

* 注：N= 供试品数目

（3）将上述试管中溶液轻轻混匀后，封闭管口，垂直放入 37℃ 水浴中，孵育 60 min。

（4）结果判断：将试管从水浴中轻轻取出，缓缓倒转 180°，管内凝胶不变形，不从管壁滑脱者为阳性（+）；凝胶不能保持完整并从管壁滑脱者为阴性（–）；两次检验一次为 + 一次为 –，记录为 ±。

5. 细胞纯度检测

（1）取待检细胞样品，PBS 洗涤一次，1500 rpm 离心 5 min，弃上清，用 PBS 将细胞密度调整至 2×10^6 个 /mL。

（2）取 100 μL 加入流式管中，加入相应的抗体，室温避光孵育 15 min，或 4℃避光孵育 30~60 min。

（3）加入 2 mL 冷 PBS 洗涤，1500 rpm 离心 5 min，弃上清。

（4）300 μL PBS 悬起细胞，流式细胞仪检测各种免疫细胞纯度。

6. 细胞杀伤活性检测

（1）靶细胞 K562 细胞的处理：收集培养的靶细胞计数，根据实验确定靶细胞数目，并用 RPMI–1640 完全培养基悬起细胞。加入 ^{51}Cr（200 μCi/10^6 个靶细胞），37℃、5%CO_2 培养箱中孵育 1 h。完全培养基洗涤细胞 2~3 次，并调整密度至 5×10^4 个 /mL 备用。

（2）效应细胞的处理：收集效应细胞，根据效应细胞和靶细胞的比例，调整效应细胞密度。

（3）铺板（每孔终体积为 200 μL，每组设 3 个平行孔）。

自发释放组：100 μL 靶细胞 +100 μL 完全培养基。

最大释放组：100 μL 靶细胞 +100 μL 含有 0.2%Triton-X100 的完全培养基。

实验组：100 μL 靶细胞 +100 μL 效应细胞。

（4）孵育与检测：37℃、5%CO$_2$ 培养箱中孵育 4 h 后，离心，每孔吸取上清 100 μL 于放免管中，用 γ 计数器检测每管的 cpm 值，按下式计算杀伤活性。

$$细胞杀伤活性（\%）= \frac{实验组\ cpm\ 值 - 自发释放组\ cpm\ 值}{最大释放组\ cpm\ 值 - 自发释放组\ cpm\ 值} \times 100\%$$

7. 细胞分泌因子检测　用 RPMI-1640 完全培养基将免疫细胞密度调整为 1×10^6 个 /mL，2 mL/孔接种于 6 孔板中，37℃、5% CO$_2$ 培养箱中孵育 24 h 后取细胞培养液备用。

根据待检测细胞因子的 ELISA 试剂盒说明书检测细胞培养液中的细胞因子浓度。

8. 注意事项

（1）质控实验室应尽量与 GMP 细胞制备实验室分开，并能够避免混淆和交叉污染，应当有足够的区域用于样品处置、留样存放以及记录的保存。

（2）台盼蓝染液对细胞有毒性，在细胞计数及存活率检测时，应尽快完成。

（3）细胞制品如在 24 h 内进行支原体检测，可将样品贮存于 2~8℃；超过 24 h 应贮存于 -20℃以下条件。

（4）支原体检测只介绍了《中华人民共和国药典》中的方法，亦可以采用 PCR 的方法进行检测。

（5）纯度检测时，免疫细胞标记抗体后需要当天进行流式细胞术检测，如果当天不进行检测，应用固定液将细胞固定，固定后的细胞需要在一周内检测完毕。

（6）细胞杀伤活性检测只介绍了经典的 ^{51}Cr 释放法，亦可以采用乳酸脱氢酶释放法或钙黄绿素释放法进行检测。

参考文献

［1］夏建川，姜文奇，管忠震，等.肿瘤生物治疗基础与临床应用.北京：科学出版社，2011.

［2］蔡彤，裴宇盛，高华,等.《中国药典》三部（2010 版）细菌内毒素检查法凝胶半定量试验判断模式的分析.中国生物制品学杂志，2014，27（9）：1214-1216.

［3］张斌，陈虎.肿瘤免疫细胞治疗的质量管理和疗效评价.中国肿瘤生物治疗杂志，2015，22（1）：8-15.

［4］吕耀欣，江龙委，杨爱珍，等.加强肿瘤自体免疫细胞治疗质量控制的思考.人民军医，2014，57（4）：383-384.

［5］刁爱坡，赵青.肿瘤免疫细胞治疗研究进展.天津科技大学学报，2017，33（1）：1-8.

［6］胡泽斌，吴朝晖，任秀宝，等.我国免疫细胞治疗临床研究和应用的现状及管理对策.中国医药生物技术，2014，9（5）：396-401.

［7］GRAS N A, BJORKLUND A T, CHEKENYA M. Therapeutic potential and challenges of natural killer cells in treatment of solid tumors.Front Immunol, 2015, 6:202.

［8］MATA-MOLANES J J, SUREDA G M, VALENZUELA J B, et al. Cancer Immunotherapy with Cytokine-Induced Killer Cells.Target Oncol, 2017, 12(3): 289-299.

［9］BRYANT C E, SUTHERLAND S, KONG B, et al. Dendritic cells as cancer therapeutics.Semin Cell Dev Biol, 2019, 86:77-88.

（牛　超　　崔久嵬）

第二节　免疫效应细胞的质量控制管理

随着对肿瘤发生、发展分子机制认识的深入和生物技术的迅猛发展，肿瘤生物治疗已广泛应用于临床。肿瘤免疫治疗包括细胞过继免疫治疗、肿瘤疫苗治疗和免疫调节剂治疗等。其中，细胞过继免疫治疗的治疗方式是分离、体外激活扩增并回输抗原特异性或抗原非特异性淋巴细胞，包括 LAK 细胞、TIL 细胞、CIK 细胞、NK 细胞、DC-CIK 细胞、γδT 细胞、TCR 工程化 T 细胞和 CAR-T 细胞治疗等，然而这项早已应用于临床并在部分省市纳入医保报销范围的新兴治疗方法，却处于行业标准的空白区，存在不规范使用的风险。

我国目前广泛采用的细胞免疫疗法（DC、CIK、DC-CIK 等细胞免疫疗法），与欧美等发达地区的细胞免疫疗法存在技术路线上的差别，即使同一路线亦存在水平差距；而且由于缺乏相应的统一操作规程和标准，对免疫效应细胞的质量控制管理不规范，出现应用单位各行其是的现象。由于没有统一的临床治疗方案，导致无法根据个体病情明确选择各种治疗方法的时机、适应证和禁忌证，不利于临床治疗有效性和安全性的综合评估；并且因为缺乏标准试验流程和质控体系，导致难以对效应细胞输注前后的各项技术指标进行准确量化，不能及时掌控或防范生物治疗的副作用。目前我国可参考的细胞临床试验或治疗的规范和标准有 2003 年国家食品药品监督管理总局颁布的《人体细胞治疗研究和制剂质量控制技术指导原则》和 2009 年国家卫生部对第三类医疗技术准入管理制定的《自体免疫细胞（T 细胞、NK 细胞）治疗技术管理规范》，但是如何将这些指导原则和规范明确、标准化，并真正落实到肿瘤免疫细胞治疗的整个生产流程和质量监管的各个环节中，是值得国内行政部门和医疗技术研究及临床应用机构深入探讨和思考的问题。

2015 年 7 月 2 日国家卫计委发布了《关于取消第三类医疗技术临床应用准入审批有关工作的通知》，取消审批后，医疗机构对第三类医疗技术的临床应用和管理承担主体责任，按照《限制临床应用的医疗技术（2015 版）》，开展医疗技术临床应用的重点管理，建立完善相关技术临床应用的管理制度，保障医疗技术临床应用质量和安全。

为保证细胞免疫治疗技术规范化、标准化地应用于临床研究和临床治疗，确保治疗的安全性和有效性，呼吁尽早建立全国统一的细胞治疗临床应用技术规范和质量管理体系，制定科学、严格的技术规范和质量控制标准对该技术的正确使用及推广意义重大。

一、免疫效应细胞的制备管理

我国的生物细胞治疗和整个研究过程多数在医院进行，医院除了要监管患者的治疗过程，还要对免疫效应细胞的整个制备过程进行严格的质量管理，以确保安全、有效并符合临床应用级别的细胞制品应用于临床。

（一）免疫效应细胞制备过程中基础条件的质量控制

免疫效应细胞的制备是细胞在体外诱导活化并大量扩增的过程，培养时间 14~21 d 不等，在此过程中，各环节的质量控制显得尤为重要。首先是细胞生产过程中基础条件的质量管理。细胞的整个生产流程应在省级以上药品监督管理部门和疾病预防控制中心认证的 GMP 洁净室中进行。实验室的设计、施工、验收等环节都请相关专家给予指导意见，其布局合理，洁净度、温湿度、新风量、静压差、照度、噪声等参数符合相关要求。整体洁净度不低于万级，细胞培养区达到百级，温度 18~26℃，相对湿度 45%~65%，洁净区每级维持相应的压差，满足灭菌、防尘、防微生物污染、消防等要求。设置门禁准入、火灾报警、局域计算机网络、内部电话，以及监控、监测记录等设施。由医院检验科或第三方检测单位对 GMP 洁净室做定期沉降菌检测，每月一次并记录保存。细胞制备环境，定期有效消毒，关键设备应按规定进行维护和校准，确保运行可靠、稳定。

（二）体细胞的采集

在进行肿瘤生物细胞免疫治疗之前，临床科室需填写细胞免疫治疗申请单，并由患者签署知情同意书。患者在采集体细胞前应完善血常规、免疫功能以及生化等相关检查，认真核对患者全套信息、标签相符无误，检查采血袋无失效、无变质后，按照操作手册规范采集患者外周静脉血。整个采血过程严格遵循无菌操作原则，使用一次性套管，严格控制细胞的保存和运输环节与条件，保持采血袋完整清洁，内无空气进入，预防微生物及病毒等有害因子污染，预防共用设备和设施可能带来的交叉污染。应对采集体细胞技术方法的安全性、可行性、稳定性进行充分论证，提供体细胞采集技术的标准操作程序。

（三）体细胞的分离

应详细规定分离体细胞所用的方法、材料及设备，应提供在此过程中所用的各种材料的资料，如果是购买的原材料，应有供应商或制造商提供的产品说明及分析合格证明。注意淋巴细胞分离液和培养基要提前置于室温，将血液稀释液缓慢匀速地加至淋巴细胞分离液面之上，确保血液稀释液和淋巴细胞分离液形成明显分层。

（四）体细胞的检定

在体细胞采集及分离过程中的适当阶段，应对体细胞进行质控检定，包括采集与分离体细胞的得率、存活率、纯度、均一性等。应详细说明检定体细胞所用的方法、材料及设备，并制定合格标准。

（五）制剂及耗材要求

实验室试剂耗材的采购须经过医院药剂科和设备科的审核及监管，所需试剂和器械均必须经药品监督管理部门审批，具有临床应用的许可证。一次性耗材不能重复使用。以"只出不回，量用为出"的原则按需领用，领用时查验并登记试剂耗材的质量及有效期。试剂、材料须在有效期内使用，不使用超过消毒有效日期的器皿物品或超过有效期的试剂、材料。定期查看、核对试剂的使用期限，及时清理过期或失效的试剂、材料，医院检验科和感染科定期抽查。设立专门的质控员，医院质控科定期检查，必要时督促科室整改。

体外操作过程中的细胞培养成分和添加物（培养基、细胞因子、血清等）以及制备过程所用的耗材，其来源和质量认证，应符合临床使用的质量要求，原则上鼓励采用无血清培养基、自体血清或者自体血浆。不允许使用异种血清或者血浆。因培养基是体外细胞培养成功的关键，须严格注意培养基的质量控制，并做好记录，予以保存。

二、免疫效应细胞的质量控制

为确保输注的细胞达到临床可接受的质量和标准，无污染，保证其安全有效，对输注前的效应细胞应进行严格质量控制。

（一）免疫效应细胞回输前的微生物检测

每批培养的细胞在患者输注前均应进行无菌试验。建议在培养开始后 3~4 d 起每间隔一定时间留取细胞培养液样品，包括患者回输前 48 h 取样，按照现行版《中华人民共和国药典》生物制品相关规程进行微生物学检测。检测内容包括细菌（需氧菌、厌氧菌）、真菌、支原体和内毒素，由医院检验科或第三方检测单位执行。

1. 细菌、真菌检查　检测样本的无菌检查应在专门的、合格的、受监测的无菌设备和实验室进行，避免检测结果出现假阳性。任何检测阶段，样本检测结果都应为阴性。

2. 支原体检查　对输注前的细胞进行支原体检测，如接种待测样本的培养基均无支原体生长，则判为合格；如为阳性或疑有支原体生长，应进行复试；复试结果如无支原体生长，待测样本判为合格，如仍为阳性，则判为不合格。

3. 内毒素检查　利用鲎试剂检测革兰阴性菌产生的细菌内毒素，以判断待测样品中细菌内毒素的限量是否符合规定。按照试验标准正确判断检测结果，内毒素检测结果应 <2 EU/mL。

在细胞培养生产过程中，只有满足以上微生物学检测要求，才能判断细胞培养制品是安全的、无微生物污染，这是免疫效应细胞质量控制的第一步。

（二）诱导培养细胞增殖活性的检测

培养过程中应实时观察以便及时了解效应细胞的增殖状况、生长情况、形态变化，观察内容包括培养基颜色、细胞集落形成情况、细胞形态等，适时适度补充或更换培养基，并及时记录观察情况和处理措施，可在倒置相差显微镜下摄片。观察应尽量快速，避免细胞在培养箱外搁置时间太长。在细胞诱导培养增殖过程中，可根据细胞增殖速度绘制生长曲线。

（三）免疫效应细胞得率、存活率和纯度检测

每批细胞于回输前均应进行细胞得率及存活率检定，注明来源并加以标记或确定批号；细胞数量应满足临床最低需要，存活率不低于80%。采用流式细胞仪前向散射角和侧向散射角设门分析细胞的得率和纯度，结果均应达到临床应用水平。

（四）免疫效应细胞免疫表型及功能检测

肿瘤患者外周血中 T 淋巴细胞亚群数值出现异常，主要表现为患者体内 $CD3^+$ 细胞、$CD4^+$ 细胞明显减少，而 $CD8^+$ 细胞明显增加，$CD4^+/CD8^+$ 比值显著降低，提示肿瘤患者的细胞免疫功能处于抑制状态，免疫细胞识别和杀伤肿瘤细胞的能力下降。经过体外诱导活化、扩增培养后，细胞的免疫表型、功能及活性会发生显著变化，这些指标将直接用于评定细胞培养结果。因此，有必要对体外培养后的效应细胞进行免疫表型及功能的检测，评价其是否具备正常功能和生物学效应，如评价细胞具有哪种生物学功能，分泌某种产物的能力，表达某种标志的水平等，从而对细胞免疫治疗进行质量控制和疗效评估。

1. 免疫效应细胞的免疫表型测定　目前多采用流式细胞术检测细胞表型及其功能，以 DC-CIK 细胞免疫治疗为例，细胞培养前后分别标记：T 淋巴细胞特异性标记抗体 CD3、CD4、CD8、CD25、CD127；NK、NKT 细胞标记抗体 CD16、CD56；B 淋巴细胞标记抗体 CD19。

DC 的质量控制中，表型检测十分重要。DC 细胞相关标记分子有：抗原呈递相关分子 HLA-DR

和 CD1a，共刺激分子 CD80 和 CD86，其他相关标记分子 CD11c、CD40 和 CD83 等。其他相关标记检测越多，对 DC 的表型和功能信息了解就越全面。DC 的前体细胞低表达 CD1a、CD83、CD86 等；诱导成熟的 DC 高表达 CD80、CD86、CD83、CD1a、HLA-DR、CD40、CD11c 等 DC 相关标记，但 $CD3^+T$ 细胞、$CD14^+$ 单核细胞、$CD19^+B$ 细胞、$CD16^+NK$ 细胞标记均表达降低。

在 CIK 细胞培养扩增过程中，随着培养时间的延长，$CD3^+CD8^+$ 细胞比例出现明显扩增，$CD3^+CD56^+$ 细胞百分比不断升高；$CD4^+CD25^{hi}CD127^{low}$ 细胞比例降低。由于 Treg 是具有免疫抑制作用的细胞群，抑制免疫效应细胞的杀瘤作用，直接影响 CIK 细胞过继免疫治疗的效果，因此需控制 CIK 细胞中 Treg 的数量。

2. 免疫效应细胞的功能检测　免疫效应细胞的功能可通过检测 IFN-γ、IL-2、TNF、IL-4 等细胞因子的分泌情况，以及 CD107α、颗粒酶、穿孔素、NKG2D 和 NKG2A 等生物学指标的表达水平来评价。检测这些指标可利用流式细胞术胞内染色的方法。

采用流式细胞术检测细胞表型及其功能时，需注意样本放置时间太长会影响检测结果，因此测定前应与流式细胞仪检测人员提前预约，以便及时上机检测。若样本不能及时上机检测，可加入 4% 多聚甲醛固定，固定后的细胞需在一星期之内检测。

如图 5-2，A1~E1、A2~E2 是以 DC-CIK 细胞培养为例，采用流式细胞术进行细胞表型及功能检测的流式图。

（五）免疫效应细胞杀伤活性的检测

采用噻唑蓝（MTT）法或乳酸脱氢酶（LDH）释放法测定效应细胞的杀伤活性。当效/靶比为 20∶1 时，应保证效应细胞对 NK 细胞敏感肿瘤株 K562 细胞的杀伤率大于 50%，由此才可认为免疫效应细胞具有生物学功能。如在 CIK 培养过程中发现，培养至第 12 天时，CIK 细胞对 K562 仍可保持很高的杀伤活性，但随着培养时间的延长，杀伤活性开始降低，原因可能为细胞逐渐开始老化。目前大多数实验室进行的是细胞制品对肿瘤细胞体外杀伤功能的检测，而体外对肿瘤细胞杀伤活性强并不一定代表其在体内对肿瘤的杀伤能力也强。所以，建立新的检测方法，也许更能准确反映免疫效应细胞制品对体内肿瘤细胞的毒效应，更有利于监测临床试验或治疗的确切疗效。

（六）免疫效应细胞均一性及稳定性的检测

细胞均一性是质量控制的指标之一。细胞组成成分越均一，表明包含的污染杂细胞越少，细胞生物学效应发挥得越明显。用流式细胞术对培养细胞进行均一性分析，选择效应细胞相关标记抗体及同型对照抗体进行双色荧光分析。利用同型对照管，使细胞按照大小和颗粒复杂程度形成明显分群，分别用流式分析软件对不同细胞群设门，检测各门内细胞表面标记分子的表达情况。体外培养的细

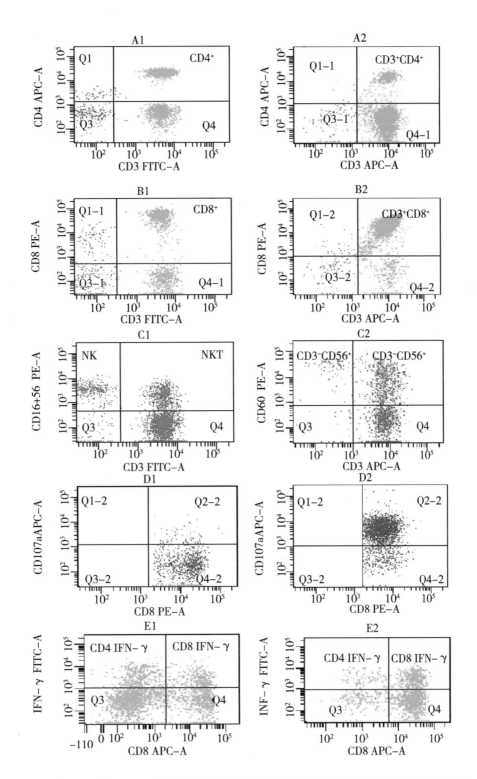

图 5-2 以 DC-CIK 细胞培养为例，采用流式细胞术检测细胞表型及功能的流式图

胞具有遗传稳定性，说明培养的细胞制品无染色体异常和 DNA 片段的重复和缺失。

经体外诱导活化、扩增后的免疫效应细胞，其得率、存活率及纯度均应满足临床应用要求；不同效应细胞相关的免疫表型标记分子表达阳性，并具有生物学功能，可保证细胞制品的有效性；具有均一性和遗传稳定性，确保细胞制品的安全性，这些检查指标是免疫效应细胞质量控制的重点。对每一批细胞培养物的终制剂均应留样保存，以便后期追踪调查研究。

三、免疫效应细胞回输过程中的质量控制

符合临床应用质量标准的细胞制备好后，悬浮于 0.9% 的氯化钠注射液中，为预防在回输过程中对患者的微小血管造成堵塞，可先用细胞筛过滤细胞，并加入一定比例的人白蛋白防止细胞之间黏附。

最终细胞制品发放前执行双人核对，包括患者姓名、性别、住院号、生产批号等基本信息，检查细胞袋外包装、标识，建立和保存发放、交接验收记录。实施细胞运输管理程序，确保细胞在完整的温度链中运输，短时间内及时回输给患者，尽量缩短在外界的放置时间，以保持细胞悬液的高度稳定，避免对质量产生影响。

综上所述，细胞免疫治疗过程中需要控制一切与质量有关的过程，分析产生质量问题的各种影响因素，制定措施，提出改进计划，定出质量目标。由于细胞培养的最终制品不是某一种单一细胞，而是一群具有生物学活性以杀伤功能为主的混合细胞，其制备技术和应用方案具有多样性、复杂性和特殊性，因此，要建立对临床疗效有指导意义的细胞质量标准，还需更多的科学实验去进一步探索和研究。

（苏　文　　段静静）

第三节　GMP 实验室管理

一、GMP 实验室总体要求

（一）GMP 实验室的基本要求

1. 设施要求　GMP 实验室应建立设备、仪器、应用软件的相应管理制度，并指定专门部门负责。关键设备应进行安装确认、操作确认和性能确认并有登记记录。

2. 环境要求　GMP 实验室的分区及洁净度要求：无菌实验室设有无菌操作间、缓冲间和更衣室，无菌操作间洁净度达到 10 000 级，超净台洁净度达到 100 级且室内温度应保持在 20~24℃，相对湿度应保持在 45%~60%，此设置不仅满足人体舒适度且不利于室内微生物生存。空气层流净化

器要求 24 h 正常运转，细胞培养间的空气压力符合标准要求，维持一定的压差以确保实验室整体空气的洁净度。GMP 实验室需专人负责每天监控实验室内空气的层流过滤风速改变、气压的稳定性、空调机的运转、湿度和温度等。每天专人检查每间实验室的压差表、湿度表和温度表。温度保持在 18~26℃，相对湿度保持 45% ～ 65%。

3. 消防安全要求　GMP 实验室应履行消防安全职责，应设立紧急疏散出口和指定逃生通道并张贴逃生示意图。禁止封闭、堵塞各区域的出口。应建立应急预案的标准操作规程，制定相应的标准操作规程。对各种危急事件或突发事件成立以负责人为首的应急组织，将风险控制在最低水平。应急的对象至少包括断电、自然灾害、生物危害、设备故障、人员意外伤害等情况，还应包括液氮储存设备发生故障、破损或其他液氮泄漏事故。

（二）GMP 实验室准入要求

（1）实验人员通过岗前培训，考核合格后方可进入 GMP 实验室。

（2）进入 GMP 实验室的所有人员均应严格执行无菌技术操作规程和查对制度，并具有高度的责任心。

（3）实验人员应严格执行细胞培养和制备的操作规程，并详细如实地做好实验记录。

（4）非工作人员未经中心实验室领导批准不得擅自进入 GMP 实验室，GMP 实验室门禁卡由专人保管，不得随意转交他人使用。

（5）GMP 实验室工作人员进入无菌室要严格按照穿衣规定，洗手并更换专用的洗手衣、鞋、帽、口罩和防护服，在缓冲间及无菌室门口依次换软底拖鞋。

（6）工作人员上岗时要求着装整齐，戴好帽子，不能佩戴戒指和耳环等饰物，不能留长指甲和涂指甲油。出入各工作区时必须洗手并换鞋。

（7）接收标本时（血液、组织、胸腹腔积液等）仔细核对患者信息，包括姓名、住院号、性别、病区、治疗项目、标本类型、采血量，检查外包装是否完好（要求无破损、无血液渗漏）等。 核对后在标本接收单上签字。

（8）每次启用无菌物品前，须检查外包装，要求完整、干燥。认真核对灭菌时间，须在有效期内使用。未启用的无菌物品如果超过消毒期限，必须重新灭菌方能使用。实验用品用 75% 乙醇擦拭后才能带入无菌操作台内，实验操作时在操作台中央无菌区域内进行，勿在边缘非无菌区域操作。

（三）GMP 实验室操作要求

（1）为保证做到无菌，一切操作必须在 100 级净化房间内的超净工作台内进行，实验中保持无菌操作，拿取物品严禁跨过无菌面。

（2）GMP实验操作前开启通风按钮，可用75%乙醇浸泡过的棉球擦拭超净台面。在操作过程中培养瓶不要过早打开，已开口的培养瓶垂直放置时应避免在瓶口上方操作。实验结束后若无人使用工作台，需用75%乙醇棉球擦拭工作台，关闭通风和日光灯源，拉紧玻璃门后再开启紫外灯照射30~60 min。

（3）避免在紫外灯照射下开门拿取物品，必要时应先关闭灯源，开启通风后拿取。

（4）移液管或吸管等严禁触及瓶口或其他污染区域，以防止交叉感染。

（5）在无菌环境中进行培养或做其他无菌操作时，首先要点燃酒精灯。一切操作如安装吸管帽、打开或封闭瓶口等，都要在火焰近处烧灼再进行下一步操作。但要注意：金属器械不能在火焰中烧灼时间过长，以防退火，烧灼过的金属镊子要待冷却后才能夹取组织，以免造成组织损伤。

（6）吸取过培养基液、0.9%氯化钠注射液或其他液体的吸管不能再用火焰烧灼，因为残留在吸管头中的营养液会被烧焦形成炭膜，再用时会把有害物带入液体中。

（7）消毒细胞培养瓶瓶盖时，火焰灭菌时间要短，防止因温度过高伤害细胞。

（8）胶塞过火焰时也不能时间长，以免烧焦产生有毒气体，对细胞的培养造成危害。

（四）GMP实验室的设备安全要求

（1）为了防火防盗防意外，实验室内各种设施要符合相关规定，使用的所有仪器应经过安全使用认证。实验室供电线路必须安装断路器和漏电保护器。仪器设备所用的电源必须满足仪器设备的供电要求。用电仪器设备必须安全接地。电源插座不得超载使用。仪器设备在使用过程中出现短路保护时，必须在查明断电原因后再接通电源。不准使用有安全隐患的设备（如电源插座破损、接地不良、绝缘不好等）。实验室人员妥善保存门禁卡，严禁外借；每一次实验结束后检查仪器、水、电、门窗的安全，杜绝隐患。

（2）仪器的日常安全检查中，仪器使用者必须认真遵守操作规程，并做好仪器设备使用记录，定期维护仪器设备。仪器设备在使用过程中如发生异常，应随时记录在仪器随机档案上，由专业人员进行维修，并做维修记录。每天仪器设备使用后，必须按日常保养进行检查清理，保持良好状态。如：高压灭菌器使用时，定期进行生物学指示剂检测。冰箱应定期除冰、清洁，发现问题及时维修。实验区冰箱内禁止存放个人物品及与实验不相关的的物品。离心机及其转子定期用乙醇擦拭，避免有血迹残留，必要时用"84"消毒液浸泡灭菌。CO_2培养箱定期用75%乙醇擦拭托盘、培养箱内壁；每周检查湿化盆，及时更换蒸馏水；定期启动消毒装置。

（五）GMP实验室感染控制的总论

（1）工作人员原则上进入无菌操作间的人数越少越好，一般1~2人。每一次操作前须按照顺序进行清洁消毒：用清洁剂洗手、用手消毒液擦拭双手。进无菌间前佩戴一次性口罩、帽子，更换无菌工作服及室内拖鞋，佩戴无菌手套，再次用乙醇消毒双手后方可开始操作。实验室工作人员必须严格执行生物治疗的规范化操作规定，包括生物治疗实验室的清洁、消毒，生物制品的制备及检验，要求责任到人、分工明确、各司其职。未经中心负责人批准，任何人不得擅自进入细胞制备间。

（2）细胞培养间的高效过滤器应保持 24 h 正常开机。随时观察净化区内气流的变化，一旦感到气流变弱或异常，查看有无气压的异常变化，如未恢复正常状态则说明过滤器已被堵，应立即清洗或更换。一般情况下，高效过滤器（粗过滤器中的过滤布）应每周清洗一次，高效过滤器 1~2 年请专业人员操作更换一次，并记录。

细胞培养间的地面每天用 0.2% 的苯扎溴铵清洁 1 次（拖布要专用）。紫外线照射消毒至少30 min（紫外线波长要求 253.7 nm），每季度检测紫外线强度，要求强度不低于 70 μW/cm^2。紫外线消毒最适宜温度为 20~40℃，相对湿度小于或等于 60%，大于 60% 时需要适当延长照射时间。

（3）定期检测培养间的空气洁净度（要求达到 100 级）。通常每 3 个月进行一次空气培养。在细胞培养间彻底清洁、消毒后，在房间内对角线处及超净工作台内，放置含有营养琼脂培养基的培养皿 3~4 个。开盖暴露 30 min 后小心盖盖，和送检单一起放入标本袋中送检。100 级洁净区平板杂菌数平均不得超过 1 个菌落，10 000 级洁净室平均不得超过 3 个菌落。如超过限度，应对无菌室进行彻底消毒，直至重复检查合乎要求为止。

（4）实验室内要经常保持清洁卫生，每天上下班应进行清扫整理，桌柜等表面应每天用消毒液擦拭，保持无尘，杜绝污染。实验室应井然有序，不得存放实验室外及个人物品、仪器等。实验室用品要摆放合理，并有固定位置。随时保持实验室环境整洁，不得乱扔纸屑等杂物，医疗废物和生活垃圾分类、及时处理。

二、GMP 实验室安全管理及应急处理

（一）生物安全管理

为了有效防止生物实验室感染性材料及病毒等在收集、运输等过程中发生泄漏或扩散，引起相关人员的感染或环境的污染，必须制定严格的生物安全管理制度。

（1）收集标本的容器最好是特定的且为塑料制品，质地坚固，正确使用盖子或塞子盖好后确认没有泄漏，并且在容器外部不应有残留物。

（2）接收标本的工作人员应了解标本对身体健康的潜在危害，做好标本隔离和消毒处理。

（3）废弃的标本或培养物必须妥善放置，放入双层垃圾袋内扎紧后由专职垃圾收集人员收集后集中处理。

（4）在准备或实验过程中，必须严格执行无菌操作规程，定时、定点、安全操作，一旦发生污染情况，必须及时采取有效消毒措施，消除污染。

（二）医疗废物的管理

为了防止疾病传播，保护环境，保障人体健康，必须加强医疗废物的安全管理。

（1）医疗一次性废物应分类放置于防渗漏、防锐器穿透的专用包装物或者密闭的容器内，须有明显的警示标示和警示说明。由专人应用专用的转运工具按照确定的时间、路线转运到指定储存地点。转运工具和容器使用后应当及时进行消毒和清洁。

（2）感染性废物、病理性废物、损伤性废物、药物性废物及化学性废物不能混合收集。少量的药物性废物可以混入感染性废物，但应在标签上注明，做好标示。医疗废物中病原体的培养基、标本和菌种、毒种保存液等高危废物，应当首先在产生地点进行压力蒸汽灭菌或化学消毒处理，然后按感染性废物收集处理。

（3）使用过的一次性医疗用品如一次性注射器、输液器和输血管等物品必须集中妥善处理。

（4）锐器不应与其他废弃物混放，用后必须稳妥安全地置入锐器盒，防止割伤划伤。

（5）禁止在运送过程中丢弃医疗废物，禁止在非储存地点倾倒、堆放医疗废物或将医疗废物混入其他废物和生活垃圾。

（6）加强监督，定期检查。

（三）职业暴露的处理

为了有效地应对医务人员职业暴露后的应急处理工作，必须认真学习职业暴露的处理方法。

（1）建立健全医务人员职业暴露后的报告制度，一旦发生职业暴露，必须以最快的方式向医院感染管理科报告。

（2）医院感染管理科接到报告后应立即赶赴现场进行调查，同时指导发生职业暴露的工作人员进行暴露部位的处理。

（3）暴露部位的处理原则：

1）用肥皂液和流动水清洗污染的皮肤，用0.9%氯化钠注射液冲洗黏膜。

2）如有伤口，应当在伤口旁轻轻挤压，尽可能挤出损伤处的血液，再用肥皂液和流动水进行冲洗。禁止进行伤口的局部挤压。

3）受伤部位的伤口冲洗后，应当用消毒液如75%乙醇或者0.5%碘伏消毒，并包扎伤口。被暴露的黏膜应当反复用0.9%氯化钠注射液冲洗干净。

4）酌情预防性用药。

（4）处理完毕，医院感染管理科工作人员应做好调查记录，记录内容应包括暴露者的姓名、性别、年龄、发生时间及地点、暴露部位、暴露方式和经过、联系电话、暴露类别、严重程度和处理情况等，并形成文字材料，同时向院领导及上级卫生主管部门报告。

（5）追踪。根据接触疾病的性质安排追踪时间，如艾滋病应在暴露后的第 4 周、第 8 周、第 12 周及 6 个月时对艾滋病病毒抗体进行检测，对用药的毒性进行监控和处理，观察和记录艾滋病病毒感染的早期症状等。

三、GMP 实验室档案的建立和管理

1. GMP 实验室方面　在临床资料完整的基础上，每天及时、准确地在中心实验室信息数据库中录入或更新患者的基本信息及所有检查结果；真实、完整填写细胞治疗项目相对应的《免疫细胞制备实验记录》；及时核查检验科出具的细胞质检报告（细菌培养、内毒素和真菌实验）及空气培养的报告结果；定期出具细胞表型流式结果。所有的文字档案资料统一存放。有特殊情况的档案应专人保管并分类存档。

2. 细胞治疗病例电脑信息数据库的建立与维修　实验室电脑信息数据库记录和储存了患者临床治疗情况、实验数据及结果等最原始的档案资料，是科研成果及临床转化最客观、真实的反映。完整、详细的档案资料记录是临床工作井然有序、高效运行的保障。实验室应每天及时、完整、正确录入或更新接受细胞治疗患者或细胞回输患者的基本信息，包括姓名、科室、住院号、主管医师、治疗项目、采血日期、回输日期、过敏史、传染病、血常规结果、联系人及联系电话、质检结果、细胞表型流式结果、细胞回输量、标本运输人及接收登记人等（标本包括手术切除或活检来源的肿瘤组织及外周血、胸腹腔积液）。如果有需要修改的信息资料，经核实无误后及时更新电脑信息数据库。

定期整理数据库的信息、数据与资料并注意备份，以防数据库资料信息的丢失或损坏。

3. 档案的保密、归档及保存　高度认识档案保密工作的重要性，高度确保患者的个人隐私。严禁外泄患者的任何临床资料及信息（包括纸质版及电子版档案）。如需查阅患者的有关治疗情况及资料，必须获得中心实验室负责人的批准，并出具书面证明。查阅时须严格遵守档案查阅制度，注明查阅目的和内容。未经批准不得私自携带档案或以其他不正当方式获得患者资料和信息。

患者完成细胞治疗后及时收集所有的档案归档保存。纸质版的档案包括患者知情同意书、申请单和《免疫细胞制备实验记录》；电子版的档案包括细胞质检报告、细胞表型的流式报告等。重要的档案专人负责。

所有档案的归档须遵守档案管理的规定，统一标注归档时间及项目、类别。注意防潮、防湿、防盗。

防止档案的损坏、丢失与遗漏。统一存放入档案柜方便以后检索。

所有免疫细胞治疗的临床病例档案应正确标注日期和类别，按照时间顺序，由专人存档保管，用于差错事故的检查和复核，避免医疗事故和纠纷。

4. 临床标本档案的管理　所有来自患者的临床标本如手术切除或活检的肿瘤组织、制备的单细胞悬液、血浆或单个核细胞，须有专人负责核实并登记在册。做好正确、详细的入库登记（包括姓名、科室、诊断、主管医师、标本类型、治疗项目、标本运送人及接收登记人等），须有标本运送人及接收登记人共同签字。详细、完整登记各类标本的取用与库存，以便后期查询。

（李　红　　连晶瑶）

α –GalCer（α –galactosylceramide） α – 半乳糖神经酰胺

A

aAPC（artificial antigen presenting cell）人工合成抗原呈递细胞

AAV（adenovirus–associated virus）腺相关病毒

ACI（adoptive cellular immunotherapy）细胞过继免疫治疗

ADCC（antibody dependent cell–mediated cytotoxity）抗体依赖细胞介导的细胞毒作用

ADT（androgen deprivation therapy）雄激素剥夺治疗

AdV（adenovirus）腺病毒

AFP（alpha fetal protein）甲胎蛋白

ALD（adrenoleukodystrophy）肾上腺脑白质营养不良

ALK（anaplastic lymphoma kinase）间变性淋巴瘤激酶

Allo–HSCT（allogeneic hematopoietic stem–cell transplantation）同种异体造血干细胞移植

AML（acute myeloid leukemia）急性髓细胞性白血病

APC（antigen presenting cell）抗原呈递细胞

ARG–1（arginase–1）精氨酸酶 –1

ASCO（American Society of Clinical Oncology）美国临床肿瘤学会

ASI（active specific immunotherapy）特异性主动免疫治疗方法

B

B–ALL（B–lineage acute lymphoblastic leukemia）B 系急性淋巴细胞白血病

C

CAR（chimeric antigen receptor）嵌合抗原受体

CAR–T 细胞（chimeric antigen receptor–T cell）嵌合抗原受体 T 细胞

CBMC（cord blood mononuclear cell）脐血单个核细胞

CBR（clinical benefit rate）临床有效率

CCR（chemokine receptor）趋化因子受体

CEA（carcinoembryonic antigen）癌胚抗原

CIK 细胞（cytokine induced killer cell）细胞因子诱导的杀伤细胞

CLL（chronic lymphocytic leukemia）慢性淋巴细胞白血病

CMV（cytomegalovirus）巨细胞病毒

COX–2（cyclooxygenase– 2）环氧合酶 –2

CRPC（castration–resistant prostate cancer）去势抵抗性前列腺癌

CRS（cytokine release syndrome）细胞因子释放综合征

CR（complete remission）完全缓解

CSPG–4（chondroitin sulfate proteoglycan–4）硫酸软骨素蛋白多糖 –4

CTL（cytotoxic lymphocyte）细胞毒性 T 淋巴细胞

CTLA–4（cytotoxic T lymphocyte–associated antigen–4）细胞毒性 T 淋巴细胞相关抗原 –4

D

DAMP（damage associated molecular patterns）损伤相关的分子模式

DC（dendritic cell）树突状细胞

DC-CIK（dendritic cell-cytokine induced killer cell）树突状细胞和细胞因子诱导的杀伤细胞

DCR（disease control rate）疾病控制率

DFS（disease free survival）无病生存期

DFSP（dermatofibrosarcoma protuberans）隆突性皮肤纤维肉瘤

DLI（donor lymphocyte infusion）供者淋巴细胞输入

dMMR（different mismatch repair）错配修复缺陷

E

EGFR（epidermal growth factor receptor）表皮生长因子受体

EpCAM（epithelial cell adhesion molecule）上皮细胞黏附分子

EPO（erythropoietin）红细胞生成素

F

FAP（fibroblast activating protein）成纤维细胞活化蛋白

FasL（Fas ligand）凋亡相关因子配体

FGFR（fibroblast growth factor receptor）成纤维细胞生长因子受体

FR（folatereceptor）叶酸盐受体

G

GBM（glioblastoma multiforme）多形胶质瘤

G-CSF（granulocyte colony stimulating factor）粒细胞集落刺激因子

GD2（ganglioside 2）甘酯 2

GM-CSF（granulocyte-macrophage colony stimulating factor）粒细胞 - 巨噬细胞集落刺激因子

GVHD（graft-versus-host disease）移植物抗宿主病

H

HCC（hepatocellular carcinoma）肝细胞癌

HER-2（human epidermal growth factor receptor-2）人表皮生长因子受体 -2

HGF（hepatocyte growth factor）肝细胞生长因子

HLH（hemophagocytic lymphohistiocytosis）噬血细胞综合征

HMGB1（high-mobility group protein B1）高迁移率族蛋白 B1

HPV（human papilloma virus）人乳头状病毒

HSP（heat shock protein）热休克蛋白

HSPPC-96（heat shock protein 96-peptide complex）Gp96- 肽复合物

HSV（herpes simplex virus）单纯疱疹病毒

HSV-TK（herpes simplex virus-thymidine kinase）单纯疱疹病毒胸苷激酶

I

ICAM-1（intercellular cell adhesion molecule-1）细胞间黏附分子 -1

iCAR（inhibitory CAR）抑制性 CAR

ICD（immunogenic cell death）免疫原性的细胞死亡

iCPD（confirmed progressive disease）确诊的进行性疾病

IFN（interferon）干扰素

IL（interleukin）白介素

irAE（immune-related adverse events）免疫相关不良反应

iRECIST（immune RECIST）免疫实体瘤疗效评价标准

irRC（immune-related response criteria）免疫相关反应标准

irRECIST（immune-related RECIST）免疫相关实体瘤疗效评价标准

iUPD（unconfirmed progressive disease）未经证实的进行性疾病

L

LAK 细胞（lymphokine–activated killer cell）淋巴因子激活的杀伤细胞

LFA–1（lymphocyte function–associated antigen –1）淋巴细胞功能相关分子 –1

LM（Listeria monocytogenes）单核细胞增生李斯特菌

M

MAGE（melanoma associated antigen）黑色素瘤相关抗原

MAPK（mitogen–activated protein kinase）丝裂原活化蛋白激酶

MAS（macrophage activation syndrome）巨噬细胞活化综合征

MCC（merkel cell carcinoma）梅克尔细胞癌

M–CSF（macrophage colony stimulating factor）巨噬细胞集落刺激因子

MDSC（myeloid–derived suppressor cell）髓源抑制细胞

MEK（mitogen–activated extracellular signal regulated kinase）丝裂原激活的细胞外信号调节激酶

MHC（major histocompatibility complex）主要组织相容性复合体

MIC（MHC class I chain–related molecules）MHC–I 类链相关分子

MSI（microsatellite instability）微卫星不稳定性

MSI–H（microsatellite instability–high）高微卫星不稳定性

MSR1（macrophage scavenger receptor 1）巨噬细胞清道夫受体 1

mTOR（mammalian target of rapamycin）哺乳动物雷帕霉素靶蛋白

MUC1（mucin antigen 1）黏蛋白抗原 1

MVA（modified vaccinia Ankara virus）改良安卡拉痘苗病毒

MVB（multivesicular body）多囊泡小体

N

NDV（newcastle disease virus）新城疫病毒

Neo–T（neoantigen–reactive T cell）新抗原反应性 T 细胞

NGS（next–generation sequencing）二代测序技术

NK 细胞（natural killer cell）自然杀伤细胞

NKG2D（natural killer group–2D）杀伤样受体 2

NKT 细胞（natural killer T cell）自然杀伤 T 细胞

NSCLC（non–small cell lung cancer）非小细胞肺癌

O

ORR（objective response rate）客观缓解率

OS（overall survival）总生存期

P

PAP（prostatic acid phosphatase）前列腺酸性磷酸酶

PBMC（peripheral blood mononuclear cell）外周血单个核细胞

PD（progressive disease）疾病进展

PD–1（programmed cell death protein–1）程序性细胞死亡蛋白 –1

PD–L1（programmed cell death–ligand 1）程序性细胞死亡配体 1

PDGFR（platelet–derived growth factor receptor）血小板源性生长因子受体

PFS（progression free survival）无进展生存期

PGE_2（prostaglandin E_2）前列腺素 E_2

PI3K（phosphatidylinositol 3–kinase）磷脂酰肌醇 3– 激酶

PLC（primary hepatic carcinoma）原发性肝癌

PMBCL（primary mediastinal B–cell lymphoma）原发性纵隔大 B 细胞淋巴瘤

PR（partial remission）部分缓解

PSCA（prostate stem cell antigen）前列腺干细胞抗原

PSMA（prostate-specific membrane antigen）前列腺特异性膜抗原

PV（poxvirus）痘病毒

R

RCC（renal cell carcinoma）肾细胞癌

RECIST（response evaluation criteria in solid tumor）实体瘤疗效评价标准

RILP（Rab7-interacting lysosomal protein）Rab7 相关的溶酶体蛋白

ROC（recurrent ovarian cancer）复发性卵巢癌

rTCR（recombinant TCR）重组 TCR

RV（rabies virus）狂犬病毒

S

SBRT（stereotactic body radiation therapy）立体定向放疗

SCLC（small cell lung cancer）小细胞肺癌

SD（stable disease）疾病稳定

SFV（Semliki forest virus）塞姆利基森林病毒

SNP（single nucleotide polymorphism）单核苷酸多态性

SNV（single nucleotide variants）单核苷酸变体

SRB（smart radiotherapy biomaterials）智能放疗生物材料

STAT3（signal transducer and activator of transcription 3）信号转导子和转录激活子 3

T

TAA（tumor-associated antigen）肿瘤相关抗原

TACE（transcatheter arterial chemoembolization）肝动脉化疗栓塞术

TAM（tumor-associated macrophage）肿瘤相关巨噬细胞

TCR（T cell receptor）T 细胞受体

TGF（transforming growth factor）转化生长因子

Th（helper T cell）辅助性 T 淋巴细胞

TIL（tumor infiltrating lymphocyte）肿瘤浸润淋巴细胞

TIM3（T cell immunoglobulin mucin 3）T 细胞免疫球蛋白黏液素 3

TKI（tyrosine kinase inhibitor）酪氨酸激酶抑制剂

TLR（Toll-like receptor）Toll 样受体

TLS（tumor lysis syndrome）肿瘤溶解综合征

TMB（tumor mutational burden）肿瘤基因突变负荷

TNF（tumor necrosis factor）肿瘤坏死因子

TOV（tumour-targeted oncolytic virus）肿瘤靶向性溶瘤病毒

TPS（tumor proportion scores）肿瘤比例评分

TRAIL（tumor necrosis factor-related apoptosis-inducing ligand）肿瘤坏死因子相关凋亡诱导配体

Treg（regulatory T cell）调节性 T 细胞

TSA（tumor specific antigen）肿瘤特异性抗原

TXA_2（thromboxane A_2）血栓素 A_2

V

VEE（Venezuelan equine encephalitis virus）委内瑞拉马脑炎病毒

VEGF（vascular endothelial growth factor）血管内皮生长因子

VEGFR（vascular endothelial growth factor receptor）血管内皮生长因子受体

VEGF-TKI（vascular endothelial growth factor tyrosine kinase inhibitor）血管内皮生长因子酪氨酸激酶抑制剂

VSV（vesicular stomatitis virus）水疱性口膜炎病毒

W

WES（whole exome sequencing）全外显子测序